《感謝老天，我活下來了！》
——增訂紀念版

癌症的整合療法

許達夫 著

〈推薦序〉

生病是自找的，取捨可以掌控

中華民國能量醫學學會
創會會長
鍾傑

從癌病的摧殘中脫穎而出，達夫將「天蠶變」的心路歷程，用他醫學專業體會到「醫法無常，適者自存」的真諦，對西醫、中醫、自然醫學界和有切身之痛的民眾都是一句「當頭棒喝」。

這一棒希望能敲醒醫界，打開專業自傲的心胸，嘗試探索一下自己專業未棣的領域，不再故步自封；也希望能敲醒普羅大眾跳出盲從的愚昧，不再隨波逐流。命是老天爺給的，無法強求，生病卻是自己找的，取捨可以完全掌控。

許達夫醫師：鍾教授是一位可敬的老師，我曾經受教於他，感受過他的溫文儒雅與循循善誘，尤其他的針灸功夫是一流，他的能量醫學高人一等。雖然鍾教授已經仙逝，但是他桃李滿天下，他的豐功偉業永傳於世！

〔推薦序〕

自然醫學是未來的世界醫療趨勢

自然醫學博士
陳俊旭

許達夫醫師是台灣家喻戶曉的醫學傳奇人物，他本來是西醫外科權威，但得了癌症之後，卻從自然醫學當中治癒了自己，後來更推己及人，救助更多癌患。由他來寫這類抗癌的書籍，真是再貼切也不過了！我常半開玩笑、半嚴肅地說，專科醫師應該先得過那個病，把自己治好了，才有資格治療他的病人。因為很多醫師根本治不好他所謂「學有專精」的病，非得他自己得了，才知道原來自己的療法有偏差，也才會求助於自然醫學。

我在西雅圖開業時，有一個求診的病人竟是小兒科醫師的小孩，因為他的老爸治不好自己兒子的嚴重過敏，只好來找我。我還知道很多美國西醫放棄自己所學，轉而從自然醫學找到活命的寶藏。

許醫師是台灣醫界的前輩，也是令我非常敬佩的勇者。他為了真理、為了健康、為了生命，言人之不敢言，做人之不敢做！我無法用言語形容此書的重要性，尤其提到醫院、醫師、健保、放化療、癌症醫療的現況，其見解之透徹，在台灣社會目前無出其右。我的新書也剛好提到，決心與堅持是恢復健康的基本要件，許醫師做到了，而且不辭辛勞，一再傳遞這樣的訊息給六神無主的癌友，在書中舉例了數也數不完的見證。

每次受邀寫推薦序，我總是要先把整本書稿看完。這一本書，我讀了，感覺真是如獲至寶，但卻又沉痛萬分。書中，我看到許醫師的真知灼見，做出了透徹的分析，提出了客觀的見解；但卻也彷彿看到無數生命在掙扎、無情病魔在摧殘、大眾的無奈、當代醫療的粗糙與草率，一幕一幕勾起我回台數年的所見所聞。

自然醫學是二十一世紀的世界醫療趨勢，但在台灣，此時此刻，還是被政府法規與西醫體系所排擠、被投機分子所濫用，甚至被不明究理的民眾所誤解。我常常呼籲，現代主流西醫的歷史，只有一百多年，更早以前的歐美醫學，其實是自然醫學。發展一百多年的西醫，用霸道的方式壓抑疾病，如今走到這樣的窘境，根本是預料當中的事。

「西醫無法根治慢性疾病」的這個殘酷事實，早已紙包不住火，並且正在全世界進行一場史無前例的醫療革命，這一本《癌症的整合療法》，正是這樣累積多少生命火花所激發出來的血淚之作！與其說它是一本教導癌友存活下來的求生秘笈，不如說它是一面繼往開來的醫療明鏡。

古代的唐太宗能雅納宰相魏徵的鑑言，所以成就了輝煌的太平盛世，但古今又有多少君王聽不進臣子的建議，因而弄得國破家亡？君王與臣子的關係，就好比當今醫療系統與這一本書的關係。

嚴謹的自然醫學，在醫療改革的洪流當中，扮演一個極為重要的角色，台灣的醫療系統要往進步或衰亡的方向走下去，端賴它能否正視這類書籍，虛心檢討，並從中得到啟發了！

〔新版自序〕

改寫醫學歷史

我曾經是一位資深的腦神經外科醫師，行醫四十年，開過一萬例腦部手術，正當事業最高峰時，二〇〇三年因大便流血被診斷出大腸直腸癌第三期，在接受放化療後腫瘤消失，我不聽醫師建議而拒絕手術，當時所有醫師都認為我活不過三年，如今我卻健健康康的活過十二年！

十二年來我不僅讓自己活得健康快樂，而且每年平均診治與輔導超過一千位癌症病人，到今天累積了至少二萬例。從二〇〇七年起，我的自然診所電腦化，開始有計劃的整理癌症病例，二萬例中有一萬二千例資料完整、有病理組織證實及長時間追蹤，至今（二〇一六）十年間，我親自打過至少二十萬通電話追蹤病人，電話中有人感謝我的來電，有人以為我是詐騙集團，有人罵我一頓，有時電話不通，有時拒答。我不在意這些形形色色、各式各樣的反應，我鍥而不捨的追蹤。

有的病例要打上十通電話，有的今年追不到、明年追蹤到了，有的人在國外必須打長途電話，有的需要網路人肉搜索。有好幾十個例假日當大家都在遊玩的時候，我卻狂打電話，一天打上百通電話也不為奇。當發現病人能力行我的雞尾酒療法而身體健康時，尤其是一句：「感謝許醫師的關心，讓我活下來！」心中的喜悅是不可言語的。但有時一天追蹤到十位病人因持續化療而死亡，又讓我感觸良多！

我堅持而持續十年的追蹤，主要在解答我心中的疑惑：癌症的真相。

我敢說沒有人能知道癌症的真相，大家都在瞎子摸象：科學家只知道實驗室裡的癌細胞，醫師只知道醫院接受治療的癌症病人，養生達人只知道活下來的癌症病人，只有我能充分了解癌症病人的真面貌：從罹癌的起因、治療的痛苦、發生的併發症、中西醫治療的盲點、另類療法錯誤的選擇、病人的緊張恐懼、家屬的慌張與無奈，到進入安寧病房等待與接受死亡！

十年的追蹤給我很清楚的三個結論：

1. 癌症不會致人於死，病人是死在無知與逃避及醫療的副作用！

2. 中西醫各有盲點：西醫治療是醫病不醫人，只知道追殺癌細胞，無視病人的痛苦，是去邪不扶正，很多治療是在加速病人的死亡。中醫沒有正確診斷，只知道調理，常常延誤病情，是想扶正而不能去邪！

3. 我的雞尾酒整合療法有效！

什麼是雞尾酒療法？又各說各話——有人說是生機飲食，有人說是能量醫學、有人說是勤練氣功、有人是說靜坐禪修、有人說是生技營養……

有一位癌友在我的癌症關懷聯誼會上說的最簡單：「吃得下、睡得早，生活規律、健康快樂過好每一天！」

走筆至此，剛好一位媽媽替兒子來複診，她兒子二十五歲，從事房仲業務，百分百外食、菸酒不離身又大魚大肉，雖然年輕力壯，但罹患大腸癌併發腹腔轉移，手術後接受十二次化療，目前沒有惡化。

媽媽問我說：「醫師要求繼續化療，要不要接受？」

我問她：「兒子為什麼沒有來？」

媽媽說：「醫師告訴他活不過幾年，化療只是延長生命而已，他說既然只能活幾年就讓我玩到掛吧！今天又與朋友去大魚大肉了。」

媽媽很傷心的流著淚說：「他不願改，我怎麼辦？」

輔導這麼多病人最困難的是心念轉變，我不會替病人做任何決定，也不再強力推薦抗癌良方，只告訴病人，癌症的來龍去脈，病人的成功與失敗，各種治療的選擇；最後都是由病人自己做出選擇，訂出康復計畫以及嚴格執行。

不相信、不改變者，預後非常不好，能懺悔能徹底覺悟者，預後都很好。

我評估病人預後不像正統西醫只關心癌症指數、第幾期等，而是病人的生命力——當病人愁眉苦臉，負面思考，即使是早期癌症，依然會惡化；反之當病人出現感恩、感謝，一臉菩薩樣，即使是癌症末期，依然希望無窮。

我看過太多該死沒有死，不該死的卻死了，原因就在此：心念轉變。

這本書是我第二本書《感謝老天，我活下來！》的修訂版，現在回頭再重讀我當初所寫的，的確證實我走對方向，做了正確的選擇。十二年後的今天我不再只是一個罹患癌症的醫師，而是身經百戰的抗癌與治癌專家。

我可以大膽的說：只要能力行我的雞尾酒整合療法的病人，希望無窮！

我又要大聲說：我要改寫醫學歷史，醫師們，你們錯了！錯得太離譜了！

許達夫　寫於元旦假期

二〇一六年一月五日

CHAPTER 1 癌症的正確醫療觀念

CHAPTER 2 戰勝癌症的雞尾酒整合療法

CHAPTER 3 不同癌症的治療實例

CHAPTER 4 許醫師的抗癌心靈處方

前言

第一本書《感謝老天，我得了癌症》出版後

十二年前（二〇〇三年）羅患第三期直腸癌時，以為死期已定。當我拒絕手術時，醫師們都預測我活不過三年。十年前我不但沒有死，而且出了第一本書《感謝老天，我得了癌症》。十二年來親眼所見許許多多與生死搏鬥、垂死掙扎、死裡逃生以及無奈接受死亡的成功與失敗的故事，這些經驗實在太寶貴了，它不僅開闊了我人生更廣的視野，也引領我進入生命更高的層次。啊！感謝老天，我活下來了！

來自全世界華人的迴響

雖然高中時候我的作文曾經被選為「範本」，但基本上在表達意見時，我不善於用寫的，而喜歡用說的；而且我是直腸子的個性，想什麼就說什麼。二〇〇六年在出版社的追逼之下，我寫了第一本書《感謝老天，我得了癌症》，這本書完全是順著我內心真實的感受寫下來的。寫完之後，覺得大概沒多少人會看，沒想到不僅書局賣到缺貨，更銷售到全世界華人社會，有一些健康養生團體大量購買或送給癌友、或當作教材。由於我的

手機二十四小時開放，在書出版後，我不斷地接到來自全世界華人癌友及家屬的電話、E-mail、傳真，希望我能指導、提供治癌防癌「秘方」，每一次來電都是一條生命線，不少人來電緊張到語無倫次，有的邊說邊哭，有的不斷的讚揚我是「活菩薩」，是天主的天使。這些求救的、熱忱的迴響，遠遠出乎我意料之外，一方面證實了全世界對癌症是無解的，二方面讓我更要發大願來幫助所有癌症病人——不僅在台灣，而且全世界；不僅是華人，更要擴及世界所有的人。

負面效應

沒有一種說法、一種思想或一種行為能讓所有人都認同，第一本書雖然得到很多正面的迴響，但是也引起少數的誤解與負面效應。最嚴重的誤解是認為我反對正統西醫治療，事實上我在書中特別提到兩個觀念：「西醫治療要適可而止」及「癌症診斷要百分百」。由於西醫是「醫病不醫人」、「看到壞細胞而無視好細胞」、「所用的治療都是破壞」，一味的治療下去只有讓病情惡化！有病人來求診時，我建議他回醫院去接受切片檢查或手術，病人都很驚訝說：「你自己拒絕手術，怎麼建議我去手術？」「自然療法不是主張不傷害身體的嗎？怎麼建議我回醫院治療？」

氣功團體的師兄師姊知道我建議一些營養產品時，也誤解「許師兄已經變質了！」而大醫院的腫瘤科醫師更一致的批判我，認為我是醫界的叛徒！

二〇一二年，一位台鐵司機罹患腹腔淋巴癌來求診，我一看到他的腹腔電腦掃描讓我嚇一跳，他的淋巴癌大到佔滿整個腹腔，直徑足足有二十公分長。

我問他：「為什麼不化療？」

他說：「許醫師你自己不化療，為什麼叫我化療？」

我明白告訴他說：「你沒有好好的詳細看我的書！」

我不是完全反對醫院的治療，而是醫院治療要適可而止，該治療還是要治療，我的確說過化療效果是極其有限的，但是血癌、淋巴癌及少數標靶治療是有療效。尤其是已經擴散的第四期癌症，還是需要化療，化療暫時是有效的，只是病人在化療期間會遭受很多不舒服，就需要力行我的雞尾酒療法來降低痛苦及減少併發症。

有一位來自鄉下的老婆婆打電話給我：「你是許醫師嗎？你真可惡，寫什麼書叫人家不要化療，我兒子都不去了，如果兒子死掉我做鬼也要找你！」說完立刻掛上電話。

但是又有一通電話來自旅居瑞士的華人，她說：「許醫師，我看你的書很感動，就佛教來說你是一位活菩薩呀！」一個說死後做鬼也要找我，一個說我是活菩薩！

病人、病家、醫界、師兄師姊的誤解，加上來自各方面的不同意見，對我而言是一種學習與增進的機會，在這本書中對這些引起誤解的部份會特別說明。更希望所有讀者當你讀完一本書時，必須加以思考，加以判別，切忌選擇性的讀、或趕時髦似的完全採信作者的說法。

更多臨床經驗

二〇〇七年自然診所成立後，讓我能專心、專業、專注在求診的癌症病人，一方面充分了解各種癌症病況、病程、治療及預後，二方面更感受到病人與家屬的各種心理層面——恐懼、害怕、無奈、認命、無救、崩潰，甚至自殺。真是要感謝癌症，讓我天天看到赤裸裸的本性、人性、個性與習性。

有大男人在我面前痛哭、有校長崩潰，有銀行董事長嚇得語無倫次，絕大多數人都是呈現出恐懼害怕、面無表情，但也有極少數人能夠坦然以對、處之泰然。

個性決定一切，大凡能早日取得心理平衡、心念轉變、積極人生、熱愛生命的人，都可以化危機為轉機！這本書裡，舉出很多實際臨床的個案，每一個個案都是真實而獨一無二的，有成功有失敗，成功有成功的原因，失敗有失敗的理由。所有癌友都可以藉這些個案來深入了解癌症治療的面面觀。

本書重點

在第一本書《感謝老天，我得了癌症》裡，我講述過我個人罹癌原因，心念轉變，治療經過以及雞尾酒療法。

而在這本書裡，首先再提出了我走出癌症陰霾、恢復健康的重要關鍵，接著對在第一本書所提到「西醫治療要適可而止」的觀念，針對各種癌症治療做詳細補充，並舉出更多的成功與失敗的實例，同時對每一項「雞尾酒整合療法」提出更詳細的科學實證與臨床經驗。

第三本書《誤診誤醫》完完全全、一五一十把我行醫四十年的臨床所見所聞，從醫學教育、醫院經營管理、醫師醫德醫術、醫療制度到健保優劣，民眾就醫習性，各種誤診誤醫之實例，忠實地向社會大眾報告，這是白色象牙塔的寫真集，所有病人與家屬甚至醫護人員、醫管專家都應該好好詳談與深思。

第四本書《感謝老天，我活過了十年！》是第一本書的改版，我累積了十年一萬例癌症病人的臨床實戰經驗。

過去十二年中，前三年來求診的病人，多是各大醫院治療失敗的癌末病人，儘管病人本人及家屬都抱著極大希望來看我，但是「正統西醫」已經把他們折磨到不成人形，再努力也無法挽回他們的生命，只求走得平順而無痛苦。最近五年來求診的病人，很多是剛被診斷出癌症尚未治療的病人，他們在診所聽我長達三小時癌症治療的解說後，雖然大多數病人仍會再回到「正統西醫」接受痛苦的治療，但都能心念轉變，勇敢面對，對病情有很大的幫助。少數認同我雞尾酒整合療法，而且能徹底執行的病人，都能很快的獲得病情之穩定，輕鬆抗癌。

這些病人從一個個案、兩個特例到五個、十個，如今已累積到幾百例。從他們的成功，給了我強有力的信心，證明我走對了！更證實我的雞尾酒整合療法的確是「治癌」、

「防癌」的最佳選擇。

期盼全人醫學的到來

感謝、感動、感恩，每天都是我生命的第一天，也是最後一天。十二年來四千多天一眨眼就過去了，現在的我，身體健康、精神飽滿、天天忙著服務癌友，每每看到骨瘦如柴、食慾不振、全身酸痛而又夜夜失眠的癌友，真恨不得老天能賜給我「神力」、「仙丹」，馬上就讓這些生不如死的癌友，脫離痛苦。然而天下沒有白吃的午餐，唯有努力再努力，力行我的雞尾酒療法，才有奇蹟出現！

由於癌症成因未明，治療五花八門，儘管醫學進步神速，但是癌症死亡率依然很高。顯然「正統西醫」是無法治好癌症。醫學不分中西、無所謂「正統」或「自然」，只要是有實證的、有療效的，能減少病人痛苦的、能早日讓病人恢復健康的都是好的醫學，都是正統的醫學！

當然各種醫學立論不同，各有千秋，彼此之間不僅不會互相抵觸，更可截長補短，互通有無。期盼所有主流西醫、自然療法醫師、養生專家、氣功大師能摒除己見，進而合作，發展全人醫學，這是全人類之福。

「用任何種方法活下來，就是好！活下來就是偉大！」這是十二年來我心中唯一想說的一句話！

Chapter 1

癌症的正確醫療觀念

我為什麼能夠活下來？

美國癌症協會統計，二〇一三年全美有超過一百六十萬人罹患癌症，預估死亡六十萬人，死亡約三十％。台灣衛福部最新統計，二〇一三年有四萬零六百人死於癌症，超過一個四川大地震！

儘管有這麼多人死亡，但是卻也有不少人活下來！為什麼？

靠自己，才能活下來

一位很有名的電視主播，得了乳癌，在美國花了好幾百萬，又開刀、又化療、又重建，歷經千辛萬苦回台灣後，成立癌症團體，幫忙癌症病人，**幫忙別人就是幫忙自己**。

有位舞者罹患骨癌，腿鋸掉了，單腳還可以跳舞，她很開朗又熱愛生命，癌症不僅打不倒她，更讓她勇敢站起來，現在已經結婚生子，成為快樂的賢妻良母。**個性決定一切！**

黃先生是一位記者，罹患淋巴癌，化療做了五年，最後幹細胞移植也失敗，在絕望之餘勤練自救功法，每天晚上八點練到十二點。**練功時可以把心裡的煩惱、苦悶、壓力都解除掉**。

有一位醫師娘，罹患癌症末期還不曉得，加上退化性關節炎，坐輪椅剩下半條命，她到法院告她醫師先生，越告病情越壞，有一天恍然大悟，告別所有怨恨，原諒她先生，**靠自己毅力活下來**。

台中大里一個阿嬤，有兩個兒子，一個在大陸，一個入監服刑，這兩個兒子替她生下六個孫子。她自己得癌症，為了照顧六個孫子，忙到根本沒有時間擔心癌症，**忘記癌症的人，反而活得好好的**。

有兩位年輕血癌病人，他們無法像郭台銘一樣，花幾億把弟弟送到北京去治療，他們一個騎車環島，一個當三鐵選手，都活得好好的。**要勇敢走出來，面對自己的生命**。

一位罹患淋巴癌十年的病人，接受很多治療，醫師建議他住進安寧病房，他想這不是在等死嗎？他拒絕而勇敢走出來說：「**癌症可以侵犯我的身體，不能侵犯我的意志力。**」一人要活下去是靠自己的生命力活下去，不是靠別人！

從心改變，與癌共存

台南一位師兄得到肝癌後，接受開刀，沒多久又復發變成瀰漫性肝癌，醫師說沒辦法，建議他去大陸換肝，他準備兩百萬要去大陸換肝。十年前，李鳳山師父帶領我們到全台灣示範平甩功，他聽到我出來見證，就決定不去換肝了，**置之死地而後生**，一年半以後，癌症竟然消失了！醫師們都不相信，直認為是奇蹟！

一位肝癌末期病人，幾十顆肝癌在身體裡，接受很多治療，晚上痛得要死，全家都在幫忙她、幫她按摩，也看很多中醫、吃素、去廟裡拜拜，服用很多符咒、秘方啦，結果病情越來越惡化。有一天看到許添盛醫師所寫的《絕處逢生》之後恍然大悟：要相信自己，要接受癌症，從心改變，改變以後走上**身心靈療癒**，**與癌共存**，她現在可以很輕鬆的去喝下午茶。

一個觀念轉變就可以改變很多事情。一位退休的導演，籌組一個癌友團體，教癌友演戲劇，在演戲當中忘記癌症，生命重新開始。在我第一本書清楚提到：「治癌，就是生命重新開始」，所以**懂得重新開始的人，生命就不一樣**。

台北汐止新生命協會舉辦過幾次癌友登玉山，有位年輕人罹患腦部惡性腫瘤，開完刀後手腳不方便，一般人「爬山」不是用爬的而是走上去，這位行動不便的病人是用四隻手腳爬上去的。到了山頂之後痛哭，他不是因為病情惡化而哭，而是感動而哭：「我竟然有能力爬到玉山山頂！」所以**每天過著感動生活的人，病情就好一半**；相反的，每天煩惱、恐懼、負面情緒的人，病情一定惡化。想要活下來，很簡單，要先改變自己的心情！

罹癌後要活下來，方法有這麼多種！我可以活過十二年，原因就在以下說明分析：

反省檢討，接受癌症

十二年來我看到至少八十幾位罹患癌症的醫師，都活不過五年，好不容易遇到一個年輕醫師活下來，他得到鼻咽癌，鼻咽癌放化療很痛苦，會出現嘴巴破、流血、無口水等症狀，他寫了一本書《接受才能微笑》，癌症病人都是愁眉苦臉，即使笑也是苦笑。事實上，癌細胞就像是家裡的孩子，孩子不聽話，父母親就加以打罵，打一、二次有效，再打下去，孩子恨在心裡面，親子關係越來越壞！即使孩子變成殺人犯，也是自己的孩子。每一個孩子都很可愛，長大後為什麼變壞呢？是大人教育不好，環境惡化所致！正常細胞為什麼轉變成癌細胞？是自己把身體污染所致！錯在自己而不是癌細胞，所以要處罰、要打罵是自己，而不是癌細胞？每天晚上更要向癌細胞懺悔認錯，努力做好身心靈修煉，期待與癌共存。

想通了就可以接受這個癌細胞，接受後心就會放下來，就會輕鬆，就會有笑容。人一笑，免疫力就提高了，每天愁眉苦臉的人，如何活下去？所以要改變觀念，心念轉變，就可以輕易接受癌症、就可以活下來。

當生病之後，我徬徨了兩天醒過來之後，仔細問自己：「為什麼我會得到癌症？」在第一本書《感謝老天，我得了癌症》裡我很詳細的分析了罹癌原因：

1. 飲食不當，大魚大肉。
2. 很少喝水，只喝可樂。

3.過勞，工作壓力大，生活不正常，熬夜、便秘樣樣都有。

4.脾氣不好，常常生氣。

知道原因就要馬上、立刻檢討而改正！

我在輔導癌症病人時，常常問病人：「你知道為什麼會得癌症？」很多病人回答說不知道，也有病人帶有怨氣說：「我一向很注重養生，怎麼會得癌症，作夢也沒想到！」有一位董事長抱怨連連說：「我天天打高爾夫球，照顧幾千位員工，常常捐款做善事，不菸不酒，怎麼可能會得這怪病？會不會醫師診斷錯了？」

我反問他說：「癌症不是天上掉下來的，也不是別人傳染給你的，百分之百是在你體內發生的，百分之百你要自己承擔！」

知錯必改，善莫大焉！不知錯，不會改，只會說：「我有錯嗎？」的人，不知改，只有惡化一條路！

寫好遺囑，生死看開

自我反省，知錯必改，就要做很多改變，改變什麼？首先是寫好遺囑，每當癌症病人來看我時說：「許醫師，你有什麼好方法？自然療法是什麼？」我說：「有啊！第一個處方就是寫好遺囑。」病人都罵我，哪有醫師看病先叫病人寫遺囑？全世界就我一個，為什麼我會叫病人寫遺囑？

我反問病人：「你們為什麼那麼緊張？很多癌症是體檢發現的，根本沒有症狀，緊張什麼？如果癌症是感冒，你會緊張嗎？你說癌症不可能是感冒啊！你知道嗎？我們三十年前怕的是小兒麻痺症、肺結核。今天沒有人怕小兒麻痺症、肺結核，因為已經解決了！三十年後如果癌症解決了，沒有人怕癌症。今天你為什麼怕癌症？是怕死啊！而且是痛苦的死！看到癌症就想說：『我快要死了！』所以你根本不是怕癌症，是怕死。」

一位媽媽帶孩子來看診，媽媽愁眉苦臉，孩子卻是低頭族在那裡 Line 來 Line去，我以為他媽媽得癌症，結果是孩子得癌症！

「是怕死嗎？也不是怕死！大家都會死啊！你也會死，我也會死，哪個不會死的？是怕什麼？是『放不下！』放不下什麼？你有孩子！有家庭！有事業！要工作！有理想！有財產！心不甘，情不願，根本不可能去接受這個死亡，所以你就放不下，就開始怕死、怕癌症。你得癌症後緊張得要死，臉上都沒有笑容，想到要去醫院，每一步都很沈重，看到醫師就開始害怕，再想到孩子、家庭、事業、理想，都沒有了！緊張、恐懼、害怕，就這樣湧上來。」

遺囑寫好，就是整個放下來！生病以後我把孩子叫到面前來，告訴他們說：「爸爸可能會死掉，你們要自己獨立喔！」講完之後，遺囑寫好，我就放心了。放心後突然很輕鬆，沒有壓力了！到醫院去，即使醫師把我醫死掉也無所謂，因為我已經準備好了。所以當別人住院時慌慌張張，臉都慘綠的時候，我卻很輕鬆，而且大量在看書、練功。

遺囑寫好，並不是尋死，去自殺！而是更珍惜自己的生命，每一秒變成都很重要。你看外面馬路上那些人，急急忙忙工作、應酬，賺錢，想過死嗎？

孔子說：「不知生，焉知死？」我說：「不知死，焉知生？」

我告訴癌症病人：「緊張恐懼有用嗎？當然沒有用，沒有用為什麼還在緊張恐懼？死神在等你了，你已經沒有多少時間，還在恐懼害怕？沒有時間還在浪費時間，大家都走錯方向了！」

改變自己，遠離污染

遺囑寫好後就要做三件事情：

1. **改變生命價值觀**：什麼是價值觀？你每天想什麼做什麼，就是你的價值觀。有病人問：許醫師你的價值觀是什麼？我生命以前天天開大刀，賺大錢，做大牌醫師，生病以後完全不同了，早上起床睜開眼睛，我就感恩感謝，今天能幫忙多少人，我的價值觀完全不一樣了。

2. **遠離污染**：癌症怎麼來的？污染來的，污染有兩種：一種是負面情緒的污染，生氣、罵人，憂鬱、煩擾、自卑等，一種是環境飲食的污染。台灣一連串的食安問題，讓大家都變成食安專家了。

3. **儘速到醫院接受診斷**：醫院有三個好處——一是台灣的健保真是俗有大碗，病人只要花幾百元台幣，可以到任何醫院看任何一個科或任何一位醫師，從台灣頭看到台灣尾。二是電腦進步太快了，醫院有很多高科技，醫院要安排做任何檢查或切片，儘快去做，因為對你沒有傷害。第三是醫院的診斷很清楚。有一位病人來求診時告訴他是罹患胃癌，看中醫好起來不用手術，我看到他的切片報告後，哈哈大笑，原來是胃淋巴癌，胃腺癌一定要手術，淋巴癌則不需手術，甚至不理它自己也會好！不同細胞不同結果，中醫完全不清楚。

我接受過兩次化療，第一次還糊里糊塗，第二次卻噁心嘔吐，我想癌症還沒死我先死！我就決定拒絕進一步化療，在住院期間寫下遺囑後大量看書，尋求另類療法，看到聖嚴法師的開示：「面對它、接納它、處理它、放下它」，更激勵我勇敢面對癌症，開始改變了。

選對醫院與醫師

我是林口長庚醫院訓練出來的醫師，當然先到長庚去，長庚醫師說很簡單，馬上安排開刀，當時我很高興想：「這個髒東西、壞東西，趕快拿掉最好。」還好我沒有去，如果那時候接受開刀，就活不到今天。

那時候南部有兩個醫師也得直腸癌，他們接受全套的「開刀、化療加放療」，結果兩年內都往生了。

第二家醫院我選擇和信醫院，和信醫師看到我的腫瘤那麼大，說：「你先放療再開刀。」那時候大多數醫師都主張開刀，只有和信建議先放化療再開刀，這個安排給我兩個月的時間安下心來。

和信醫院有真正的醫療團隊，其他醫院很難組織真正的醫療團隊，因為現在全國都在漲價，只有健保不能漲價，醫師的薪水一落千丈，醫師門診每看一個病人只拿一、兩百元！美國醫師看一個病人要價兩百美金，是我們的六十倍。因此美國醫師看一個病人要花一個小時，台灣醫師只花兩三分鐘，根本不可能有醫療團隊。

到醫院求診，你心裡想：「醫師會把我治好的！」事實上，醫師所想的跟你剛好相反，醫師看到一個病人進來，是看到「兩萬元」進來，他腦筋想：「我要賺你這兩萬元。」你的痛苦跟他無關，醫師腦袋裡想的與你想的完全不一樣。

和信醫院為什麼有醫療團隊？因為和信醫師的薪水是固定的，看一個病人跟看一百個病人都是一樣的，醫師們不會搶病人，所以才有這麼多醫師在開會討論我的病情，最後為我安排最好的治療。我的癌症有五、六公分之大，位在肛門口上方四公分左右，當初核磁共振顯示出很清楚之影像，連外行人都會看！在討論時，外科主治醫師說要怎麼手術可以保住肛門時，放射科醫師提醒他說：「你要注意那些淋巴腺腫大，許醫師的癌症已經轉移出去了。」外科醫師只看他想開的部份，根本沒有看到淋巴腺的轉移！

什麼叫專科醫師？專科醫師就是沒有常識的醫師，他只看他想看的。大腸科醫師只看大腸，心臟科醫師只看心臟，婦產科只看子宮，神經科醫師只看神經，骨科醫師只看關節；台大醫院有一百二十個專科，病人走進台大醫院看診被分成一百二十塊，請問你是汽車零件嗎？把人像機器一樣分開，醫師腦子裡完全沒有「人」的觀念，他不曉得也不會體會病人的痛苦與焦慮。為什麼要有醫療團隊？就是要集思廣益、減少錯誤，很可惜現在健保給付低得可憐，醫療糾紛這麼嚴重，醫院是採論件計酬，大家都做在搶病人，「醫療團隊」成了天方夜譚！

放化療之後，我的腫瘤消掉了，淋巴腺也都不見了，和信醫師告訴我：「你運氣非常好！十個治療只有一個有機會，九個沒機會。」為什麼那九個人沒有機會，我有機會？因為我會改變啊！別人不會改變。但我的主治醫師也是我的好朋友卻建議我還是要手術，如果當時我同意開刀做人工造口、化療十二次，那我還有機會活下來嗎？這十二年來我看過至少一千位以上直腸癌患者接受醫院治療，死亡率超過五成！

徹底改變，重新做人

生病後第二星期我就改變了，改變什麼？

第一個星期住院時，跟大家一樣，慌慌張張的！醫師說：「你要開刀、放療，要保持營養，所以你要大魚大肉，多吃紅肉。」醫院送來很難吃的亞培安素，親朋好友也送我一大堆雞精！我一天灌十瓶；到第二個星期時，看了很多書之後，恍然大悟，馬上就改變！把全部雞精送給別人。

改變是我自己改變的，是起自內心之懺悔，身上每一個細胞都在改，很多人生病以後也改變很多。以下是我與病人的對話：

我問病人：「為什麼要改變呢？」

他們說：「不知道耶！是我太太叫我改的。」

「是我先生買回來叫我吃的。」

「是我兒子從紐西蘭寄給我的，是抗癌的，要天天吃！」

「這是林光常的排毒餐，很多人服用後，癌症都很好了！」

自己不知道為什麼要改，卻今天吃這個、明天吃那個，完全沒有主見，被周圍的人說來說去，因為不是他想要改的。儘管改變比我多，卻有不一樣的結果！因為我是來自內心的懺悔而改變，我很積極，他很消極；我很主動，他很被動；我有堅持，他沒有；我有抗壓性，他沒有；我每天感恩感謝，他每天愁眉苦臉。

有位主婦來電預掛號，我問她什麼病？她說：「不是我生病，是我老公罹患癌症。」

「妳老公有看我的書嗎？」

「沒有，他在旁邊發呆！」

只會發呆，我們怎麼幫忙他？

自助才有人助，人助才有天助！

又有病人問：「萬一選擇錯誤呢？」

錯誤就錯誤嘛！第一本書裡我寫了一句重要的話：「做最壞的打算、盡最大的努力。」最壞的打算就是死亡，連死都準備好了，還擔心什麼？知道死才能體會生命的意義，才會盡最大的努力勇敢的走下去。如果失敗了，我承認、我接受！因為是我自己的決定，不怨天尤人。很多人在失敗之後，就開始崩潰抱怨，這些人病情只有一直惡化下去，甚至死不瞑目，含恨而終！

我改變是我深思熟慮之後改變的，不是道聽塗說而改的，改變過程中，不斷吸收最新資訊，有必要依然可以改變方向，自己做決定才是真的決定，才能堅持下去，才能有抗壓性！

生命要掌握在自己手裡

二〇〇三年四月二日那天，醫院通知我住院開刀，那天我到醫院辦住院，醫院門診都是癌症病人，在等候當中，我觀察這些癌症病人，突然間恍然大悟！癌症病人有的頭髮掉光光、戴個帽子、戴個假髮、戴口罩，有的臉色烏漆嘛黑的，滿臉痘花，有的手腳麻木，無精打采，面無表情，這樣可怕的樣子是癌症造成的嗎？癌症會讓你掉頭髮嗎？會讓你皮膚翻黑嗎？癌症需要你戴口罩嗎？癌症會讓你體無完膚、手腳酸麻嗎？癌症會讓你吃不下飯、瘦巴巴嗎？癌症會讓你笑不出來嗎？

沒有一樣是癌症造成的，是誰造成的？是你自己造成的！恐懼、壓力、煩惱、吃不下、睡不著，加上醫院的開刀、放療、化療，把你折磨到不成人樣。當別人在恐懼之時，我卻在練吐納、平甩功。練完功後，心情平靜下來。平靜下來就恍然大悟，原來如此，當下就決定，不開刀了。

醫師們一聽，就開始警告我：「你不開刀，很危險耶！」

我說：「影像不是顯示腫瘤已經消失了嗎？」

醫師說：「影像不見，並不表示你體內沒有癌細胞，根據統計，不開刀，活不過三年。第一年僥倖逃過去，第二年復發，第三年一定死亡！」

我回答說：「你是醫師我也是醫師，不要恐嚇我！」

如果每位醫師都講老實話，我想很多醫院都會倒閉，因為太多病人都是死在醫院治療的副作用：發高燒、感染、腹痛、噁心嘔吐、白血球下降……坊間有一本書《製造疾病的人》，書中做了一個醫師罷工時的死亡率統計，發現醫師不上班時，醫院死亡率最低。

我問和信醫院醫師說：「你們老板辜振甫怎麼死的？是死在癌症。他的兒子怎麼死的？死於膽道癌。你連你老板都救不起來，可以救我嗎？不可能的。我要救我自己！」即使你讓我多活一年，我也不要像那些要死不活的癌症病人。我有我的自尊、人格，我只要好好的快快樂樂的活一天就好。

那位警告我的外科主任醫師是我的好朋友，第二年他自己得了胃癌，而且轉移到肝臟，不能開刀，只能化療，化療到整個臉皮翻黑、頭髮掉光，因為吃類固醇臉部又胖又腫，由於癌症一直復發，化療也持續下去，幾乎所有標靶新藥都用過了，我曾經勸他放棄化療而使用整合療法，他卻說：「你是你、我是我，不一樣！」。三年後（二〇〇八年五月）他終於敵不過化療副作用，以及腫瘤不斷的復發而往生了，人生真是無常呀！

離開醫院那天，二〇〇三年四月二日，剛好是我的生日，我對自己說：「生日快樂」！那四月三日呢？我不知道！明天的事，明天再說吧！現在當下，我很健康很快樂！

那時候也有醫師朋友建議我如果不手術，至少也要化療，尤其是那陣子很多標靶化療新藥問世，他們很熱心幫忙收集一些最新治癌論文給我看，我看完以後就把論文一丟，這是沒有用的論文。論文裡說明，服用標靶藥物可以讓病人多活三到五個月，這在統計上是有意義的。仔細想一想，多活三到五個月是要讓我去環遊世界嗎？如果是，我當然會同意。標靶藥是新的藥都很貴，每個月花上幾十萬，服用後只讓你多活三到五個月。請問癌症病人最後三到五個月，在哪裡過？在安寧病房或加護病房？

我寧願當天死掉，也不會頭腦壞掉去多過這無意義的三到五個月！我的想法就是這樣，所以我離開醫院。到今日已經十二年多了，我走對了！生命要掌控在自己手裡面，不要掌控在別人的手裡面。

公開病情，走出來見證

二〇〇三年八月五日，很重要的一天，我第一次公開見證，述說我的罹癌心情，在台北市政府親子劇場面對幾千人，我講得痛哭流涕！講完後，身心舒暢，癌症就這樣痊癒了！

很多人得癌症之後，走不出去，怕親朋鄰居笑他，特別是化療後，頭髮掉光光、吃不下飯、臉色不好看、體力不好，就縮在家裡，等吃、等睡、等死，變成「三等」公民！我非常痛恨化療，因為化療把一個人的氣血循環都破壞了，主流西醫師一昧的提供有毒的化療，只在加深你的痛苦！

人是很脆弱的、懶惰的、會鬱悶的，需要別人幫忙。躲在家裡，誰可以幫你忙？走出來，別人才可以幫你忙，所有人都會成為你的貴人，躲起來，永遠遇不到貴人。所以，我給癌症病人第一個處方是寫遺囑，把生死看開，第二個處方式是公開病情，勇敢面對讓全世界的人都知道你得癌症。

大家都知道我得癌症，走出去後，遇到師兄師姊時，會提醒我說：「許醫師，要好好練氣功喔！」遇到我的病人對我說：「許醫師，你幫忙很多人，很感謝你！」碰到醫師，就開始指責我：「你是最壞的示範！活不過三年啦！」有一次參加同學會，一位二十年未見的同學嚇我一跳，因為他說：「你怎麼還活著？」他以為我死掉了。

公開病情之後，不管是指責你的、批評你的、鼓勵你的、激勵你的聲音都會出現，你倒不下去的！當病人選擇到醫院化療，我卻到公園去大喊大叫，到山上去喊：「感謝老天，我得了癌症！」現在我又可以加喊一句：「感謝老天，我活過了十二年了！」

改變飲食，健康蔬食

我第一個改變的就是「吃周邊蛋奶素」，醫師說吃素沒有營養啦！如果吃素沒有營養，那慈濟證嚴法師的師父印順大師活到一百歲，星雲大師已經八十幾歲啦，如果你有機會看到梅門氣功的小師兄小師姊，他們從小就開始吃素，練起功來虎虎生威，舉止儀態則彬彬有禮。相反的，在麥當勞前面那些小孩子，每個都肥嘟嘟，誰有營養呢？政府曾調查小學生的健康狀況，發現高膽固醇、近視、肥胖等一大堆問題。

吃素絕對有營養，還會減少很多污染，只要政府要抓，就可以抓到幾千頭病死豬！這些死豬肉你看得到嗎？你看到的是東坡肉、回鍋肉、豬腳麵線、滷肉飯、貢丸湯，台灣小吃的確很好吃！但是如果你知道貢丸湯是用最下等的肉，甚至是死豬肉做出來的，你敢吃嗎？好的肉是不會做貢丸的！你又會說，這麼多人在吃，怎麼會生病？要知道癌症是慢性病，十年、二十年累積的毒素就會讓你生病。

更重要的是，很多人罹癌後也開始吃素，卻是吃嘴巴表面的素而不是心裡的素。餵老虎素食，老虎會餓死；肉給綿羊吃，綿羊不吃。老天爺讓牠們吃得很固定，人是雜食動物，什麼都可以吃。吃素很好，但是要像綿羊一樣溫順、脾氣好、心平氣和，如果吃素還在抱怨、生氣、憂鬱，內心是老虎，外表是綿羊，內外不一致，身體一定會惡化的。

前三年在道場練功，自然就會吃素，後來因為經常受邀演講，到處旅行，要完全吃素很難，加上我看了很多營養學的書，均衡營養，遠離污染才是重點。再說我平日大量喝抗氧化水，吃蜂膠，練氣功來平衡身心狀況。

如果能食用有機蔬食當然更好，但是不是貴就是有機，而是要有認證，有機就是沒有農藥。台灣地少人多，真正能做到有機是不簡單，我不強調有機，只要有安全標章即可，因為我使用SK－100抗氧化水為我消毒及中和農藥。我強調的是吃得很均衡，多吃食物，不要吃加工品，食物要慎選食材，吃越多顏色的食物，營養越好。

有關癌症飲食的書如過江之鯽，看也看不完，反而越看越糊塗，吃對食物固然重要，可是更重要的是吃進去的食物要被分解、吸收與利用才有用，營養不是「吃」什麼決定的，而是「細胞」能吸收什麼決定的！很多人講究食療，我認為「人」是最重要的。

請問吵架之後，吃得下牛排嗎？化療期間噁心又嘔吐，如何消化高蛋白？食物進入人體要有酵素分解、腸道吸收、肝臟解毒，血液循環，才能被細胞利用，才能發揮能量！當病人天天吃有機生機食物，晚上卻恐懼到睡不好，買一堆健康抗癌營養品，卻到醫院接受化療毒藥，這種互相矛盾的選擇是無助於健康之恢復！

心情要穩定，要感謝感恩，心情一穩定，新陳代謝就會正常。病人常說：「得了癌症都快死了，怎麼感謝？」我們比上不足，比下卻綽綽有餘，比你更可憐的人多得不得了！你不是最可憐、最不幸的人。

飲食改變，不只淨化你的身體，也淨化你的心靈。行為改變、觀念改變，價值觀都不一樣了，生命當然也不一樣了！聖嚴法師告訴我們：「慈悲沒有敵人，智慧不起煩惱。」李鳳山師父也開示我們：「吃素一則養生，一則養德！」一句話就把飲食的境界提升那麼高。所以「吃」不只是吃，而是身、心、靈的提昇。

生病之初什麼都不敢吃，吃飯變成一種負擔，一種壓力。前三年我吃健康素，蔥蒜、薑、蛋都吃。有回我去看一位有名的中醫師，她一把脈就說我脈象不穩，胃發炎，癌症可能復發，當場開給我一份菜單，這份菜單非常複雜，要根據時辰、經脈、陰陽，五行來選擇飲食，我一看，這麼麻煩根本做不到，即使做到了，也讓我緊張兮兮，何況現在聖嬰現象這麼嚴重，夏天不像夏天、冬天不像冬天，什麼時候是陰，什麼時候是陽呢？

而西醫更離譜，一位求診的乳癌病人給我看醫院營養師的衛教單，警告她以下食物含有賀爾蒙不能吃：大豆產品如豆漿不能吃，因為有大豆異黃酮；蔬菜不能吃，因為有農藥；雜糧不能吃，因為有雜質；中藥不能吃，因為有重金屬；菇類山藥不能吃，因為有賀爾蒙，還有……

有位病人瘦巴巴的，我問他吃什麼？他說生病之後不能亂吃，聽人建議及看健康節目後，只吃地瓜葉，糙米、蘋果，結果體重一直下降。還有一對姊妹來自美國，妹妹得乳癌，每次吃飯妹妹要挾食物，姊姊說：「這個不能吃、那個也不能吃！」妹妹說：「那我要吃什麼？」結果好食物都被姊姊吃掉了。

怕吃錯影響病情，是大家的錯誤觀念。

最近網路到處傳播「生酮飲食」，食用高脂肪、低碳水化合物食物，這是嚴重錯誤的觀念：

1. 正常細胞一般以葡萄糖為主要熱量來源，當葡萄糖不足時，改燃燒脂肪，脂肪代謝後產生酮體（ketone body）。糖尿病人因為無法利用葡萄糖，被迫使用脂肪作為能量來源，結果產生大量酮體，造成酮酸中毒，在病人尿中可以檢驗出大量酮體；此時因為嚴重酸毒，必須給以蘇打（碳酸氫鈉 $NaHCO_3$）來中和。

 酮體是人體的廢物，必須排掉。生酮飲食竟然是以提倡「製造廢物來治療三高、減肥、抗癌」簡直是錯得離譜！

2. 有網路引進一位美國學者的言論說：「正常細胞可以在葡萄糖不足時燃燒脂肪、產生酮體，來補足能量；而癌細胞不能利用酮體，所以在低葡萄糖時，癌細胞因無法產生足夠能量而會餓死！」又說癌細胞很喜歡糖，所以要吃少糖飲食，癌細胞喜歡無氧環境，所以多做有氧運動，造成高氧來抗癌！真是胡說八道！

一般新陳代謝需要氧才能完全燃燒，燃燒以葡萄糖為優先。癌細胞就是正常細胞，只是它的新陳代謝很快（不是喜歡糖），需要很多氧，氧來自血液供應，癌細胞血液供應不足，導致氧氣也不足，當然相對呈現缺氧狀況（不是癌細胞喜歡無氧），缺氧造成燃燒不完全，越惡性的癌症分裂越快，癌腫瘤中央常常發生壞死，就是因為得不到能量而死亡，病理學上，壞死是診斷癌症惡性度的標準之一。

癌症病人或家屬建議先前來本診所與許醫師當面詳談，了解病情，再決定各種療法！切忌聽信代理商，經銷商、藥局、有機店或0800等免費電話之胡言亂語或誇大其辭！任何以許醫師的書（做為贈書）、照片或活動招攬病人都沒有經過本人同意或授權！請癌症病人及家屬不要受騙！

在此特別聲明：癌症病人飲食主要注意以下幾個原則：⑴遠離污染；少吃食品，多吃食物，慎選食材。⑵均衡飲食，多高纖及七少（少肉、少油炸、少燒烤、少醃製品、少罐頭類、少冰品、少奶製品）。⑶當天當季，能量最強、價格最低。⑷大量喝優質電解水。⑸每天注意排便。⑹飯後要感恩感謝。

事實上，吃飯是一種享受，心情要好，要感謝、要感恩，過猶不及都不好。

改變飲食之後，我勤練梅門氣功，大量喝SK－100優質抗氧化電解水，天仙液，ATP細胞食物，遠離壓力，生活正常，天天好眠，最後發大願，協助癌友。歷經十二年來，自己的體驗加上一萬二千位癌症治療的臨床經驗，對我所倡導的雞尾酒癌症整合療法，深具信心。本書中將很深入的解說。

復發時，勇敢拒絕化療

二〇〇四年九月，我最後一次到醫院複診，腹部超音波掃描出兩個淋巴腺腫大，醫師認為極可能復發，建議化療。聽到這個消息，心裡涼了半截，在我第一本書有詳細陳述當時的感受，當時我曾想過真的會如醫師所預言的：「第一年僥倖逃過去，第二年復發，第三年死亡嗎？」

所幸我已經練功兩年，聽到這個檢查報告，差點前功盡棄，大多數人被告知復發時都回到醫院接受化療，而我呢？卻跑到公園練氣功，那時候正在下雨，整個公園只有我一人，當下就練平甩功與吐吶，不到半天心情就恢復平靜，而且竟然聽不到周邊的聲音，一片寧靜，到了一個靈空的世界裡，睜開眼睛告訴自己：「我瞭解了，空即是色，色即是空。我身體裡有六十兆細胞，不會罷工、合作無間、視死如歸，這麼好的細胞會保護我，還有免疫系統挺我，更能發揮自癒功能，復發也不用擔心！」

當大多數病人受到醫師的威脅恐嚇，馬上就回到醫院接受化療。而我卻選擇相信我的細胞，保護我的細胞，更要做好身、心、靈的修練！

從這次復發的經驗，我得到結論：拒絕化療、選擇氣功，再次證明我與眾不同，再次說明我為什麼能夠活得長長久久！而且更重要的是，這次經驗讓我發誓絕不再回醫院接受追蹤檢查。很多人都說我是鴕鳥在逃避，不錯，我是鴕鳥，而且是快樂的鴕鳥。相反的，絕大多數人也想拒絕化療，但是卻害怕復發又回醫院檢查，檢查後在家等結果報告，一星期都睡不好，如果結果出來發現指數提高，淋巴變大，經醫師恐嚇都乖乖回醫院接受化療，病人就這樣進進出出醫院，直到死亡！

醫院定期檢查只是草率的抽個血、做個電腦掃描，根本查不出所以然，所謂定期檢查就是在等它復發而已。既然面對復發敢拒絕化療，當下我就決定除非有症狀，今後永不回醫院定期檢查，要完完全全忘記癌症。罹癌之後生活重點不是到醫院檢查，而是在做好自己的修練！

發大願，守護癌友

十二年前當我以一位資深外科主任也是癌症病人，第一次見李鳳山師父，向師父請示：「要不要開刀化療？」李師父開示說：「醫院有手術、放療、化療，我告訴你要吃素、練功、發大願。」我想很多人都聽不懂或不以為然，但是師父的一句話卻如當頭棒喝，讓我驚醒過來，我聽進去了，也做到了！

十二年來我巡迴全台灣以及到日本、大陸、東南亞，至少做過幾百場演講，演講不只是演講而已，而是一場「身心靈」的交流。四年前（二〇一二）我到北京參觀醫院時，親自到天壇前大聲喊：「我活下來了！」能勇敢走出來，就希望無窮！

每次演講面對幾百幾千位聽眾，我都有大我與小我的感覺，我能勇敢講出我的內心感受，常有一夫當關、萬夫莫敵之感；但是看到台下的每一位聽眾，看他們遠道而來，期待我給他們指點，我又覺得責任重大，所學有限，深怕誤導他們。

每次演講都有增強我的自信與勇氣，原來每一位聽眾不只是聽眾，更都是我的貴人！要力行我的雞尾酒療法可以花上幾百萬也可以一毛錢不花：發大願就不用花錢。發大願就是把職業變志業，職業是要賺錢用的，志業是幫助別人用的。每當看到癌症病人的痛苦、惻隱之心油然而生，幫助別人就是幫助自己，看到別人比你更痛苦，去幫助他，自然而然就忘了自己的痛苦。

我常告訴癌症病人，如何治好癌症，很簡單，就是忘了癌症。但是病人天天跑醫院、化療，夜夜緊張睡不好，如何忘記癌症？又有人說我沒有錢，如何發大願？發大願不是有錢人捐款而已，達賴喇嘛有一次在大型法會演講前一天突然肚子劇痛，隨從送他到醫院就醫，途中他看到路旁有一個印度小孩因車禍受傷流血，他一心想要去幫助他，突然間肚子不痛了，到醫院打針都不覺疼痛，因為達賴喇嘛一心一意在擔心那個受傷的小孩，他並沒有親自去幫助那位小孩，也沒有捐款，但是「心」去了。

發大願來自發心，十二年來的確看到不少「發心」的癌末病人活得長長久久！

他們為什麼失敗？

沒生過病的人，都自以為很健康。生病之後，尤其是罹患癌症，本性、個性、習性全顯現出來。絕大多數病人來我診所都是一臉驚恐，只有少數人能夠釋懷，能夠接受。診所成立這些年來，與上萬癌症病人面對面，讓我看到真正的人生、隱藏在每個人的內心世界，患難見知己，也體會到人性的虛弱、退縮、逃避、抓狂、虛假與勇敢、真誠、努力、堅持。這上萬位癌症病人有死亡的也有活下來的，死有死的原因，活有活的理由，我可以清楚的加以預測。不論活或死，與病人的地位、錢財、年紀，與性別無關。

以下就是癌症病人失敗的原因：

恐懼害怕、不知所措

人的恐慌害怕，來自先天與後天，後天又來自學習與記憶。人先天就有自我保護的本能，遇到任何危險，人會立即逃避或閃躲。如碰到開水，手會不假思索立即縮回來。走到高處心中會害怕。看到有人拿刀或老鼠過街，也會害怕。罹患癌症會恐懼不是因為癌症本身，而是認為罹癌就是面對死亡，大家都怕死，但是有五種人不會害怕死亡，不怕死亡就無懼於罹癌：

1. **兩歲以下的小孩**：沒有人會記得兩歲以前的生活，因為腦子還沒有發育好。所以小孩可以跟蛇玩。
2. **老年癡呆症**：腦子已經不靈光了，分不出東西南北，走出去忘了回家，根本不知死是何物。
3. **滿身仇恨的恐佈分子**：像九一一聖戰份子、ISIS恐怖分子，只求一死與你拚了！
4. **人生乏味尋求自殺的人**：每天報紙一打開，可以看到天天有人厭世自殺。他們覺得人生乏味，活下去已經無意義！
5. **真正放下的人**：能放下財物、事業、地位、家庭的人，當然「無懼於死亡」。

死是生命的過程，無法避免。大家所害怕的其實不是死亡，而是「放不下」，放不下家庭、孩子、事業、工作、財產與理想等等，放不下才會恐懼。一位罹癌的媽媽說：「我不擔心自己，我只是放不下兩個孩子及我先生！」

過度恐懼，良性會變惡性

一位台北某公司老板，是B肝帶原者，在一次例行檢查中發現肝內有一個〇・五公分的小瘤，他緊張到吃不好睡不著，從北到南看過所有名醫，幾個月來卻一直過著恐懼害怕的日子，二〇〇七年六月來求診，我問他：「你看過這麼多醫師，醫師怎麼說？」

「有的說是良性的，有的說是惡性的，有的說繼續觀察，有的說要先做切片，有的說栓塞，有的說乾脆開刀算了。每個醫師說法都不一樣，所以我才來看你呀！」

「看你這麼緊張，無論它是良性或惡性，你就是在培養它成為惡性！董事長，人體有六十兆細胞，現在你有六十萬軍隊，遇到一位小偷，就棄械投降嗎？」

能真正放下，就能面對癌症可能導致的死亡，而無懼者，幾稀！人的個性與習性決定他的「心念能否轉變」。癌不驚人，人自驚。多少人被告知罹癌後，就一直恐懼下去，加上醫院的治療，導致身體的摧殘，最後是身心受創，當然會惡化！

歇斯底里，會養大癌細胞

一位學校職員二〇〇八年六月求診，主訴二〇〇七年十二月開始陰道出血，婦產科診所子宮頸抹片正常，半年後出血更嚴重，到大醫院住院檢查，終於被診斷出子宮頸癌，而且腫瘤已有八公分大。由於腫瘤過大，醫師建議先化療，等腫瘤縮小後接受子宮及腫瘤根除手術，手術後還要繼續放化療。

病人來求診時害怕到全身發抖，我鼓勵她接受手術，但手術後放化療是沒有必要，建議她要力行雞尾酒整合療法。但是她個性膽小內向，從聽到得到癌症後就吃不下、睡不好，加上術前化療及手術，把她折磨到痛苦不堪，她經不起醫師的恐嚇又接受了手術後放化療，一個月後，所有副作用及後遺症全出現，食慾不振，噁心及水瀉，下腹部又漲又痛，二〇〇八年十二月來電求救。

「許醫師，我好痛苦，好想死！」

「怎麼了呢？」我問。

她把所有痛苦陳述一遍，又說最近頻尿嚴重，常常掛急診，被診斷為膀胱炎，天天打抗生素。現在放療才做完，醫師又要安排化療。

她問：「身體這麼差，化療可以不做嗎？」

「當然可以，化療本來就沒有用！」

「可是醫師說不化療，復發機會很大！」

「妳現在這麼痛苦，身體這麼差，是癌症造成的嗎？」我質問她。

「我……不知道，應該是放化療的副作用吧！」

「對呀！既然知道，妳為什麼又要回去接受傷害妳、破壞妳的化療？」

「我不想去，可是我不敢。因為醫師警告我，不化療會復發！」

「化療就不會復發嗎？」我反問她。

「醫師說有化療，復發機會會比較少。」

「是嗎？妳現在食慾不振，頻尿又水瀉，噁心嘔吐，又睡不好，妳的個性又這樣恐懼、害怕，我告訴妳，妳這樣子就是在養癌細胞，妳知道嗎？不必等癌症復發，妳早就身心受創，活不下去！勇敢走出來！勇敢對醫師說：NO！」

我一再用激將法刺激她，但似乎適得其反。她越矛盾、越害怕！

病人幾次半夜託她先生來電求救，她先生奈何不了她，被她煩得要死，他形容病人恐懼的樣子：每次見到醫師都緊張到手腳縮成一團，這是所謂歇斯底里症（hysteria）。

逃避而尋求秘方

逃避可以換來一時的紓解，但是卻導致更嚴重的後果，不少人在身體出現異樣，如便血、咳嗽不止、經常腹痛或摸到腫瘤時，心裡害怕而不敢求醫。常常去尋求中醫、秘方、氣功、參加斷食、生機飲食等等，這些「中醫」、「養生達人」、「氣功大師」或「營養專家」都不懂西醫，卻很有權威的告訴病人不要去醫院，不要切片、不要化療，只要「服用中藥」、「勤練氣功」、「服用抗癌營養品」或「斷食來殺死癌細胞」，就可以治好癌症。

在逃避心理作祟之下，病人很容易接受這些不痛苦的建議，剛開始由於飲食、作息、營養的改善，會有一些好轉，但事實上癌症依然在惡化之中，有一天身體開始出現病痛，腫瘤變大，才不得不回頭尋求主流西醫，此時為時已晚！

絕大部份人生病，都會到醫院求診，之所以逃避，主要是主流西醫的治療都很痛苦而且療效也不佳。儘管如此，癌症的診斷必須依賴西醫的設備與技術，早期診斷是治癌防癌首要之途。初步的西醫治療還是有效，此時如果加上雞尾酒整合療法，則預後最好。

過去十二年診治過一萬二千多位癌症病人，讓我感覺到這個社會上似乎有兩種人，一種是罹患癌症的病人，一種是專門向癌症病人賺錢的專家。每位病人來求診時，都已經被榨光、被挖空，不是接受自費而無效的標靶化療，就是買一大堆抗癌產品。

面對癌症不能逃避，也無秘方可尋，只有勇於接受、徹底懺悔、在許醫師指導下，一步步恢復健康。

不知檢討，求外不求內

每次面對癌症病人來求診，在了解病情與其治療之後，我常問病人：「你有沒有想過你為什麼得到癌症？」

「我怎麼知道？」多數人這樣子回答，甚至有人質疑醫師下錯診斷。

一位五十五歲的壺腹癌〈ampulla vater cancer〉男性患者，二〇〇八年一月來求診，當時他還可以飲食正常、行動自如，神志清楚。我一看他的腹腔電腦掃描就知道大事不妙，因為已經有肝臟轉移。就西醫來說已是死路一條，任何治療已經無效了。我花了三小時與他溝通，告訴他預後不好，放化療都無效，希望他能很勇敢走出來，人生重新開始！力行我的整合療法，希望更大，說不定有奇蹟出現！

家屬頻頻點頭，似乎很贊成我的意見。但是病人自己一臉緊張，口氣不順，似乎滿懷疑的。他是鐵工廠老板，脾氣暴躁，工作壓力大，環境污染相當嚴重，飲食是大魚大肉，常常熬夜，煙、酒、檳榔更是不離身，至少已經三十年。這是一個生活非常不好的人，要請他痛下決心，放下屠刀，立地成佛，如登天之難！他們離去時我預測他活不過半年！

果然半年後，他突然來複診，來時已經判若兩人——大腹便便，黃疸、走路需人攙扶，四肢皮包骨，顯示營養不良，這是標準的癌症末期。過去半年他都在接受化療。越化療病情越壞，我問他有做任何改善嗎？他說沒有，而且天天吃牛肉。不願改怎麼會有機會？

這一次複診，我再一次的告訴他：「你一定會死，就像我也會死一樣！你的病情非常嚴重，唯有求死才能期盼奇蹟出現！」

他說：「求死？我要活下去呀！」

「對！求死才能有機會活下去，求死並不是要去自殺，而是更珍惜生命！能活過一天就感恩一天。求活的人天天抱著希望，卻天天失望。到最後是絕望！」

他根本聽不進去，還大聲吆喝他太太及兒子說：「幫我抬腿！」

俗語說：「人之將死，其心也善。」這位病人臨死不改其惡。很多病人不相信我的勸告及建議，都回到醫院住院治療，但都出不了院，都回不來了！

當我寫這個病人故事時，又一位病人家屬來電，他是一位關節肉瘤（synovial sarcoma）患者，已經接受過手術，現在住院要安排放化療。由於傷口感染正在天天換藥中！我再一次提醒他趕快出院，因為連西醫都知道肉瘤化療是沒有用的！但是為什麼要化療？我告訴大家：「醫師是做給家屬看的！」

病急亂投醫

罹癌後，很多病人都被嚇昏了，經不起醫師的恐嚇威脅，立即同意手術；手術後又馬上接受放化療，結果一連串的後遺症、併發症不斷的出現，把病人折磨到不成人樣。

在一次癌友聚會中見到一位中年婦女，一臉緊張不安的樣子，她告訴我半年前因下腹部不舒服到醫院婦產科求診，醫師經超音波掃描發現子宮肌瘤，要求她立即住院，第二天手術。她以為只是切除肌瘤而已，沒想到手術中醫師發現是大腸癌轉移到子宮，在經其先生同意下，進行了所謂骨盤根除手術。等她醒過來時，發現子宮、卵巢、直腸、淋巴等都全被切除，並做人工造口及人工膀胱，頓時難以接受！手術後又接受化療。現在她食慾不振、瘦了二十公斤、體力不濟、晚上失眠，心情更壞到極點，常常要吃抗憂鬱症的藥來安神。

沙鹿有一位中年婦女，生活很活躍，常到日本旅遊泡湯，二〇〇七年大便出血被診斷出直腸癌，醫師要她立即手術，否則一旦轉移就沒救了，她一害怕就同意手術，做人工造口。雖然手術順利，手術後看到我的書，知道竟然可以只做放化療不需要手術，她萬分後悔，手術剝奪了她最喜愛的出國泡湯，病急亂投醫，害人不淺。很多醫師怕病人跑掉未詳細檢查與說明，立即向病人威脅恐赫，病人也未做任何考慮就接受手術。急就章常導致悲劇之發生！

更離譜的是台北一位主婦到甲醫院檢查發現乳癌腫瘤並做了切片，報告還沒出來醫師就告訴是乳癌，她一聽全身發抖，因為她母親死於乳癌，她有痛苦的經驗。她馬上換到乙醫院告訴醫師說：「甲醫院告訴說我得了乳癌！」乙醫院醫師馬上說：「明天開刀！」第二天就接受全乳切除。手術後兩個月，她到兩家醫院申請病理報告要給保險公司，哪知兩家醫院報告都是良性的！良性竟然全乳被切除！她告醫院結果獲賠一百萬！

不求甚解、道聽塗說

二〇〇八年七月二十日我在屏東做了一次演講，一個月後一位聽眾得到乳癌，來電諮詢，以下是我與她的對話：

「喂，哪一位？我是許醫師。」

「許醫師，真的是你！我一直想打電話向你詢問，都不敢！因為我們到醫院看診，看到醫師都那麼忙，那麼威嚴，不苟言笑。我們都不敢多問幾句！許醫師，你真是菩薩心，手機二十四小時開放，親自接聽電話……」

「有什麼問題嗎？」為了表現我也很忙、很威嚴，我打斷她的話。

「哦……我是乳癌病人，已經手術後，正在化療。現在很難過：頭昏昏的、沒胃口吃不下飯，體力很差，常常想吐，而且頭髮掉光光好難看，都不敢出門。想請問許醫師有什麼保養的方法？」

「妳不是聽過我長達三小時的演講嗎？妳聽到什麼？」

「有！有！你講得非常好！我很感動。你說要改善飲食、練功、多喝水，還有……」

「聽到了有做到了嗎？」我又打斷她的話。

「我要做，但是家人都說化療身體差，要多補營養，醫院醫師也告訴我要吃高蛋白，要吃亞培安素……」

「請問妳現在的身體不適是癌症造成的嗎？」

「應該是化療造成的。」

「妳現在食慾不振，吃得下高蛋白的魚肉嗎？亞培的安素好吃嗎？」

「很難吃，但是……」她每句話最後都是「但是……」幾乎所有病人內心都像這位屏東鄉親一樣充滿矛盾，不知所措。

「還有，許醫師，我可以練甩手功嗎？」

「當然可以，而且要天天練！」

「但是醫師警告我，甩手會讓傷口發炎！而且淋巴循環加速，讓癌細胞轉移更快！」

「妳傷口好了嗎？」

「開刀兩個多月了，傷口有點緊，有點癢。」

「只要傷口沒問題，就可以練。妳的主治醫師知道平甩功是什麼嗎？他有練過嗎？」

「他怎麼會知道，當然不會練！」

「他不知道，你為什麼問他？要相信他？」

有位病人看我幾次了，我問說平甩功練了沒有？她說沒有，我問她為什麼不練？她說：醫師護士告訴她做了人工血管不能練。我問她：醫師護士會練平甩功嗎？當然不會！

「他們不會練，你為什麼要問他們？」

「我怎麼會知道！」

更可笑的是一位病人到道場練氣功，第一天就問師父：「師父，許醫師要我來練功，請問師父練功之後癌症會不會消掉？」

師父說：「第一天報到還沒開始練，就問我，三個月後再來問！」

他很認真每天練到滿身大汗，三個月後到醫院檢查癌症還在那裡，認為練功根本沒有效，就放棄不練了！

不求甚解、道聽塗說，是人之通病。對芝麻小事可以馬虎，對自己的生命，絕對要清清楚楚！

有問題想求教他人，也要問對人。向氣功師父問：「我要接受切片檢查嗎？」師父回答：「千萬不要！切片會破壞你的經絡，癌症復發更嚴重！」請問師父有進過開刀房嗎？向外科醫師問：我要像許醫師一樣練平甩功、不開刀，可以嗎？醫師馬上跳腳，不僅罵你也把我罵做堆：「傻瓜！趕快來開刀啊！」這叫自取其辱！結果是所問非人，答非所問，造成更多的矛盾，心更不安！

不堅持，無毅力

很多病人在治療告一段落後，醫師囑後定期追蹤檢查，此時病人會有一段不錯的恢復期。在回診追蹤中，病人常以為病情已經控制住，甚至以為完全康復了。

大家都沒有想到癌症是不會好的，治療後的康復期只是暫時而已，病人必須永遠警覺要終身防癌，不可鬆懈。在追蹤期間醫師只會為病人安排一些檢查，完全沒有警告病人要永遠提高警覺，事實上醫師也不知道如何提醒病人，因為他們也不知道如何預防復發，而所謂定期檢查就是在等癌症復發。

一位來自金門的中年婦女十年前因腹痛被診斷出小腸腺癌，接受手術切除部份小腸及腺癌。術後一切順利沒有化療，她自己也很警惕親自到大陸學郭林氣功，學成後回金門在公園教大家氣功，如此過了六年，不知何故又回去工作，不再練功。不到一年她從金門趕到台中向我求診，來時已經大腹便便，呼吸困難，我為她抽了近六千CC腹水，讓症狀改善。我極力要求她力行我的整合療法，至於是否接受化療由她自己決定。她決定回金門自行療養。又過了兩年後，有一天接到她先生從台大醫院病房來電，說她又住院抽腹水。我詢問她有持續練功嗎？她先生說斷斷續續，因為肚子常常不舒服。以後她就進出醫院多次，二〇〇八年初再次接受腹腔手術，同年五月追蹤時，她又開始勉強起來練功了，希望她能東山再起，希望無窮，永遠祝福她！

二〇〇四年我隨梅門氣功巡迴台灣做平甩功公益活動，一位台中師兄是肝癌病人，與我一起上台表演「五福臨門」。當時他氣色很好，根本不像肝癌病人，每次練功時大家都有說有笑。他兒子也是梅門弟子，全家都一起練功。

二〇〇六年梅門在台中公演，我遇見了他，嚇我一跳，他全身黃疸、彎腰駝背，完全是重病的樣子。他兒子告訴我：「阿爸去年以為自己沒問題了，考上空大資訊系，每天在電腦前坐一整天。剛開始斷斷續續練功，不久就完全不練了。」不出半年腹水出現，到醫院檢查證實肝癌復發，已經末期了。

癌症是不會好的，要終身做好身、心、靈之修練，一旦復發，前功盡棄！苦口婆心提醒大家，一定要堅持再堅持！

缺乏抗壓性、被人擺佈

罹癌之後，很多病人不僅立即籠罩在恐懼害怕之中，內心更是矛盾、懷疑與極度缺乏自信，任何風吹草動都會驚動，此時只要醫師隨意加以威脅，病人立即同意手術或化療，病人幾乎是毫無選擇。很多病人來看診時，常常在我面前說：「我們都不懂，醫師說不立即開刀或化療，癌症很快就復發，復發就沒救了！」的確，病人是無助的、是外行的，唯一能做的就是當個模範病人。如果醫師個個都是有良心的醫師，都為病人著想，聽信醫師絕對是應該的。可惜現在醫師早已為自己打算，只知道明哲保身而已。

沒有抗壓性，就代表沒有信心，為什麼沒有信心，因為缺乏專業知識，怕死又沒有奧援，好像即將淹死的人，什麼都要抓！

我有兩次對抗醫師的經驗，第一次就在放化療之後，醫院通知我住院手術，當初我認為癌症已經消失，再開刀只有破壞身體而已；第二次是兩年後一次醫院追蹤檢查時，發現腹腔有兩個淋巴腺腫大，醫師認為是復發，建議立即化療。復發是一個很大的危機，絕大部份的病人，都回到醫院去接受更毒、更可怕的化療，結果是病情日益惡化，心情更壞，更害怕，免疫力更低，最後沒有一個人能夠出院活回來！當知道復發之後，我也是緊張害怕，但我選擇相信自己，信任我自己的細胞，復發是告訴我努力不夠，更要激勵自己，來提升免疫力與自癒力。

十二年來至少診治過一千兩百位大腸直腸癌患者，只有四十位患者與我一樣在放療後腫瘤消失而拒絕手術，到目前為止有兩位病人復發，回去手術與化療而死亡，其他都活得好好的（死亡率只有五％），而其他一千多位病人回醫院治療，死亡率超過五十％……

一位中年人二〇〇五年六月間發生吐血，被診斷出下食道癌，接受癌症切除及食道胃重建手術，手術順利，半年後鎖骨下淋巴腫大，接受切除。二〇〇七年三月又發現肝轉移，再度接受肝臟切除，然後開始一連串的痛苦的化療，二〇〇八年八月頭骨及腦部轉移，接受全腦放療。三年來不斷的手術，放療及化療，二〇〇九年一月帶著胃管來求診，我看他的檢查發現整個肝臟充滿著癌症，根本是癌末，應該住安寧病房了。

我問他：「你目前身體有任何病痛嗎？」

「還好，有時會胃脹。」

「為什麼要放胃管？吃不下嗎？」

家屬說還可以慢慢吃。

「那胃管做什麼用？」

「醫師說還要放深一點，以後可以餵食。」家屬解釋說是醫師怕他營養不良放的。

「現在都灌什麼？」

「牛奶、糖水、亞培安素等等。」

哦！是醫院的垃圾食物！

「你住院多久了？」

家屬說幾年來常常住院，數不清幾次了。

「你經過這麼多次住院，這麼多次治療，身體是更好還是更壞？癌症是控制了嗎？還是復發越嚴重？」

「……」病人低頭不語。

「你當然了解是越來越壞，越來越痛苦，那為什麼要繼續選擇痛苦的，無效的治療呢？」

「……」病人更低頭。

「你了解你病得很嚴重嗎？」我繼續逼問他。

「知道。」

「會害怕嗎？」

「會呀，但是沒辦法了。」

「你怕不怕死亡？」

「當然會怕。」

「當然所有人都怕死，都會死，但是什麼時候會死，沒有人知道。」

接下來我告訴他，很多癌末病人如何靠自己的心念轉變與努力活了下來。越講病人越低頭，我知道他已經被打敗了，生命已經被醫師掌控了。再鼓勵、再激勵已經無用了。

我轉而對家屬說：「現在唯一可以做的事，是讓他不痛苦，讓他自由選擇他要的，不要買什麼營養產品了，因為心念不轉變的人，任何產品都沒有用。」

又有一位病人化療兩年後坐輪椅來看診，我問他身體還好嗎？

他說：「還好，還吃得下。」

我又問：「那兩年前呢？」

他急著說：「兩年前我還去大陸旅遊！」

「那化療兩年後，為什麼坐輪椅呢？」我問他。

「化療後兩腳無力、痠麻、走不動當然坐輪椅！」

「這麼壞，還要繼續化療嗎？」

「我做六次化療，醫師說要做十二次，還有六次沒做！」

「十二次做完呢？」

「那……可能還有十二次吧，要問醫師才知道呀！」

「前面那位病人死亡了，你還要跟著去嗎？」

「醫師安排的，我怎麼辦呢？」

這位病人已經是行屍走肉，生命完全被醫師掌控，救不回來了！

這種故事天天發生，大家看看醫院裡的癌症病人，各個面有菜色，愁眉苦臉，有救嗎？只相信醫師，只願意接受西醫無情的破壞性治療，缺乏抗壓性，生命任人擺佈，如何幫助他呢？隨他去吧！

周邊有阻力

一位台北捷運局的員工在太太陪同下來求診，他主訴一個月前公司體檢被發現肝臟有多顆腫瘤，完全沒有症狀，醫師告訴他無法開刀也不能做栓塞，更不能放化療，唯一的希望只有換肝。這是很大的打擊。

分析他以前的生活，由於婆媳不和，太太有嚴重的憂鬱症，有兩個讀國中的孩子。因工作關係以外食為主，且多喝RO逆滲透水，有長時間便秘，睡眠還好但是菸酒不斷有六年之久。他雖然面對如此嚴重的危機，但表情還算穩定。可怕的是他太太！在我向他們說明癌症的整合療法時，其他病人都很專心也都被感動，唯獨他太太一直斜眼看人，面無表情，即使聽到幽默的故事，大家都會心的微笑，她依然低頭不語。當在診間個別諮詢時，病人雖然略有緊張，但還可溝通。但他太太却不斷地說我在恐嚇她！

她說：「是我害我先生得到癌症！今天來看診卻不斷受醫師的恐嚇！」

原來是她聽到我給癌症的第一個處方是寫好遺囑，交代後事！第二個處方是公佈病情，要勇敢走出來！又提到我姊姊不到一年死於膽道癌！一樣的故事被不同人聽到，解讀完全不一樣！

當在為他們規劃最好的整合補助療法時，他太太依然垂頭喪氣，我對著她直說：「請不要負面思考，痛苦也過一天，快樂也過一天，為什麼要選擇痛苦的呢？」

我又說：「當妳哭的時候大家走光光，當妳笑的時候，大家都跟妳笑！」

她面無表情，緊閉嘴巴不說一語。突然冒出一句：「受不了！受不了！」就衝出去！病人很尷尬的苦笑，一臉無奈。

我對他說：「不要太介意你太太的問題，要化阻力為助力，人能自助才能人助，有人助然後有天助！多想想自己，要勇敢面對生死，要置之死地而後生！即使你太太自殺也要勇敢努力活下去。因為你還有希望！而且有兩個小孩要照顧！」

周邊力量影響病情甚鉅，助力可以減輕病情，阻力立即惡化病情！

警覺性不夠

癌症復發是一個重大危機，如何面對？

一位工作忙碌、認真負責的公司小老板於二〇〇五年小便出血，被診斷出膀胱癌，先後接受刮除、化療灌洗，卻一再復發，最後不得不接受膀胱全切除及做人工膀胱。大手術後整個人變成消極、悲觀，因為歷經多次治療，病情卻日漸惡化。

二〇〇六年七月間來我門診時，一臉焦慮、無助的倦容，經我一再解說、鼓勵，他似乎放下心來，以後他力行我的雞尾酒療法，長期服用天仙液、練功、減少壓力，心情愉快，並接受六次免疫細胞療法。如此維持一年非常健康，我幾次追蹤與他談話，都告訴我情況良好，有機會會出來見證。

二〇〇七年底，家屬傳來不幸消息，他於那年九月間發生左股部疼痛，以為是閃到腰，到接骨師、中醫看診，接受民俗療法，但是症狀卻逐漸惡化，不得不去醫院就醫，結果是腹腔充滿癌症已無法治療。從那時起病況就快速惡化，二〇〇八年初往生了。

膀胱癌預後是不錯的，依據美國癌症協會統計死亡率是二〇%左右。台灣地區每年發生病例約二千人，死亡八百五十人。這位病人歷經全套西醫正統治療，之後再接受整合療法。雖然他最近一年病情相當穩定，但是後來又復發了。他的錯誤是復發後選擇民俗療法！復發是癌症非常嚴重的難關！很多病人逃不過這一關，因為：

1. 一旦知道復發，很多病人都崩潰了，因為可能歷經一年的化療或花了幾十萬服用健康抗癌食品，結果惡化了，病人心裡無法接受。我看過不少人在我面前全家崩潰，崩潰就是心被打敗了，無法救回來！很多病人兩個月之內就營養不良，骨瘦如柴而亡！

2. 復發之後再治療已經無效了。即使是最新的標靶治療或單株抗體，也維持不了多久。因為癌細胞已經突變，已經有抗藥性了！發現復發時，如果腫瘤已經很大了，只好接受手術！如果只是淋巴腫大或指數提高，醫師要求接受繼續化療，我是反對的！

3.癌症千變萬化，癌細胞永遠不死，治癌抗癌是一輩子的功課。復發是一種警訊，告訴病人要更努力執行雞尾酒療法，而不是更恐懼去接受更毒的化療，來破壞自己，或自我解釋，或尋求民俗療法及中醫調理！我在罹癌後第二年大便流血，以為是癌症復發，再接受大腸鏡檢查證實是痔瘡出血。有症狀就必須到醫院檢查，檢查出來後再考慮如何面對，這時聰明的病人會拿著報告再來與我討論，商討如何治療。

我鼓勵大家勇敢面對，生命掌握在自己，無論病情如何，永遠樂觀、永遠正面思考，每天感恩感謝！

無知的排斥

二〇〇八年六月一個上午，一位大學教授來求診，她是專修舞蹈、體育、瑜珈等有名的養生老師。曾遊學歐美及大陸。兩年前在蘇州講學時有人看到她脖子長了一個瘤，她一驚就去看中醫，中醫給她一些中藥服用並建議去看西醫。西醫檢查後確定是甲狀腺良性腫瘤，建議手術。她個人很注重養生，一方面不相信自己會得腫瘤，二方面不願手術。回台灣後再到醫學中心接受完整的檢查，結果依然是良性腫瘤，要手術。她想沒有任何症狀，暫時吃藥看看。過了半年，腫瘤仍在。

經朋友介紹到埔里深山一間淨土寺廟，去追隨一位師父研習禪修、打坐，念佛。希望把腫瘤消掉。這位師父要求很嚴格，每天要修練十小時以上，讓她天天都感到疲憊不堪，師父又常常要考驗弟子，不及格就要降級。為了治好腫瘤，她只好忍受，一年過去腫瘤不變，她去請教師父，師父說再辛苦一些日子等過幾關，就可以見效！師父告訴她要有信心，腫瘤一定會消失。又過一年，腫瘤不僅不消，又發覺說話沙啞，吞食有阻塞感。她開始信心動搖，想回醫院治療，這時卻遭來師父的怒罵，讓她心生不安。在山上修行卻導致身心受疲、腫瘤未消，一日與她姊姊聯絡，姊姊建議她就近來台中見許醫師。

我一看她資料，真是啼笑皆非，這麼簡單的甲狀腺良性瘤（simple goitor），只要三小時就可以很安全的切除下來，且極少有副作用。這位教授病人竟然怕到醫院而尋求禪修，想獲得腫瘤自動消失。但是兩年時間卻令她徹底失望，回頭來尋求主流醫學治療。

她的師父一再告訴她可以修練到把腫瘤消失，但是要花上幾年？五年？十年？一些師父、養生專家、博士等對醫學不懂或一知半解，就加以批評與排斥，經常要求病人不要去接受正統西醫的治療，這種無知的排斥就是傻瓜！

不斷的治療、不斷的惡化

病例一：國小老師

二〇〇八年一月二十一日，門診來一位國小老師，滿臉都是化療引起的痘花及深黑皮膚。他陳述罹癌的經驗：他一向很健康，從來不生病，二〇〇一年底學校體檢，被發現肺部有腫瘤，在成大接受手術，病理報告證實是肺腺癌，由於是早期發現，當時未做放化療。

一年半後，二〇〇四年八月，追蹤檢查CEA昇高，肺部CT發現癌症復發。他接受第二次手術，術中發現癌症已經擴散到胸膜、中隔腔淋巴，無法手術。之後整整服用Iressa一年。導致整個臉部變成痘花臉，體力衰退，精神不繼。一年後又發現腦部、骨頭復發，醫院安排腦部放療及住院化療。到了二〇〇八年一月，CEA再度昇高，醫院又更換化療劑量，準備第三度長期化療。六年來不斷手術與放化療，癌症不僅未見好轉更持續惡化，他再也受不了而來台中求診。

這位國小老師是四十七歲的男性，有些情緒化，平常多外食及飲用碳酸飲料，雖然常常運動也沒有菸酒，但是他很喜歡下廚，常常置身在廚房煙霧之中。

經過一個下午的說明，他開始放鬆下來會露出微笑了！當天他開始勤練平甩功、服用科學中藥。離去時很有信心告訴我：等病情好轉，一定會出來見證！

病例二：電焊工人

一位電焊工人，平日不運動，常熬夜、失眠、吃安眠藥，家庭壓力不小。二〇〇四年三月鼻子出血，被診斷出鼻咽癌。他先接受放化療，但因造成口腔潰爛而中止；休息半年後再完成放療，以後定期到醫院檢查。兩年後（二〇〇六年）因為背痛，被發現有骨頭轉移，又再接受二次放療。過了一年，全身酸痛，發現全身骨頭轉移，醫院竟然再安排第三次放療及疼痛治療。二〇〇七年一月病人來我門診，經我開導與解釋，仍然不改生活。

鼻咽癌治癒率達七、八成，所以病人應該接受放化療，同時更要力行雞尾酒整合療法。病人要懂得改善自己生活，遠離污染、心念轉變。以口含天仙液及噴蜂膠來保護口腔，減少併發症。尤其要勇敢走出來，天天練平甩功，喝好水及科學中藥，千萬不要躲在家裡做三等公民：等吃、等睡、等死！治療中，經檢查癌症影像已經消失，而且自己身心靈都已經修練到一個程度，可以中止放化療！

病例三：走錯方向的烈士

陳女士，一位傑出的科學家，她的先生也是國際有名的科學家，二十年來他們建立起台灣腫瘤科專科制度。

一九八七年她得到乳癌，因為是科學家，只相信化療，有藥用到沒藥可用，癌症卻越來越多。她到美國癌症協會，請醫師用最毒的藥，期待把癌症殺光光，結果癌細胞還沒死光前，她的白血球卻降到零。沒有白血球等於國家沒有軍隊，所以很快就發生感染、敗血症、進加護病房急救，她死裡逃生，但是回台灣後，到醫院檢查，癌症更多！她活了十二年。這十二年來全部都在化療，非常悲壯、也很痛苦，雖然她很勇敢，但是走錯方向了！一般人是活不過五年，她活了十二年，的確是了不起。

越來越多的科學家已經很清楚的指出：不斷的治療，只有讓癌細胞復發轉移更快，因為癌細胞不是死細胞，它是身體的一部份，更是生命的共同體，完全無法切割或完全消滅。科學家發現細胞有很多生長因子，會因為外在的環境惡化而改變或活耀，所以癌細胞是越戰越勇。

主流西醫要想竭盡所能去殺癌細胞，剛開始也許有效，但是很快的就會發現癌細胞又再長回來，而且速度比以前更快。過去十二年來看過一萬兩千個癌症病人，絕大部份病人是不斷的治療，不斷的惡化。明明受盡治療之極端痛苦，卻還是不知悔改，也沒有勇氣回頭，從抱著滿滿的信心，聽信醫師的話，把生命全交給醫師。等惡化了，從希望變成失望。惡化之後，醫師又不斷的以換藥來欺騙病人，病人持續痛苦的接受，最後是從失望變成絕望。然後住進安寧病房，無奈的、或懷恨的接受死亡。

這樣的悲劇何時了？如果在被診斷之初，能與我溝通，能合併雞尾酒療法，絕對可以讓病人早日恢復健康、減少痛苦，提升生活品質，甚至讓癌細胞逆轉回來。

化療殺人

一位住在清水的鄉下阿婆，兩年前罹患子宮內膜癌，接受全子宮卵巢切除術。手術過程順利，病人也恢復得不錯。但是醫師認為淋巴有轉移，手術後隨即安排一連串的化療。化療開始不久，病人就明顯的惡化，食慾不振、精神萎靡、體力不支，沒多久又發現腹腔有腫瘤復發，這造成家屬很矛盾，到底化療要不要做下去？

二〇〇八年五月二十日，家屬帶病人來求診，我看病人的資料顯示雖有腫瘤復發，但是並沒有明顯的症狀，她的精神依然可以接受。我隨即建議放棄化療，全力進行雞尾酒療法，家屬非常認同，病人本人由於知識水準低，無法決定什麼。病人很用心地接受雞尾酒療法，半年後回診。

我問病人：「覺得怎樣？有進步嗎？」

病人：「很好，吃得好，睡得好，很好！」

我問：「要堅持下去！要忘記癌症呀！」

病人笑笑說：「好好！」

沒想到兩個月後，我卻接到病人的死訊！原來病人回醫院追蹤時，醫師強烈要求她接受化療！家屬意見不一，熬不過醫師的恐嚇，只好同意再做一次化療。沒想到這一次化療竟然要了她的命！

在化療打下去之後不到半小時，病人即出現呼吸急促。值班醫師給以氧氣及鎮靜劑，到晚上病人病況加劇，醫師將病人轉入加護病房，開始急救。從此病人病情兵敗如山倒——休克，血壓下降，呼吸衰竭。最後醫師發現病人竟然出現肺動脈阻塞，心肺衰竭，緊接著多重器官衰竭而死亡！

醫師是醫病不醫人，只一昧追殺癌細胞，完全無視化療是劇毒，是可以殺人的！三十年來衛福部的統計，癌症死亡佔都是第一位，事實上如果分析每個病人死亡原因，相信絕大部份是死於併發症，而不是癌症！

營養不良、免疫力下降

癌症末期有兩個最難解的問題：營養不良與劇痛。當病人不能吃時，生命就只剩下兩個月。此時病人呈現惡病質，亦即皮包骨。儘管皮包骨，癌症卻繼續不斷的長大。

病人不能再進食，幾乎都是化療造成的，因為化療造成腸胃內皮細胞的壞死，也殺死了大部份的腸內益生菌，此時如果加上病人因劇痛而施打嗎啡，更造成神經的麻痺使腸無法蠕動，營養吸收困難。沒營養當然沒有免疫力，沒有免疫力如同國家沒有軍隊，馬上會發生暴動，於是感染、敗血症、急救、進加護病房，最後多重器官衰竭而死！

有位肺癌病人接受一年多的標靶治療與化療，因右腰劇痛被發現併發恥骨轉移，需要持拐杖走路，我問他醫院怎麼治療？他說醫師只是換藥，給以嗎啡止痛，我一聽就火大了！所有醫師都知道腦部及骨頭轉移，必須放療而不只是化療，那醫師為什麼不安排放療呢？

因為醫師之間不合作，尤其是幾家醫學中心廣告上都號稱有堅強的醫療團隊，其實是掛羊頭賣狗肉，醫院是論件計酬，醫師們都在搶病人，根本不可能把病人轉診給別人，結果是害了病人！

我替這位病人安排了兩星期的放療，劇痛消失，馬上力行我的雞尾酒療法，又恢復健康！

醫師不僅是醫病不醫人，甚至連病都沒醫到，只是醫自己的荷包而已！

身心受創而亡

我敢說癌症是不會死人，死亡原因是來自身心受創。當被診斷罹患癌症之後，病人就開始恐懼害怕、吃不下、睡不好加上醫院的手術化療放療，把病人折磨到不成人樣，但是醫師竟然還不罷手，繼續要求施打自費化療！

很多病人是在體檢時被發現癌症，根本沒有症狀，但開始治療後就一路壞下去。我常常問病人說：「你接受治療後，有進步嗎？現在身體更好？更健康嗎？」

有一位直腸癌患者經過放化療之後，腫瘤已經縮小到看不見了，醫師竟然施行手術切下十五公分長的大腸，手術後病人一天大便十幾次，更嚴重的是每次大便肛門劇痛到要命。二〇〇七年來看我時，一臉驚恐，走路是寸步難行。從手術後就睡不好，吃不好，肛門劇痛，體重遽降到三十五公斤。醫師只會開一大堆止痛藥、嗎啡、止瀉藥，還要求自費化療。看到他不到幾個月從正常人變成癌末病人，真是於心不忍，我一直安慰他，要他立即力行我的整合療法！希望他能心念轉變，重拾生命。但是看他身心受創如此嚴重，能否重生，實在很擔心！

正確認識癌症

癌細胞的特性

全世界科學家都傾全力在研究癌細胞，頗負盛名的癌症研究學者——道格拉斯・亨納漢（Douglas Hanahan）以及羅伯特・溫伯格（Robert Weinberg）深入研究導出癌細胞的七大特性，得到全球研究學者的認同：

1. 自我充實的增殖訊號。
2. 不回應停止增殖的訊號。
3. 迴避細胞凋亡。
4. 無限制的複製能力。
5. 持續性的血管新生。
6. 組織侵襲與轉移。

7. 基因體不穩定性。

癌細胞的這些特性，以下是進一步的說明：

●癌細胞不斷的增殖，就像一部沒有煞車猛採油門，朝增殖方向不停急駛而去的車子。而製造出增殖訊號的部位，則是經由病毒產生的「致癌基因」（oncongene，如Kras基因）所擔任。「致癌基因」是製造出傳遞增殖訊號之蛋白質的基因，當它呈現不斷增加的狀態，就稱為「自我充實增殖訊號」。

●一種名為「週期素依賴性蛋白激酶」（Cyclin-Dependent Protein Kinase，ＣＤＫ）主導細胞時週期性分裂，癌細胞有多種ＣＤＫ非常活躍，科學家研發出ＣＤＫ抑制劑，透過名為「ＴＧＦβ」（Humoral Factor）的液性因子來傳遞，在重複旺盛增殖的「細胞週期」裡，阻止癌細胞的分裂，有一種ＣＤＫ抑制劑Seliciclib，目前正在試用於治癌上。

●細胞凋亡的原因，是細胞膜面的「死亡受體」（Death Receptor，ＤＲ），接收到別的細胞傳來的訊號，進而發生死亡，或是感知細胞內的異常後，自發引起的死亡現象（programmed death PD–1）。而癌細胞會發出PD–L1來抑制PD–1逃離死亡而不死，換句話說，癌細胞有「不死之身」。有一種PD–1的抑制劑Opdivo（nivolumab）來壓制癌細胞逃離死亡，目前正在臨床試用中。

●如使用培養皿培養細胞時，即可發現正常細胞在分裂六十到七十次以後，就會停止增殖。這是細胞的「老化」現象。當人類的年紀越來越大，各種器官會逐漸萎縮，正是因為老化現象所致。細胞老化原因之一，是ＤＮＡ的「磨損」。染色體的尾端稱為端粒

（telomere），人體染色體的端粒有六對「TTAGGG」鹼基序列會重複排列。細胞每分裂一次，端粒會發生變短的現象。這是因為DNA複製酵素（聚合酵素）無法好好地複製DNA至尾端的原因所造成，癌細胞端粒不會變短，可以持續分裂下去。

● 一九七〇年代，美國一位小兒外科醫師佛克曼，在手術切除癌症時常常發現血流不止，開始一連串的研究，發現了癌細胞會釋放出以「VEGF」為代表的「血管新生因子」蛋白質，這種蛋白質一般細胞在面對發炎、外傷或缺氧時會釋放出來，癌細胞分裂極快，為求生存，釋放出VEGF誘發周邊血管增生來提供需要的營養與氧氣。科學家為斷絕癌細胞的後勤補給，於是合成對抗阻礙血管新生的物質，最常用的是癌思停（Avastin），研究過程辛苦又漫長，但是臨床療效卻非常之低，因為癌思停進入體內常被人體分解破壞，同時有不少出血的副作用。

● 細胞與細胞之間，其實由一種稱作「細胞附著因子」的物質所連接，所以當癌細胞要轉移前，會先把這個障礙物切斷，溶解「細胞外基質」（Extracellular Matrix）的網子，再遊進血管的隨血液移動。待移至免疫力較弱的地區，癌細胞就會向血管外侵襲，並將該處視為自己的地盤，開始塑造新的群落。

致癌基因

癌症來自基因突變，基因突變原因目前科學家仍然各說各話。一九五三年，兩位科學家華森及克里克（James Watson and Francis Crick）發現了ＤＮＡ的双螺旋鏈構造，這是劃時代的發現，從此開創了基因科學，這兩位科學家也得到一九六二年諾貝爾醫學獎。二〇〇一年二月十二日，中、美、日、德、法、英等六國科學家，和美國Celera公司聯合公佈了人類基因體圖譜及初步分析結果，找出人類ＤＮＡ上的所有基因（當時估計約十萬個，後來驗證只有三~三萬五千個），而基因裡確定了三十億個鹼基對（Ａ、Ｃ、Ｇ、Ｔ）。

人類第四對染色體是由台灣榮陽研發團隊所定序，這是國人之光。第四對染色體內有二億個鹼基，肝病病人在第四對染色體長臂上有基因失落現象，這一段長度有一千多萬的鹼基。

基因研究如火如荼，科學家發現了很多「致癌基因」、「抑癌基因」及「ＤＮＡ修復基因」，癌症的發生可能是出現過度表現的「致癌基因」或是「抑癌基因」、「ＤＮＡ修復基因」的失靈，科學家就利用各種技術來抑制「致癌基因」或恢復「抑癌基因」、「ＤＮＡ修復基因」。但是基因的多變性及癌症的複雜性，一個變異基因會出現不同癌細胞內，反之一種癌細胞具有多種變異基因。因此試圖以基因療法來治療癌症還言之過早，但是假以時日，癌症治療絕對可以突破的，屆時不僅癌症不再是絕症，人類壽命更可延長。

基因研究也因而發現一些特殊的蛋白質、酵素或接受體，如「上皮細胞生長因素接受體」（EGFR，epidermal growth factor receptor），亦稱「ＨＥＲ１」，癌細胞的ＨＥＲ有強烈表現，發現發生在乳癌的稱為ＨＥＲ２，此外還有ＨＥＲ３、ＨＥＲ４。

而有名的化療藥「艾瑞莎」（Iressa）（Gefitinib），或是「得舒緩」（Tarceva）（erlotinib）的新藥，具有抑制ＥＧＦＲ激酶活性的作用，因此被用於ＥＧＦＲ表現強烈的肺癌上。但艾瑞莎此藥可能會使患者發生「間質性肺炎」此種嚴重的副作用，因此歐美已經很少用艾瑞莎。

而「基利克」（Glivec）可抑制Bcr–Abl的激酶活性，對慢性骨髓性白血病發揮極佳的效果。目前更已知基利克對另一種「c–Kit」的癌症基因，也具有效果，因此基利克也被應用在「腸胃道間質細胞瘤」（Gastro-Intestinal Stromal Tumor，ＧＩＳＴ）之上。但基利克的問題點在於，倘若 Abl 或 kit 的激酶部位出現變異，會發生抗藥性。故另有針對此問題而開發的「Nilotinib」（AMN107）新型阻礙藥劑，但目前正處於實驗階段。

效果較高的抗癌藥，如「Rituxan」（rituximab），可以攻擊在「Ｂ細胞淋巴腫瘤」所發現的「ＣＤ２０」蛋白質。另外還有「Bexxar」，作用是使ＣＤ２０抗體結合放射性物質。在乳癌治療法所使用的「賀癌平」（Herceptin），則是具有集結透過ＨＥＲ２酪氨酸激酶傳達訊號之細胞增殖的效果。

現階段單獨使用分子標靶的治療上，幾乎沒有顯著的效果。雖然對慢性骨髓性白血病使用單劑基利克，呈現相當的效果；但基利克對於復發的白血病，卻沒有任何效用。如此即反映出癌細胞的多樣性與基因體不穩定性，很容易發生抗藥性。

最近在醫學上出現了一種新學問，稱為「營養基因體學（Nutrigenomics）」。此醫學在研究個人基因體與營養食物之關係。由於個人基因之不同，可能影響到食物之選擇與其在體內新陳代謝之不同。譬如已知「CYP2E1」細胞酵素p450或「N－乙醯氨基轉移酵素」（N-acetyltransferase），這兩種酵素是人體肝臟重要的解毒酵素，很多藥物或毒素或致癌物，會被這兩種酵素水解或甲基化而失去其毒性酵素。這類酵素活性低的人，罹患因肉類的亞硝酸氨所引發的大腸直腸癌機高，因此這一類的人，最好控制攝取肉類食物。

癌症形成的正確觀念

1. 癌症的成因至今未明，絕大部份癌症都是後天污染的。

即使癌症的發生來自基因的突變，但是基因為什麼突變，仍然不清楚。所以醫師、科學家、氣功大師、食療專家、營養學者都在瞎子摸象，各說各話，治療更是五花八門。從各種研究上，除了少數先天癌症外，絕大多數癌症是來自後天污染。

三十年來台灣罹癌急速增加，八歲就可以得乳癌，十四歲得大腸癌末期，顯見污染環境是最主要因素。既然是後天而且來自污染，當然可以避免、也可以預防。

2. 癌細胞就是不聽話的幹細胞。

會分裂的細胞就是幹細胞，現在科學家可以從人身上取出任何一個細胞在實驗室裏培養，都可以誘導細胞的分裂。每個細胞都是獨立的生命，它可以吸收營養及排毒，並分裂製造下一代生命，因此每個細胞都是幹細胞。而不聽話的幹細胞就是癌細胞！既然是幹細胞，當然可以在人身上到處遊蕩與不斷分裂，而且沒有症狀（除非長大到一定程度）。

3. 癌細胞是正常細胞經長期浸潤在惡劣環境下，導致基因突變而形成的。

一位孩子變壞不聽話，不是突然間發生的，而是長時間演變而來。台灣社會已經得到癌症，而且是癌症末期，不僅盜匪橫行，人倫悲劇更不斷發生：兒子會殺爸爸、媳婦殺婆婆，二十年前台灣人不是都很善良嗎？為什麼二十年後台灣人變得如此殘忍？是這一代台灣人天生殘忍嗎？當然不是，是環境惡化所致！儘管員警、檢察官不斷的去圍捕，壞人卻越來越多。同樣的道理，癌症病人天天跑醫院，不斷的化療、開刀、放療，病情也許得到短暫的控制，很快的癌症又復發了，因為惡劣環境沒有改變。

每次在輔導癌症病人時，我都強調一個觀念：每一個身體內每天都會產生幾百個癌細胞，有癌細胞不一定會形成癌症，端視體內免疫力是否正常。環境污染、身心不健全導致免疫力失靈，才讓癌細胞有可乘之機。

4. 癌症是慢性病，是癌細胞經年累月突變及不斷分裂而形成的。

由於人體無時無刻都在進行劇烈而複雜的變化，科學家告訴我們每一個人每天都會產生幾百個癌細胞，只要免疫系統健全，這些癌細胞都會被消滅。但是如果免疫系統失靈，假以時日癌細胞不斷分裂，終會產生癌症。醫院一時的治療只能獲得短暫療效，因此癌症如同高血壓、糖尿病一樣是一種慢性病，要有效治療癌症，必須終生做好身心靈的修煉。

5. 癌症是身體的一部份，是一個獨立的生命，是殺不死的！

癌細胞就是幹細胞，是身體的一部份，甚至是體細胞之母，它可以遊走全身，到處定居下來並且繼續分裂。癌細胞是獨立的生命，它需要營養也會排毒，更會自我保護、突變而生抗藥性，是殺不死的！一味追殺只有兩敗俱傷，唯有適當的與癌共存才是最佳選擇。

6. 癌細胞會逆轉回來。

癌症是因為後天污染，加上自體免疫力降低所致，只要我們能夠遠離污染，積極提高自身免疫力，發揮自癒力，癌細胞是可以逆轉回來。浪子回頭不是夢！

要知道一個社會要好起來不是壞人減少，而是好人增加，我們努力的方向不是以強力對抗治療來企圖追殺癌細胞，而是努力做好身心靈之修煉！全世界科學家都瘋狂在研究幹細胞，所謂幹細胞就是會分裂的細胞，最原始的幹細胞就是受精卵。科學家也發現任何體細胞都可以轉變成具有分裂能力的幹細胞，目前實驗室的能力可以培養任何體細胞，一個細胞就是一個生命，可以經培養成分裂來製造下一代生命，當科學進步到可以充分了解及控制幹細胞的分裂時，就可以誘發癌細胞改邪歸正，「再生醫學」這個熱門領域己指日可待。

7. 癌症不只是身體的病，更是身心靈的病。

當我們要罵人或要打人，不是嘴巴要罵人，也不是手要打人，而是心要罵人、打人！因為心變壞了，身體才會變壞，身體變壞之後，癌細胞才會產生。因此一味追殺癌細胞只會造成兩敗俱傷。乳癌不是乳房的病，大腸癌也不是大腸的病，而是身心靈的不平衡。生病之後唯有努力做好身心靈之修煉，遠離污染，勤練氣功，大量喝SK－100抗氧化水，服用天仙液及ATP細胞食物。

8. 病人的疑惑與錯誤的觀念。

癌細胞要吃什麼？

很多人——包括養生大師或營養學家對癌細胞喜歡什麼或厭惡什麼，都提出以下很多見解：「癌細胞很怕氧氣，因為癌細胞都是進行無氧生化反應。」「酸性體質很容易助長癌細胞，因為癌細胞在酸性環境下比較活耀。」「癌症病人不能吃糖，因為糖會提供營養給癌細胞。」「乳癌病人不能吃蜂膠或蜂王乳，因為它們有大量的植物性激素，會刺激乳癌細胞增生。」「癌症病人營養不能太好，否則癌細胞長得更快。」「要絕食或斷食，把癌細胞餓死。」

這些似是而非的問題，都基於一個錯誤的論點：癌細胞不同於正常細胞，是敵人，是會殺死病人的。

前面已經說過癌細胞就是正常細胞轉變而來，其所含的細胞特性與正常細胞沒有兩樣，不一樣的只是表現不同，就如同學校裡的好學生與壞學生，都是人，都有兩個眼睛一個鼻子，都吃一樣的米、一樣的菜，食衣住行差不多，只是思想不同，行為不同。

癌細胞就是會分裂的正常細胞而已，也就是癌細胞是正常細胞重新啟動分裂的基因，類似幹細胞一樣，開始無止盡的分裂。正常細胞需要什麼，癌細胞就需要什麼！

我常常跟病人說：「社會上那麼多壞人，他們吃什麼？跟我們不一樣嗎？壞人被抓起來關進監牢，是誰養他們？還不是我們正常人？」

癌細胞分裂很快，依據實驗室的紀錄，每三個月分裂一次，因為分裂太快，血液供應來不及，沒有血液就沒有氧氣，氧氣不夠，當然會進行無氧反應，這是正常細胞的正常反應，不足為奇！

除了胃液及皮膚外，人的體質是弱鹼性，血液pH值常維持在七．三五～七．四五，細胞在鹼性環境下才能正常工作，才有活力，癌細胞是正常細胞當然不喜歡酸性體質！事實上，大部份活生生的生命，如細菌、病毒、寄生蟲，都不喜歡酸性環境！

任何食物只要來源清楚，不是毒素，都可以吃，無論它是蜂膠或蜂王乳，只要不過量，都可以吃。我不相信有什麼東西吃了癌細胞會長得特別快！相反的醫院的用藥，尤其是化療藥，都是劇毒，都應該謹慎使用！

我很納悶病人或醫師會選擇劇毒來殘殺癌細胞及正常細胞，無毒有益的科學中草藥、細胞食物或蜂膠，為什麼不能吃？不敢吃？

病人常常問我說：「你推薦的產品可以跟化療藥一起吃嗎？」

「當然可以，尤其化療期間更需要多吃，因為化療使免疫力下降，細胞中毒，併發症很多，能事先防範或預防最好。事實上，很多病人經我診治後，力行我的雞尾酒療法，才能把化療做完且病情都穩定下來。醫師不僅不該誤會我，更應該要感謝我，因為我是在幫忙癌症病人，降低併發症或後遺症，讓治療可以繼續下去！」

癌指數的意義

癌指數是檢測血液中癌細胞或發炎細胞所分泌的蛋白質，指數提高可能表示癌細胞很活躍，亦即極可能癌症復發，但是癌指數只能與自己的來比較，指數低並不表示正常或沒有癌症，有病人死亡時，指數是正常，也有指數高但找不到復發跡象。在復檢時，如果發現指數提高，即使找不到癌症復發，醫師也常常建議做預防性化療，這是我最反對的，預防性化療只是亂槍打鳥，只有傷害正常細胞而已，弊多於利！

切片或開刀會加速癌細胞之分裂與擴散

理論上是可能的，醫院所有治療處置都有風險，但是要做正確診斷，必須有組織給病理科醫師做鏡下檢查才行。癌症診斷必須百分百確定而不是百分九十九，因為癌症治療非常可怕，非常痛苦，除非已經是百分百正確診斷，否則不應該輕易接受痛苦而危險的治療。已有充分科學證據指出，不斷的手術或放化療，癌症復發或轉移更快，所以我主張為了診斷或症狀（如止血、腸阻塞等等），必須接受西醫切片或治療，但要適可而止！

斷食可以阻止癌症之擴散？

這是非常離譜的說法，斷食目的是排毒，讓身體休息，而不是治癌症，斷食分很多種，一天、三天、七天或三十天等。在台灣我看過一些癌症病人到山上參加斷食營，對平常忙碌大魚大肉的人，可能是不錯的體驗，但是絕大多數人，只在斷身體的毒而已。事實上，斷食是在斷身心靈之毒，在斷食之時，必須學會心靈之安靜、放鬆、放下，就如鱷魚、北極熊在冬眠斷食時，身體保持靜止不動，呼吸呈現細、漫、長、勻，和練氣功一樣。

二〇〇七年，一位西裝筆挺的科技老板來看我，他不是自己有病，而是為了姊姊來的。他姊姊是肺癌末期，在長庚醫院接受化療一年多無效，醫師建議她住安寧病房，他不能接受，因為他從小父母失和，姊弟幾乎是相依為命幾十年，他可以說是由姊姊帶大的，姊姊為了成全他受高等教育並籌錢讓他到國外進修，犧牲自己，留在台灣工作賺錢也誤了終身大事。如今他事業有成，正要回饋姊姊的時候，姊姊竟然已是肺癌末期。

他為了姊姊跑遍世界各地，尋求秘方仙丹。當他來求診時，在我面侃侃而談說：「許醫師，你知道德國自然療法嗎？你知道瑞士的斷食營嗎？你知道日本的生機飲食嗎？」他邊講邊拿出一大堆各國的資料，顯然是下了很大的功夫，他足足講了三十分鐘，簡直是幫我上了一堂寶貴的各國抗癌秘方。講了講，突然間這位大老板竟然在我面前嚎啕大哭起來，讓我嚇了一跳。

他擦著眼淚說：「我知道斷食可以把癌細胞餓死，我為姊姊計畫了三十天的斷食，如今姊姊已經斷食了二十八天，體重從四十公斤降到三十公斤，我以為癌症會被餓死，但是前天到醫院檢查，癌症更大了，現在只剩下兩天，怎麼辦？」

我心裡嘆了口氣，本想向他說：「還有一個地方你沒有去，非洲的巫師！」

這是典型的「求外不求內」的例子，絕大多數病人或家屬生病之後，都亂了分寸，到處求醫，希望能找到一個萬靈丹，吞下去馬上好起來。結果呢？幾十萬幾百萬花了，時間也浪費了，癌症更嚴重，心情更壞，更無信心，更急更想花錢，此時如果遇上一個密醫或沒良心的江湖術士，就很輕易的賠了夫人又折兵！

癌症新知

德國自然醫學泰斗Dr.Cornelissen幾次來台講學，他提到幾項很重要的癌症觀念：

1. Cancer is always the end of illness, it is never the beginning.

癌症是疾病的結束而不是開始。當醫院檢查出癌症時，癌細胞所建立的生命早已完成，並不是疾病的開始，所以癌症並不表示生病而只是一種生物病理表現而已。

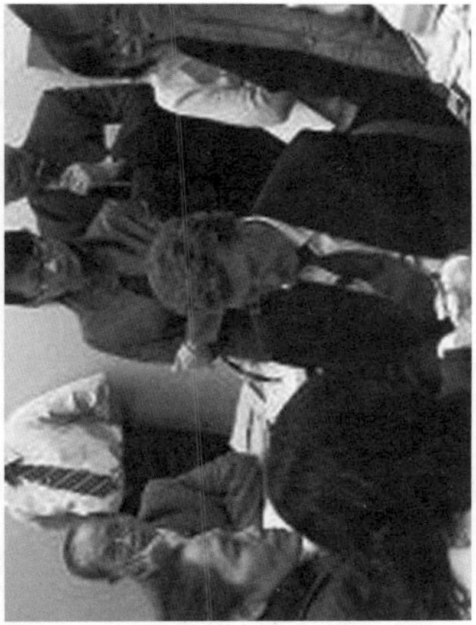

Dr. Cornelissen來台講學

2. Cancer do not start with cancer.

癌症不會來自癌症，而是必須要有致癌環境，讓正常細胞突變變成癌細胞，且繼續不斷的分裂，才能形成癌症。

3. The conventional diagnosis and therapy are restricted to the body of the cancer and not to the cancer-inducing environment.

主流癌症治療僅限於追殺身體的癌症，而不關心引起癌症的環境，包含環境毒素、重金屬、病毒、心理壓力等；除此之外，還需要注意病人是否缺乏維生素、微量元素、酵素等，這是所謂的「全人治療」。

4. Cancer-surgery or cancer-destructive measures do not change the condition of the organism,which had once permitted the cancer to develop.

主流癌症治療不改變引起癌症的生物體環境，環境不改，癌症當然持續復發。

5. More than 40% of all cancer found in women affect the reproductive organs.

四十％女性癌症是發生在女性器官，如子宮、卵巢、乳房。一九六五年之後，工業化學興起，提升了很多環境賀爾蒙，尤其是雌激素（estrogen E2）大量增加，而黃體素下降。德國每年有三萬個乳癌新病例，一萬五千人死於乳癌。總括而言，德國八分之一的婦女在一生中會得到乳癌。

6. 80% of cancer patients die of the metastasis, only 20% of primary cancer.

八十％癌症是死於轉移，只有二十％死於原發之癌症。而癌症要轉移必須有致癌環境，因此，改變致癌環境比直接殺死癌細胞更重要。

7. Micro-metastasis are generally present with the first diagnosis.

當最初醫院診斷出癌症時，癌症早已發生顯微轉移，醫院的癌症分期僅作參考。

8. Conventional medicine considers cancer is due to DNA impairment. Holistic medicine considers the complete blockage of the regulation

傳統醫學認為癌症是因為DNA突變，而全人醫學認為是體質傳導的阻塞，造成不平衡所致。

9. To do nothing is sometimes better than a momentous activism.

不做什麼反而比積極治療更好。的確很多癌症病人剛被診斷癌症時，身體狀況都不錯，一開始治療就是痛苦的開始！對癌症復發或癌末病人，主流西醫治療已經無效時，再勉強給予治療只會加速惡化而已。這些年來見過太多病人在醫師強力治療下而加速死亡，也見過不少癌末病人拒絕治療後活得更久。

醫院不會告訴你的真相

主流醫學V.S.自然醫學

所謂「醫學」，就是研究「人」的醫學。上帝造人是如此完美，儘管現代醫學進步神速，但是對人體的了解卻微乎其微。尤其是人體基因圖譜解密之後，原以為會對醫學帶來極大的革命，但是卻讓所有醫學家了解，原來我們對人體之了解是如此膚淺，三萬的基因卻有三十億鹼基的配對！醫學家們要花多少時間才能了解這三十億鹼基呢？

從英國「桃莉羊」複製成功之後，全世界科學家瘋狂在研究幹細胞，認為一旦了解幹細胞，進而培養幹細胞，控制幹細胞，而後發展出幹細胞醫學，不僅會造成醫學的大革命，更是對生命之解密！三十、五十年之後，科學家終於能解開生命之奧妙，但對「生命」的另一層次「心靈」能知多少？要造一個人已不是難事，但要造一個有思想的活生生的人，可能嗎？

過去五十年來，人類壽命已經從五十歲延長到八十歲，相信未來人類壽命再延長五十年是絕對可能的。但是人類活得久，並不表示活得愉快！在進入二十一世紀之後，人類最嚴重的兩種疾病是癌症與憂鬱症，癌症早晚會解決的，但是憂鬱症，這種屬於心靈的醫學只會更嚴重。因為所謂主流醫學是唯物醫學、只是重視微觀而無宏觀，只研究身體而難登心靈之門。

現在的主流醫學是西方醫學，真正歷史不過兩百年，內容都在研究人類的疾病，舉凡抗生素的發現、免疫學的發展、顯微手術的進步，乃至器官移植、醫學影像之日新月新，似乎令人嘆微觀止！但是人類從來戰勝不了肉眼看不到的細菌與病毒。從第一代青黴素（penicillin）使用到現在，各大藥廠已經研發至少上千種抗生素，但在醫院加護病房已經出現所有抗生素都無效的菌種，顯現「主流醫學」已經疲於奔命，捉襟見肘了！

為了人類的健康與永續生命，對抗已不是良策、治療更是為時已晚。今後應該是「共存共榮」、「尊重生命」、「預防勝於治療」。而醫學更不應該分中西、也無所謂「主流」或「另類」，只要是有實證的、有療效的，能減少病人痛苦的、能早日讓病人恢復健康的，都是好的醫學，都是正統的醫學！

各種醫學立論各異，但各有千秋，彼此之間不僅不會互相抵觸，更可截長補短，互通有無。從以下分析即可知曉：

主流西醫優點

設備突飛猛進：由於科技進步神速，帶動醫學設備也日新月新，醫療科技進步讓病人可以在較安全的環境接受檢查與治療，當然也越能做到早期診斷、早期治療。

診斷分類詳細：藉由高科技醫療儀器讓醫師能夠更深入、更提早、更廣泛了解病人病因，更正確分析所有資訊而做詳細的科學分類。西醫的診斷無人能比。

療效快速：以對抗為主的西醫，如果找到病因，對症下藥，療效非常快速。血壓高一針就解決、劇烈頭痛一顆止痛藥馬上見效！但對病因不清楚的，如糖尿病，三高，吃藥吃到死為止，而對癌症更束手無策。

急救一流：由於西醫療效神速，設備齊全，最適合急救。加上外科技術與抗生素的廣泛使用，各種創傷或感染都能迎刃而解。

主流西醫缺點

等待醫學：等復發、等惡化。所有醫師都是在診間等病人，所有人都是等症狀出現才到醫院就醫。所謂定期檢查就是在等疾病復發，西醫沒有預防醫學之觀念，醫院檢查一旦出現異常，都已經太晚了

唯物醫學：醫病不醫人，醫師沒有全人的觀念。西醫來自唯物論，講究科學實證，將人體細分到細胞、DNA、基因等等，只重視微觀而無宏觀，忘卻了身心是不可分，當然更沒有全人的觀念，因此常導致醫病不醫人，以對抗治療趕盡殺絕，一味追殺癌細胞，結

果病人身心受創而死亡。「手術成功，病人死亡」的醫療笑話時有所聞。

分割醫學：專科醫師就是沒有常識的醫師。由於醫學相當複雜，沒有人能夠全盤精通，因此西醫就發展出各次專科。而專科醫師過分專業，忽略了整體的考量，久而久之就失去了全人的觀念。

當面對一位癌症病人，專科醫師只注意到癌症在哪裡、卻完全忘記他是在面對一個有血有肉活生生的人。更遺憾的是專科醫師只重視該專科的範疇，常常固執到發生錯誤也不承認。病人在醫院被當人球，在各專科中轉來轉去是很常見的事，很多誤診誤醫就此發生。尤其是說明不詳細、檢查不周全，到處搶病人，一旦發生併發症就推得一乾二淨。

幾個月前一位腰酸背痛的病人來看診，向我抱怨說：「我去看神經外科說是坐骨神經痛，要手術，看骨科說是骨刺要打骨釘，看腎臟科說是腎臟發炎，要服用抗生素，看風濕免疫科說是自體免疫病，要服用類固醇，但是都看不好，許醫師怎麼辦？我到底是什麼病？」我一檢查告訴他說：只是簡單的肌肉拉傷而已！請大家詳細看我的另一本書：《誤診誤醫》。

破壞醫學：所有治療都是破壞人體。西醫所提供的治療無論是手術、化療或放療，都是一邊治療一邊在破壞；手術與放療造成局部的破壞，而化療則會引起全身的破壞，在這種猛烈的破壞治療中，很多病人受不了併發症或後遺症而痛苦不堪，甚至導致死亡。

對抗醫學：趕盡殺絕、兩敗俱傷。一旦發現病菌、病毒、癌細胞，立即施與抗生素、化療毒藥，只求殺光敵人，即使誤殺正常細胞也在所不惜！結果是癌細胞死了，人也差不多了！美國有一則笑話：一位醫師舉行記者會，宣稱他的化療藥可以殺死所有癌細胞，因為他的病人死亡後解剖，完全找不到癌細胞，但是記者問他說：「病人為什麼死亡？」醫師無言以對。

靜態醫學：死人醫學。所有醫院檢查無論是影像檢查或抽取血液、尿液之檢驗都只顯現出靜態的結果，或當時的數據而已。人體每秒都在進行著非常複雜的新陳代謝，變化萬千。要以一時的檢查、檢驗來解釋人體之變化實在太粗糙了。所以會發生患者到醫院接受昂貴的健檢結果一切正常，一個月後被發現是癌症末期的烏龍事件！醫學院也發生一件笑話：一位老教授拿出一個檢查影像要學生做出正確診斷與提出治療計畫，很多學生七舌八嘴說出各式各樣的診斷與治療，結果老教授說不用了，因為這是死人的影像！

現在很多年輕的醫師只注重高科技的影像檢查，連病人都沒看到就做出一連串的診斷與治療，根本是在治療影像而不是病人！難怪醫院誤診誤醫一大堆！大家到醫院看病務必自求多福，務必要把所有資料影印出來，尋求第二意見！也可以來我診所，詳細為你解釋。

反自然醫學：講究證據醫學，卻不斷的違反自然。西醫講究證據醫學，有幾分證據講幾分話，表面上似乎很有科學道理。事實上，現代西醫儘管進步神速，但對人體之了解還是非常有限。很多慢性病，如癌症、高血壓、糖尿病、退化症甚至過敏，都無法根治。使用的藥物都在破壞人體、違反自然。當主流西醫在大力攻擊另類治療時，都忘了「一味排斥」本身就是違反科學。他們都忘了先賢所言：「知之為知之，不知為不知」的真諦！

自然醫學優點

安全醫學：極少有副作用。自然療法強調的是有機生機，無毒無害，自然絕少副作用。

平衡醫學：複方而合乎自然。所有西藥都是單方，所有科學研究都是研究單一成分，但是自然界只有複方而無單方，在複方之中保持絕佳的平衡。單方的西藥嚴重的破壞自然界的複方與平衡，因此有藥就有副作用。各大醫院門診人山人海，每位病人都拿一大把藥回家，看似複方，事實上卻失去自然界的平衡，更常導致藥與藥之間產生互相干擾，而危害到病人。

溫和醫學：療效溫和而漸進。由於是複方而具有平衡，所以療效溫和而漸進。表面上效果慢，但是卻逐日好轉，漸入佳境。有些病人要求速成，便會對自然療法產生懷疑，因此另類療法主要的服務對象是以慢性病、養生為主，較不適合急診病人。

全人醫學：醫人也醫病，屬於全人醫療。自然療法尤其講究順其自然，因此非常重視病人的感受，是全人治療，既醫病也醫人，看一位病人常常要花上幾小時或幾個月。這是人性化的醫療，讓病人在無壓力之下，真正獲得健康。

整合醫學：接納所有醫療，而不盲目排斥。自然醫療不隨便排斥任何方法，只要是無害、對病人有利，皆可採納。但對江湖郎中或誇大其詞之騙術，依然會加以排斥。西醫治療期間，病人易發生副作用或併發症，自然療法卻在保護病人，降低其副作用與併發症。實際上，自然療法不僅不干擾主流西醫治療，相反的更在保護病人，讓病人在較安全的環境之下，接受完整的西醫治療。

預防醫學：防患於未來，重視平日之保健與養生，提供的方法皆在保護細胞、提高免疫力及發揮自癒力。上帝造人相當完美，自有自我療癒之能力（Self healing），只要不去破壞它，給予好的營養與遠離污染，人是可以長命百歲的。

自然醫學缺點

缺乏嚴謹的科學實證：由於科學實證都只能在單方環境下或事先假設下進行，即使自然療法有很好的研究論文，也很難被國際期刊接受。自然療法講究的是病人身上的實際療效，較少做動物實驗，而臨床上要進行有科學方法（如雙盲實驗）的研究是很困難，因此自然療法都是以事後療效來反證其效果。因此與主流西醫比較，當然較少科學根據。

缺乏系統化整理：由於自然療法五花八門，各行其道，難以比較，當然也就較難做系統化的整理，而後成一門學問。但是歷經幾十年之發展，現在自然療法也可以登上科學舞臺，因此美國國家癌症學會於二〇〇〇年成立一個自然療法專責機構（CAM center），專事研究另類療法。

療效不一，容易誇大：由於自然療法不成系統，科學實證薄弱，容易流於各說各話，因此誇大療效在所難免。

整合自然醫學的宗旨

尊重生命：人對人體只有使用權而無佔有權，人體除了有六十兆細胞外，也至少有上百兆微生物，尤其在消化道更是這些微生物聚集之所在，這些微生物有益菌，可以替人體分解有毒物質、製造營養素、排宿便等，壞菌則產生毒素，造成人體生病。無論益菌或壞菌在人體內會維持一個「恐怖平衡」，平衡一打破，疾病就會上身！

譬如醫界認為幽門桿菌是造成胃潰瘍及胃癌之主因，因而極力投以抗生素加以消滅。從自然醫學觀點來看，幽門桿菌是與人類共生幾百萬年之生命共同體，不可殺也殺不完。有些人類學家更從幽門桿菌之種類，來分析北極的愛斯基摩人與南美的土著是否同一祖先。幽門桿菌之所以入侵胃壁造成潰瘍，是因為胃的環境惡化使之無法生存，才躲進胃壁內造成疾病。事實上，幽門桿菌早在一八七五年就被人發現到，只是當時無法培養出來，以至於延後一百年由澳洲兩位科學家分離出來。幽門桿菌是人體內寄生的共生細菌，具有保護胃酸逆流的功能，當醫師大量使用抗生素殺幽門桿菌來減少胃癌之發生時，卻也增加了食道癌的病例。真正的治療應該是改善或恢復正常胃之環境，才是治本之道！

保護細胞：主流醫學在治療癌症之時，不分好細胞或壞細胞，都一律格殺勿論！而西藥都是在阻斷人體正常生化反應而達到治療效果。例如發炎是人體對抗外來病毒或抗原的正常反應，發炎患部會紅、腫、熱、痛；為減輕症狀，主流西醫會立即投與各種鎮痛解熱劑或抗生素，表面上症狀會獲得紓解，但實際上是阻斷了人體的正常反應。偶一為之尚可，常常使用只有使人體免疫力下降、使細菌或病毒抗藥性增加，終有一天，大病臨頭，卻無藥可用。

自然療法不僅絕對不傷人體，而且更要保護細胞，在發炎時，不給抗生素而是給以亞麻仁油酸或醫療級蜂膠，病人要大量喝優質抗氧化水及勤練平甩功。自然療法強調預防勝於治療，平常能保養得宜、健康有道，即使生病，亦能「大病化小病、小病化無病」。

提升免疫力：所有生物天生就有自我保護之機制，無論是來自外在或內在的「侵犯」，生物體皆有一套完整的防禦能力。只有在防禦能力降低或失靈之時，生物體才會生病。人類免疫機制是所有生物體最完善、最複雜的、最多樣化的構造，這就是人之為萬物之靈的原因。但是人不知自愛、幾千年來不斷的破壞生態、不僅污染環境，也自我污染，難怪百病叢生。自然療法在保護細胞之目的，就是在提升免疫力。

免疫機制主要在於「保護自己、消滅異己」，要達到此功能之前，就需要認識「自己」與「異己」之不同。人體所有細胞都具備有這種功能，單單細胞膜對進出的任何物質都具有管制功能，即使是水分子也一樣受到約制。免疫力有來自先天免疫如自然NK殺手細胞，有後天免疫如T細胞、B細胞等，正常狀況下，免疫機制運作順暢，不僅可以抵禦外侮，對體內一些突變的癌細胞也會啟動自動凋亡機制。因此，癌症之出現都肇因於免疫力之失靈。所以，如何提升免疫力，才是治癌防癌之首要工作。可惜「主流西醫」之治療都在破壞免疫機制！

發揮自癒力：上帝造人，不僅賜給我們強大的免疫機制，更給我們一套完善自癒能力。任何組織或細胞受傷之後，自癒機制就會啟動，首先是清除廢物、排出毒素，然後運補營養、細胞再生，組織重建，最後是功能恢復。一個傷口經醫師縫合之後，身體就開始一連串的自癒大工程，其細膩、複雜，至今科學家都無法完全了解，例如當今最熱門的幹細胞研究，就是自癒力的一環。

人體能力如此偉大，在尚未充分了解及控制人體所有機制之前，就不可為了治病而過分破壞天生的防禦及修復機制。回歸自然、遠離污染、營養補給，讓人體保持在最佳狀況，發揮免疫與自癒功能，即使是癌症末期亦有可能恢復！

我所強調的雞尾酒療法，就是要合乎自然醫學原則、整合中西醫之長處，醫人也醫病的療法，這個療法已經經過我個人及一萬二千人，十二年來的臨床試驗，是千錘百鍊的療法！

醫師就是上帝?!

1. 自恃唯一而不可被取代：能考上醫學院的幾乎都是考試戰場的常勝軍，他們的ＩＱ鐵定高人一等，而要完成醫學院七年養成教育、再考上國考取得醫師資格，真是不簡單。這還沒完，因為還要接受四到六年的住院醫師及專科醫師訓練，等到能夠獨當一面成為一個合格的「專科醫師」，都已經年近中年。養成教育如此漫長與辛苦，當然醫師早已養成「高人一等」、「自視甚高」的眼界。

當所有企業都在「以客為尊」時，醫師卻是唯一「顧客會自動上門，且低聲下氣懇求提供服務，卻可能招致白眼」的行業，這種不對等的關係造就了醫師趾高氣揚的傲氣與霸氣，醫師的ＥＱ大概是所有行業最低的。尤其醫療處置常有不可被取代性，甚至是唯一的處置，尤其是外科手術，一旦進入手術房，病家只有「無語問蒼天」，此時醫師就是上帝！更糟糕的是每一次的醫療處置，特別是外科手術，幾乎都會留下後遺症，一次手術失敗，第二個醫師想要接手都會寸步難行。

醫院的醫師就是皇帝，無人敢凌駕。處在這種優勢一久，就養成一種可怕的職業病，要嘛眼睛擺在頭頂，不可一世，自以為了不起。要嘛前呼後擁，一開口就是指責，就是命令。病人在醫師前猶如獅子前的小綿羊，有事不敢問，索取資料更要低聲下氣。

我自己身為一位資深的腦神經外科醫師，至少手術過一萬個病例以上，每每回想起來，真會冒出一身冷汗：我到底救了多少人？殺了多少人？

2. 自私自利：人不為己，天誅地滅，人都是自私的，這是天性，是與生俱來的，但是「醫師」表現的更是淋漓盡致。醫師養成長久辛苦，醫療行業充滿著危機，醫療糾紛天天上演，健保給付不漲反降，醫師所得一落千丈，醫師每一分錢都是辛苦錢，當然捨不得花。面對病人，醫師都是先行自保，「好康」留給自己，昔日的「視病如親」、「醫師的誓詞」只是掛在牆上的裝飾而已。醫學院只有「醫學」教育，而無「醫德」教育！況且教授們早已被世俗所污染，醫學生更不用期待了。病患就醫更要自求多福！

3. 醫病不醫人：前面所提到的「主流西醫」優缺點，很清楚的告訴我們醫學是「醫病不醫人」，尤其分科越來越細，隔行如隔山，醫師眼光所看到的是器官、組織、細胞，而無「人」的觀念，所謂的專科醫師就是沒有常識的一群專家。他們只看到他們想看的，於是大腸科只看大腸、心臟科只看心臟，骨科只看關節，彼此不相往來。為了彌補這個漏洞，早年醫院都會有討論會，讓所有專家齊聚一堂，集思廣益、討論病例，然後把最好的治療提供給病人，以減少併發症、誤診，甚至誤醫。但是由於時代改變、世風日下、是非不分，昔日的優良傳統早已不在。

十五年前我忿然離開台南一家醫學中心，離開前我指著院長的鼻子大聲說：「你的醫院是有效率，沒有品質！」當時我身為腦神經外科主任每週要召開各科研討會，竟然沒人要參加，因為這家醫學中心是以業績掛帥，鼓勵醫師盡量開藥、開刀，醫院裡充滿著太多不必要的住院、檢查或開刀，每三年的醫院評鑑，都像大拜拜一樣，同儕好友相見哈啦哈啦，評鑑就過關了，根本看不到真象。當年我是很傷心的離開了這家醫學中心，即使我也是業績很好的名醫，但是良心告訴我，我不能再走火入魔！

業績很好的名醫，門診病人很多，有的一次門診多到百人以上，平均一個病人看不到三分鐘，看診時，名醫緊盯著電腦寫處方，病人連看一眼都不看，甚至病人沒來也可以開處方，門診病歷幾乎都是以電腦copy而來。

名醫都是學有專精的專科醫師，病人是「全人」求診，醫師只看到一個器官！這種醫病不醫人，有效嗎？

4. 醫師不懂健康：一位醫學中心內科主任，是肝癌專家卻死在肝癌；一位婦產科名醫死在肺癌；這些年來聽到的、看到的、知道的，至少有八十幾位醫師罹患癌症，都活不過五年。

醫師與警察同一習性，警察只看壞人不看好人，醫師也是一樣，只看癌細胞，不看好細胞。警察如何分辨壞人與好人？是看其行為，偷了東西就會被當小偷抓起來，警察萬一抓錯人，必須馬上釋放並道歉。西醫要診斷癌細胞，也要做切片或手術，看到細胞核異樣，才確定是癌細胞。確定之後，西醫所提供治療不管放療、化療都是破壞，不僅要追殺癌細胞，甚至連好細胞也一起被破壞，真可說是「寧願錯殺一百，不可放走一人。」萬一有落網之魚，就立即給以化療，所謂化療就是為了少數幾個壞人抓不到，就要全國戒嚴，讓兩千三百萬人都不得自由行動，用膝蓋想也知道非常不合理。

更嚴重的是西醫沒有預防觀念，也不懂得保護正常細胞，醫學院所教的都是病理或疾病診斷，醫師根本不知道正常細胞需要什麼？如何保護？如何發揮功能？西醫所用的很少是建設性的，很多病人是越治療越壞。對各種慢性疾病，不要妄想西醫能治好你！因為他們不懂得健康！

5. 醫師最短命：醫師的傲氣表面上很風光，事實上是害了醫師，因為一旦醫師變病人，不僅面子掛不住，身段放不下，昔日不可一世的態勢，現在卻要被人擺佈，心理上當然是無法接受。加上醫師深知自己的病情，緊張恐懼更是強烈。而醫師所處的環境也非常不好，平日所看的是愁眉苦臉，聽到的是哀聲嘆氣，呼吸到是的充滿細菌病毒的空氣，接觸的是藥物消毒液，醫師平日早已惹禍上身而不自知。

十二年來聽到、看到至少有八十幾位醫師罹患癌症，更有至少十幾位醫師或家屬親自來求診，但都活不過五年。二〇〇八年十二月，一個星期中，竟然看到一位醫院院長，醫學中心神經科主任、有名的開業牙醫以及一位資深護理長同時罹患大腸癌，他們的過程請看P294〈醫師的脆弱與無知〉一章。

步入歧途的醫院

健保實施之後，台灣醫療生態有了很大的轉變，開始M型化，中小醫院經營困難，在過去二十年來已經關門近三百家。很多年輕醫師因為升遷機會日益減少，離開醫學中心自行開業，於是診所大幅度增加。加上社會風氣的改變，一些昔日的所謂小科，都變成賺錢的熱門科，如眼科、皮膚科、美容醫學、牙科植牙，反之過去熱門的科別，如外科、內科都乏人問津。

過去四十年走遍各大醫學中心、區域醫院、小診所，從住院醫師、主治醫師、科主任到副院長，從臨床到行政、從管理到經營，對台灣醫院的經營非常失望，尤其是開始學習自然療法之後，再來審視現代台灣的醫院管理，覺得醫院問題重重，甚至是走入歧途，醫院的問題如下：

1. **業績掛帥**：由於健保給付太低，為求生存，醫院都鼓勵醫師多住院、多手術、多檢查、多治療，結果造成很多不需要的住院、手術與檢查。從來求診病人當中，我發現不少大醫院處理太草率或過分治療的情形，幾乎可以說「病人越嚴重，醫院越賺錢」。有一家大醫院的心臟科名醫可以月入百萬，他是如何做到的呢？有些人出現胸悶、氣喘、呼吸急促、吞嚥困難的症狀時，常常以為是心臟不好，到醫院看心臟科，這時遇到這位名醫，馬上會建議做心導管，心導管一進一出，只要半小時就完成，且每次心導管至少向健保局申請幾萬元，醫師抽成五十%，一天做上五、六例，一個月下來百萬沒問題！

我也看過一個單純的腦瘤案例，一次就可以完成手術，最多兩星期就可以出院，向健保局申請不會多於二十萬。在這家醫學中心竟然要手術幾次，病人住院至少一個月以上，向健保局申請少則百萬以上！

記得我在做醫療副院長時，一位神經科名醫，每次門診人數多達百人以上，是醫院業績最好的，但是我查出醫院九十%的類固醇都是他使用的，幾乎每一個病人來求診都打上一針類固醇，這是非常可怕的事，我毫不客氣的開除這位大牌名醫，當時院長還很不諒解！醫院需要的是「明醫」——「明明白白的醫師」，而不是「名醫」。

2. 資料造假： 這麼多不必要的治療，如何逃過健保局嚴格的抽審呢？很簡單就是「造假」。健保局是書面審查，即使審查從嚴，追扣二十%，但是醫院早已多報五十%，依然有三十%的利潤。醫院院長每天一方面忙於應付健保局的審查，一方面又忙於醫院評鑑，最近醫院評鑑大有改進也日益嚴峻，但是醫院三年的表現，評鑑委員只花兩天就想了解，事實上是不可能，絕大部份還是書面審查，於是造假難以避免！

在中部一家醫院，我親眼看到一件令人毛骨聳然的事。在一個慢性呼吸治療中心，專門收容神智不清楚、呼吸衰竭需要呼吸器的病人，病房的主治醫師常把病人呼吸器拔掉，讓病人窒息到臉發黑再叫護士抽血，這時病人血液呈現極度缺氧及酸中毒，然後以此資料向健保局申請病人狀況不良，需繼續住院。當我質問他時，該醫師還振振有詞說他是在幫助病人及家屬，讓病人可以繼續以健保身分住院，也減少家屬之支出。我向院長反應這種不人道的事件，院長竟然叫我不要多管閒事！

五年後這位名醫罹患肝癌到大陸換肝，死在手術台上。人在做，天在看！

還有一次，我看到病房當中竟然有一位小腦出血、四肢癱瘓但神志清楚的病人，也這樣子被對待！各位想想看，當你神志清楚被掐緊脖子到窒息、再到臉黑，會是如何痛苦！這種黑心的事件竟然可以公然且常常發生而被視為正常！尤其是這位被虐待的病人竟然也是一位醫師，而且是有希望恢復健康的病人！我內心痛苦不堪，又無力對抗，只好求去！

3. 醫療品質一落千丈：健保實施之後，由於給付極低，例如開腦手術，健保給付約兩到三萬，醫院抽成一半，加上醫院東扣西扣，到醫生手上可以自己使用的不到一萬元。但是，萬一發生醫療糾紛，醫師被告都是幾千萬，而且要負絕大部份責任。在這種給付低、風險大的環境下，醫師當然要先保護自己，於是不必要的檢查與治療一大堆，搶病人、騙病人是正常，有良知醫德的醫師反而吃虧。久而久之，大家一起沉淪，醫療品質當然一落千丈，最後受害的是病人！

身為一位資深的腦神經外科醫師，屢屢看到從大醫院轉來的病人，被嚴重誤診誤醫，心中之痛無以復加！記得一天接到來自醫學中心的一通電話，讓我內心生氣又難過：「某某醫院嗎？這是某某醫學中心轉介中心，現在要轉介一位病人過去，請準備加護病房！」

事先未連絡好，口氣又如此之大，我忍住憤怒回答她：「請先傳真病人醫療資料，讓我們先了解！」

對方口氣更大：「不需要，病歷會隨病人一起送過去，現在病人已經在準備出發！」

我堅持要先看病歷摘要，才考慮是否接受。對方無奈只好傳來資料，我一看資料讓我更生氣，原來這是一個腦瘤的病人，接受幾次手術後，變成植物人，在該醫學中心已住院兩個月，醫院要趕病人出院。腦瘤手術雖不簡單，但是絕不至於把病人治療到變成植物人，這是醫學中心自己治療失敗，想推卸責任，把病人當人球送出去。

了解狀況後，我毫不客氣回電：「這是治療併發症，你們必須負起全部責任來照顧病人，對不起，我們不方便接受這個病人！」

對方一聽，愣住了。因為從來沒有地方醫院敢拒絕醫學中心轉介的病人！事後院長知道了，竟然指責我讓醫院少收一個病人，少一份收入。

這位院長有一天找我商量，希望我把所有腦部手術病人都轉進加護病房，來增加醫院收入，同時增加佔床率，因為醫院評鑑快到了。不錯，腦部手術病人大部份是住進加護病房，但是我的專長「三叉神經痛及半臉痙攣」手術，由於已經有三十年、二千例手術之經驗，手術後病人只需到普通病房住二、三天就可以出院，不需要住加護病房。其他醫學中心由於技術不佳，手術後當然要住進加護病房，我提供一流的手術與療效，減少醫療浪費，更提高醫療品質。但對醫院來說是減少收入，減少住院率。

我的說明與堅持，得罪了院長，也種下了離職的禍因。

不健全的醫療制度

健保醫療

台灣健保「俗又大碗」，實施超過二十年，民眾滿意度超過七成。有很多弱勢、老幼病人的確得到很好的醫療照顧，也安定了台灣社會。但是健保制度不健全，給付不公平，正面臨倒閉危機，每位衛福部部長幾乎都是躲在白色巨塔的醫學院教授，一上任都誓誓旦旦要改革健保，但都在挖西牆補東牆，一個立意良好的制度早已支離破碎。最嚴重的是健保制度殘害了醫學教育，讓醫德蕩然無存。

健保制度不健全：保險是平日集眾人之力，來保障生病之人，現在健保制度可以容許月入千萬的大明星只繳幾百元保費，而對繳不起保費的五口人家竟然「鐵面無私」的依法行事，嚴重警告要取消其健保資格。健保赤字年年，但是健保局員工每年福利卻高居不下！

健保過分干預醫療行為，讓醫師醫院難以適應：健保只是保險，根本無關醫療品質，但是健保局隸屬於衛福部，衛福部掌管全國醫院評鑑與專科醫師執照，常常以健保給付來要脅醫院醫師就範，於是醫院分級、給付也分級，醫院醫師的每一分錢都來自健保，只要健保一倒，全國醫院立即出現財務危機。為了生存，醫院常常拚命製造假資料以通過評鑑升級，來爭取較高給付。即使如此，根據衛福部統計，從健保實施以後，醫院已經從一九九六年七百七十三家降到二〇〇六年的五百四十七家，到二〇一二年，醫院已減少了四成之多！

以防弊心態進行抽審，導致醫師怨聲載道：有人說老美辦事是「好人中找壞人」，中國人辦事是「壞人中找好人」，健保局先認定醫院、醫師都在作假吃健保錢，因此抽審從嚴，且需擴大處罰比例。由於抽審標準不一，核刪理由太籠統，如「與病情不合」、「重複用藥」、「非必要住院」等等，讓醫師們不知所措。更可怕的是健保局安排抽審醫師由各醫院醫師輪流擔任，結果是醫院醫師勾心鬥角、互相殘殺，而健保局享盡漁翁之利。醫師看病綁手綁腳，病家也抱怨連連，醫病關係越趨緊張，長久下來，很多好醫師不是離職就是淪為壞醫師，大家一起渾水摸魚，「仁醫仁術」似乎已走入歷史了！

醫療怪象

業績醫療：沒有醫療團隊，只有努力創造業績。癌症是複雜的疾病，需要各專科的團隊醫療，可惜現在各醫院能真正落實醫療團隊者幾稀，因為健保給付太低，醫師們都在努力搶病人，亂開刀、亂治療或亂檢查已蔚為風氣。業績好的就是名醫。所謂「視病如親」只是一句口號而已！

鬥爭醫療：醫師之間、醫院之間不僅沒有善意交流，更是互相指責。醫院是人照顧人、人管人的場所，人有七情六欲、喜怒哀樂，人與人之間常有誤解與磨擦，加上醫療是一種充滿不確定性及危險的行業，醫病關係常常是緊繃的。因此導致醫師之間、醫院之間以及醫病之間無法公開、真誠的交流，結果受傷害的是病人。

排斥醫療：極力排斥非正統、另類醫學。在台灣所謂主流醫學就是西方醫學，其他都是非正統，是另類的。主流西醫專家們絕對排斥非西醫的治療，甚至視之為毒蛇猛獸！一旦病人接觸另類治療，立刻加以恐嚇威脅，甚至把病人趕出去！儘管主流西醫把持所有資源，仍然阻止不了病人尋求另類治療，原因就在於：主流西醫治不好，另類治療有療效！

醫療品質

這種正統醫院治療，你要接受嗎？以下是來自癌症病人家屬的一封信。

許醫師你好：

感恩你將自身抗癌經驗出書分享，在我無助時燃起希望，有勞你百忙中抽空看看這封信。

父親現年六十四歲。是幹粗活的勞工，菸酒齡已近五十年，因久咳不癒就醫，電腦斷層及正子攝影顯示左肺葉下有腫瘤，醫生告知病情嚴重需立即開刀。去年（二〇〇五）十月動了手術，手術進行中，醫生突然通知我們，因腫瘤包覆一條大動脈，恐引起大出血，建議切除整個左肺葉。

父親正在手術檯上，胸腔已劃開，我們也只有相信醫生的判斷了。術後兩個月轉胸腔科進行八次化療，父親只有輕微噁心感，並無其他症狀。之後每個月門診追蹤。三個月進行一次電腦斷層及骨骼掃描，醫生表示一切正常。今年（二〇〇六）四月的斷層亦無異狀，可是父親卻為骨頭疼痛所苦。醫生診斷是神經痛，開了止痛藥並交待熱敷，次月更改劑量。六月合併使用止痛貼片，情況並未改善。只見父親食慾不振、失眠、疼痛，瘦了一圈，醫師卻說一切正常，也沒必要抽血。七月又做了一次斷層並會診精神科。

一週後回診看報告時，我要求醫生安排住院檢查。醫生則告訴我掃描顯示左胸腔有許多大小不一的水泡，可能是腫瘤復發……一週前樂觀表示一切正常，現在要我們如何接受呢？

入院後，白血球指數高達三到四萬，父親因病痛不癒而情緒暴怒。期間靠施打白蛋白，液態脂肪及胺基酸維持體力。由於抗生素無法壓制發炎，於是在左乳上鎖骨下放置引流管，而後轉腫瘤科進行十六次的放療。引流管一週後拔除，放療期間傷口一直有膿血水滲出，兩次縫合仍無法癒合，近一個月後第三次縫合，情況才改善。而主治醫師出國，九月轉診另一位胸腔醫師，放療結束疼痛已控制，但每隔三到四天便發燒，為避開左胸壁腫瘤，在舊傷口旁再度放入引流管，此後無發燒，進食正常。第三週欲化療時又發燒，只得放棄計畫。

由於已住院兩個月，醫生建議回家修養，我們就帶著引流瓶出院了。出院第四天發現舊傷口微凸起，次日回院檢查。胸部檢查研判是發炎，但針筒抽不出膿水，於是劃了兩刀欲擠出膿來，結果只有血水。轉至外科懷疑是腫瘤，隨即安排再度住院。只一個禮拜，患部紅腫如一座小火山，種種過程讓父親情緒激動，我們自責不已。而醫生則告訴我，父親已是癌末……目前經過十八次放療，患部已化膿消腫，抽血檢驗白血球指數仍高達兩萬，鈣離子也高出正常值，血紅素偏低。肝腎功能正常，而我們實在矛盾是否做化療？明白茹素、練功、發大願是很重要的，然父親許多觀念根深柢固難以改變。如果他無法由自身做起，為人子女也想盡力從旁協助。

許醫師書中提到多種增強免疫力及抗癌良方，我們都想嘗試，可否給我們建議？

即使無法答覆亦非常感謝你！祝你身體健康　精神百倍

XX敬上

許醫師的回答與評論：

● 醫療方面

1. 術前檢查不周詳，外科醫師臨場決定太粗糙。
2. 術後化療毫無意義，不僅無助於病情，卻破壞病人之免疫力！
3. 回院檢查正常，並不表示癌症已根除！
4. 身體虛弱時，又加上放療。導致肺炎及傷口化膿，真是雪上加霜！

● 病人方面

1. 六十四歲，老菸槍，久咳不癒，延誤病情。
2. 治療期間，情緒暴怒，加重病情。
3. 罹病後，錯誤觀念，根深蒂固，不知悔改。

● 建議

1. 手術前檢查與評估務必確實，手術計畫務必周詳。

2. 手術中遇到困難，應選擇對病人傷害最少的處理方式，或寧願少做。

3. 病人罹病後，必須深具悔意，生死看開。

4. 術後應拒絕化療，努力做好身、心、靈之修煉！

5. 可考慮雞尾酒整合療法：心念轉變，勤練梅門氣功，大量飲用優質電解水，天天服用天仙液、ATP細胞食物及施行最新免疫細胞療法。

一位住豪宅的台商夫人，某日上午十一點半突然未預約來我求診，因已近中午，原本要拒絕她，但她表明剛從大陸趕回來，只能停留兩天，特地抽空慕名來看診。

依她的主訴：最近三年來，不斷出現頭痛、頸痛、手麻、失眠、高血壓、痛風、精神不好、食慾不振，到醫院檢查一切正常，看了很多專科門診，內科系的醫師（神經科、新陳代謝科、家醫科、心臟科）開一大堆藥，吃到胃痛；外科系醫師（神經外科、骨科）診斷為頸椎骨刺，建議開刀。

聽她生病與就醫經過，就知道為什麼主流西醫醫不好，為什麼健保面臨倒閉，為什麼醫療品質一落千丈。她先生是鞋業工廠老板，十年前因景氣不佳，整廠搬到大陸，從此惡夢開始。她自己原是幼稚園園長，平日就非常忙碌，先生去大陸之後，一方面忙於幼教工作，公婆不和，孩子正值叛逆期，一方面又擔心先生在大陸……不到兩年身體就撐不住，逐漸出現以上之症狀。開始時吃吃西藥尚可解決，但是時間一長，問題越來越嚴重。最後被迫關掉幼稚園，到大陸協助先生管理工廠，但是又必須回台灣照顧公婆及孩子，結果變成兩岸飛人，身體越加疲憊，常常半夜醒過來，要服用安眠藥才能睡好，看來她已經大病臨頭了。雖然她也花了近十萬元接受大醫院的高級健檢，結果換來是一大堆藥，並建議做頸椎手術。

與她談了一小時，告訴她：她根本沒有生病，只是生活壓力與習性造成。要她如何化解壓力，建議她慈濟上人的「四神湯」：知足、感恩、善解、包容。只要心念能轉變，一切自然會無藥病除。接著我教她平甩功來放鬆她俱疲的身心，以後有空來複診時，再詳細告訴她雞尾酒療法。

她的症狀是生活壓力造成睡眠不佳、肌肉緊張，然後頭痛、後頸僵硬、全身緊張，循環不良，高血壓當然就會出現，手腳酸麻接踵而來。為減輕症狀可以先服用西藥來幫忙，但切忌接受手術，因為她的手腳酸麻，根本不是頸椎骨刺所造成，而是循環不良。

這個病例正是天天在醫院所看到的。很多病人就這樣被醫院製造成真正的病人——長期服藥的慢性病人，如果她接受頸部手術，那就是悲慘命運真正開始！

台灣健保俗又大碗，醫療品質一落千丈，六家醫學院每年有一千三百位準醫師，但是醫美診所比理髮廳還多，加上社會風氣敗壞，是非不分，到處是燒殺搶偷，貪官污吏，國際景氣蕭條，人心惶惶，選舉一到，抹黑造謠，無所不及，簡直是癌症末期！天呀，誰能夠救台灣？

主流醫療要適可而止

主流西醫治療癌症要適可而止。如何適可而止？很多癌友看我的書之後，依然困惑，到底要不要化療？放療？或開刀？

因為個人病情不一樣，不同癌症有不同之治療。尤其是目前癌症成因不清楚，因此治療五花八門，即使是主流西醫，意見也是南轅北轍，病人夾在其中常不知所措。有人看到許醫師不開刀，所以也不開刀，結果導致病情惡化！因此很多醫師都認為我誤導病人、害人不淺，是最壞的示範。甚至連一位醫界大老，也是我的大恩人，竟然親筆來信警告我：「許醫師你自己如何選擇，我們給以尊重，但是請不要干擾我們醫院的病人，如果再度干擾，醫院將採取法律行動。」收到這封恩人的親筆信，讓我難過不已。

一則難過少數病人因為無知與害怕，看到我不開刀也決定不開刀，導致病情惡化。的確我的書會誤導一些病人，但是絕大部份病人都因為我的書得到很大的鼓勵！

二則難過是一些病人看到我的書之後，求診時問醫師說可以不手術嗎？可以練氣功嗎？可以喝電解水嗎？這些問題的確造成醫院的困擾，因為所有醫師對另類療法完全不了解，又全力加以排斥，尤其是這位醫院院長，為人一板一眼，更是視另類療法為蛇蠍！

三則從十二年前我離開醫院後，就從未再進入該醫院，更不可能去干擾醫師或病人，當病人求診提出任何問題時，醫師有責任必須給以解答或解釋，而不是一概拒答或指責，不知道就說不知道，不要為了面子而故作神聖，「不知為不知，知之為知之」，這是聖賢之明訓。

我思考了兩天，親筆給該院院長回信，做以下之陳述：

1. 我非常感謝醫院所有醫療團隊給我最好的治療，在我參加的任何活動中，對該醫院醫療團隊讚譽有加！

2. 我從未進入任何醫院，去干擾任何病人！

3. 我強力建議所有西醫要認清，所謂主流西醫是治不好癌症的，要好好研究另類補助療法，另類療法論文不少，不是沒有科學根據！無論哪個國家都告訴我們：癌症病人所花在另類療法的費用是主流西醫醫療費用的好幾倍！美國國家癌症中心早在十年前就成立另類療法研究專責機構（CAM Center）。二〇〇八年十月，台大醫院終於成立台灣地區第一個CAM中心。

4. 一味排斥是無意義的，甚至是反科學的！為了廣大可憐的癌症病人，大家要攜手合作，引進所有無害、有效的療法！

何謂適當的醫療？

我所謂的適當醫療，主要重點有下列幾點：

1. 癌症診斷需完全仰賴主流西醫，所以切片是絕對必要的，各種非侵入性的高科技檢查或檢驗，都儘量去做，尤其有健保給付。

2. 依癌症種類及病況不同，醫院會安排三大治療，如手術、放療、化療，每一種治療都是傷害，傷害要降到最低！所以我可以肯定的主張：

- **以局部病灶切除來取代破壞性的根除手術：**例如對局部胃癌做全胃切除，將導致病人營養不良！一個有癌變的大腸息肉，只有〇・四公分，卻被切下十五公分的大腸！一個不到一公分的乳房原位癌，卻被迫接受全乳房手術及腋下淋巴根除手術！這些都是過分的治療！
- **局部放療取代大範圍的放療：**例如只有不到一公分的鼻咽癌接受大範圍放療，導致耳聾、嘴破、口乾舌燥，吞嚥困難！已經手術後的乳癌，再加上放療後，造成腋下淋巴水腫，無法舉手！術後放療是沒有必要的。
- **明知無效的化療，如胰臟癌、肝癌、膽道癌，絕對不可做：**對已經末期癌症病人或高齡八、九十歲病人，給以化療是不必要的。
- **對沒有症狀或已手術切除、沒有轉移或復發的病人，給以「預防性化療」是錯誤的。**

各種癌症的治療

原發性惡性腦瘤（primary malignant brain tumor）

手術是第一選擇，而且需要大範圍根除手術，因為惡性腦瘤都是在原地方復發，極少轉移。這與內臟癌症經常在手術前早已轉移的特性不同，內臟癌症施行大範圍手術是有害而無效。

術前評估非常重要，手術技術更重要，因為只有一次機會。一次開不好，再手術的療效非常有限，後遺症也很嚴重，請慎選醫師！手術的部位如果是在顳葉或額葉，必須大範圍整葉根除手術（lobectomy）。

如果是無法完全切除者，一般醫師會安排放療。但是放療療效不佳，尤其是老年人或小孩，放療害處大於好處，我建議不要接受，要力行雞尾酒整合療法！

腦部唯一化療藥是帝蒙多（Temodal）。臨床上雖然可以讓病人多存活幾個月，但病人仍要承受化療副作用。而且老年、小孩及體力差者，都無法承受後遺症，請務必考慮！

轉移性惡性腦瘤（secondary metastatic brain tumor）

如果腫瘤夠大或可能威脅到病人生命者，應該選擇手術；如果腫瘤不大，只有一、二個，可以考慮珈瑪刀放療；如果腫瘤很多個，只好接受全腦放療。但是既然已發生腦轉移，復發機會很大，務必立即力行雞尾酒療法。如經濟能力不錯，可選擇免疫細胞療法。

有二個惡性腦瘤的病例，預後完全不同：

1. 四年前一位年輕小姐，罹患左腦惡性膠質瘤，經我手術後一切順利，手術後她加入梅門練功，也積極改變生活，兩年後復檢時，腦部掃描顯示有〇・五公分異常顯影，疑似復發。病人及其家屬一聽到復發，竟然當場全家抱頭痛哭。雖然我一再安慰說只是疑似而已，而且病灶太小可以繼續觀察，但隨後的三個月他們瘋狂似的全省求醫，最後接受全腦放療，我一再勸阻但不被接受，過了三個月再度追蹤時，病人已經陷入昏迷，最後死於中樞衰竭，顯然是放療的後遺症。

2. 一位罹患肺癌中年人，三年前來求診接受雞尾酒療法（包含細胞免疫療法），兩年後復檢發現腦部有〇・五公分異常顯影，醫師認為是肺癌轉移，他心生恐懼前來諮詢，我建議他暫不管它，繼續整合療法，病人接受。如今已追蹤四年，腦部病灶並未擴大，病人也無任何腦部症狀。

鼻咽癌（nasopharyngeal cancer, NPC）

放化療是第一選擇。傳統西醫放療都是小範圍加上大範圍放療，總共至少四十次，需長達兩個月左右，病人非常痛苦，會有口乾舌噪、口腔黏膜潰瘍、吞咽困難、聲音沙啞、無法進食等症狀。這時病人營養不良，體重急速下降，常常發生併發症，如口腔潰瘍感染等。但是因為治療效果高達七至八成，所以即使那麼痛苦，我還是建議要忍耐接受，但是要加上整合療法的補助來降低併發症。如能常常在口腔噴灑蜂膠或含天仙液等，對病人幫忙很大。

我最佳建議是：先接受正子影像掃描，如果頸部淋巴沒有感染，則只需接受小範圍病灶放療；如果淋巴腺有感染，能手術局部切除再加上小放療即可，避免大範圍放療。放療中應安排核磁共振（ＭＲＩ）掃描，如果腫瘤已經消失，則可以終止治療，不需要全程做完！至於化療一般是六次，只要腫瘤已經消失，則可以終止所有治療，但要持續雞尾酒整合療法！

舌癌（tongue cancer）

舌癌多來自口腔衛生不良、不正確咬合、檳榔族等造成，舌癌一般很容易被發現，因為病人吃飯時就會有異樣感或疼痛，有警覺的病人會立即求醫，此時腫瘤不大可立即手術切除，或天天含天仙液，幾個月也可以消除腫瘤。如果延誤了，腫瘤過大則可以先放化療，等腫瘤變小再手術，但是後遺症很多。舌癌最忌施行根除手術，造成病人言語、吞嚥失常。如果手術，一定會造成外觀或缺損，我強烈建議只做放化療。在治療中，務必努力執行雞尾酒整合療法，來降低後遺症及痛苦。

口腔癌（oral cancer）

如果是局部，可以考慮手術；如果是根除手術，要切除骨頭、牙齒、肌肉及皮膚，導致病人變臉，則要三思而後行。我個人是相當反對這種變臉根除手術，二〇〇七年，我看到兩位病人因為受不了手術後的變臉痛苦（張不開嘴巴、吃不下飯、臉部扭曲）而自殺了（請參考我的網站）！另一位病人非常可憐，手術後加上放化療，復發再放療，又復發又再放療，前後至少被放療一百次以上，最後是五官感染化膿，真是求生不得、求死不能，痛苦異常！病人可以考慮放化療加上雞尾酒整合療法，是最理想的選擇！

扁桃腺癌（tonsil cancer）

一般以手術為主，如果腫瘤過大，則先施以放化療再手術，手術後務必徹底執行雞尾酒整合療法。如果腫瘤可被切除，請勿再接受所謂預防性放化療。

走筆至此，想到一位婦產科名醫，十二年前他來參加我的癌友會，在台上講述他罹患扁桃腺癌——早在兩年前就發現口腔有異物感，因為忙於工作疏忽了，半年後摸到頸部淋巴腺腫大才緊張起來，到醫院檢查出是扁桃腺癌併發淋巴轉移，他立即接受腫瘤與頸部根除手術，術後又接受放化療，我建議他要力行我的雞尾酒療法來提升免疫力，可惜他身為名醫，朋友都是醫院大牌教授，不斷的建議他要用最好、最貴的化療藥，不出兩年就傳來他的噩耗，癌症已轉移到肺部化療無效，死在呼吸衰竭！

甲狀腺癌（thyroid cancer）

這是比較良性的癌症，常發生在年輕人身上，很多是在體檢時才被發生的，初期根本沒有症狀！診斷後醫院常要求做甲狀腺全切除，加上術後碘131治療。細查甲狀腺癌發生原因，都是病人生活在高度壓力之下。因為甲狀腺是一種壓力荷爾蒙內分泌器官，在身體面對壓力時，如逃命、工作壓力、熬夜等，會大量分泌甲狀腺素。當人長期處在高壓生活之下，等於是壓迫甲狀腺細胞，賣力製造甲狀腺素，時間一久當然突變！所以甲狀腺癌症病人必須立即減輕壓力，生活正常，病情會立刻獲得控制。

最佳治療是心念轉變，遠離污染，放下壓力，力行整合療法。病人可以先行服用天仙液幾個月，待病情穩定，如腫瘤未消失，可以做局部切除；或是先局部切除，同時力行整合療法！這是最好的選擇！局部切除併發症少，後遺症更少，根本不需要碘131治療！

幾位治療後造成嚴重副作用的實例如下：一位教會牧師矮又胖，在體檢時意外發現有甲狀腺癌，到醫院接受頭頸部根除手術及碘131放療，結果導致全身無力，醫師給以甲狀腺素，卻造成心律不整。另一位病人是警官學院的跆拳道教練，在學校體檢時發現有甲狀腺癌，也是經過大範圍頸部根除手術及術後放療，結果造成病人聲音低沉，頸部僵硬。第三個病人雖然先服用天仙液幾個月，病情穩定再接受手術，但是因為是全切除，結果導致術後全身浮腫，醫師天天開給他利尿劑及終身服用甲狀腺素，這是過猶不及！

另外一位中年婦人，在體檢時意外發現甲狀腺癌，且有頸部淋巴轉移，醫師強力建議做化療及根除手術但為其所拒，追蹤五年後，雖然淋巴腫大並未消失，但是病人生活正常，毫無惡化跡象。

一共有一百二十七位甲狀腺癌病人找我求診，九十五位是女性，占七十五％，只有七位復發轉移死亡，死亡率是所有癌症最低的，幾乎可以說不去理它都可以。雖然大部份病人都是接受醫院正規的治療，但是也有十八位病人進行雞尾酒療法而活得好好的。所以我可以大膽地建議，甲狀腺病人只要願意執行雞尾酒療法，可以不需要治療；即使要治療也只需要局部切除，術後的碘131放療根本不需要！

肺癌（lung cancer）

如果是早期發現，可以開刀者，預後不錯。但是大部份病人在被發現癌症時，都已經無法手術了，只有接受放化療。雖然目前有標靶治療，如Iressa或Tarceva，初次使用也許有效，但是不到幾個月都復發了。因此肺癌死亡率高達六至七成。但是只要病人能力行許醫師整合療法，預後相當不錯！

一共有九百三十五位肺癌來找我求診，男女各半，追蹤十年後，已有六百二十人死亡，佔六十六％，而且四百位是在兩年內死亡。死亡率這麼高，主要是肺癌被發現時，多半已經無法手術，而肺是人體最重要的器官；現在空氣污染非常嚴重，我走在馬路上一定戴口罩！

食道癌（esophageal cancer）

最好的選擇是放化療加上整合療法。除非已經阻塞，無法進食。根除手術是絕對要避免，因為手術破壞太大了——食道切除後，把胃加上小腸拉上來取代食道，手術時間至少八小時以上。如果順利的話，病人至少一個月後才能進食；如果是採兩階段手術，即切除食道後要先將下端食道拉出來種在皮膚上（類似大腸癌先做人工造口），暫時提供餵食功能，以後視情況再給與重建手術。病人將承受很嚴重的後遺症，無法正常進食，體力、體重會大幅度下降，免疫力減低導致各種感染，嚴重者危及生命。如果癌症發生在下食道及胃賁門之間，造成胃痛及無法進食，因為此部位無法放療，醫師常常施行全胃手術切除。至於化療，療效不佳！目前在大陸有醫師採用手術中冷凍療法，可以避免全胃切除，是不錯的選擇，只可惜台灣沒有人在做。

兩年前一位新加坡友人看到我的第一本書，轉介一位來自西藏的高僧來台灣求診，他罹患下食道賁門癌，造成進食困難，我看到他時已經形體消瘦，但神智清楚，我建議他接受旁道手術來改善進食，或冷凍療法。因宗教因素他不願手術，我教他平甩功，但是因為體力太差，腹部疼痛，很難堅持。不久他回西藏靜養，一年後傳來他的死訊。如果他能接受適當的手術，解除進食困難，然後維持良好營養加上雞尾酒療法，以他高超的宗教素養，今天他一定活得健康快樂！

日本一位知名的作家關根進先生，七十多歲，生活不正常，常喝酒熬夜，十年前罹患了中段食道癌，醫師建議先放化療後開刀。他經人介紹到大陸拜訪發明天仙液的王振國所長，一方面接受西醫的放化療，一方面接受天仙療法，如今健健康康活了十年以上，還特地著書介紹天仙液。

過去十二年，共有一百零七位食道癌病人來找我求診，七十五位死亡，死亡率高達七十五%，而且多在兩年內死亡。主要是死在無法進食造成惡體質與劇痛，所以病人一開始就必須立下遺囑、生死看開、力行雞尾酒療法，才有希望。

胸腺癌（thymic cancer）

這是較少見的癌症，主要治療是手術切除。手術後復發機率不少，因此須立即執行許醫師整合療法，否則等它復發就很難治療。一般化療效果不佳！

台南一位開業醫師罹患胸腺癌，手術後來電諮詢，我親自到他住家見面，詳細告訴他癌症的觀念及整合療法，他有聽沒有到，還是回到醫院接受放化療。一年後再度來電諮詢，我看到他時已經是癌末病人，骨瘦如柴，食慾不振，胸部因放療一片漆黑，他告訴我說癌症又復發了，醫師無法再治療，問我怎麼辦？我嘆一口氣，醫師表面上智商雖高，其實是很脆弱的。我再度建議他雞尾酒療法，我知道一年前他已經不接受，現在病情更壞，更不可能。半年後經過他的診所，已經關門大吉了。

肋膜癌（mesothelioma plura）

這種癌症更少見，若是局部發現可以手術，但是很難切除乾淨，因此幾乎會復發，復發後再化療，療效不佳。

目前有一種新藥PD–1抑制劑正在試用當中。PD–1是所有細胞膜上的一個蛋白質，主要是避免遭受免疫細胞誤殺，但是癌細胞的PD–1被活化被激活，所以可以跳脫免疫細胞之攻擊而遊走全身；科學家因此合成了PD–1抑制劑（Keytruda），來降低癌細胞的PD–1之功能，而增加被免疫細胞的攻擊。這種抑制劑對皮膚黑色素瘤有明顯療效，有人拿來試用在其他癌症，如非小細胞肺癌及肋膜癌，成效如何尚待評估，此時如果罹患這種少見癌症的病人，務必立即執行許醫師整合療法。

胃癌（gastric cancer）

胃癌以手術為主，但是在日本發展出對早期胃癌可以內視鏡手術切除，目前在國內不普遍，一方面技術上未成熟，二方面胃癌很少早期被發現。我相當反對目前西醫所堅持的全胃切除合併淋巴根除手術，即使做如此大的根除手術，存活率還是很低，二〇〇七年美國統計胃癌死亡率高達五十二％。胃全切出後產生很多後遺症：如消化不良、貧血、免疫力下降等等。幾乎所有病人不僅瘦巴巴的，營養不良，體力也差。我認為最好的治療是局部切除加上力行許醫師整合療法！

一位保險業退休的中年人神色緊張來看診，主訴過去一年來一直有胃痛情形，在幾家診所及小醫院求診，都被診斷為胃炎、胃酸過多，吃了一年的胃藥，病情忽好忽壞。他到醫學中心求診，醫師安排內視鏡檢查，發現有一個三公分的潰瘍，切片檢查發現是胃癌

（poor differentiated adenocacinoma），醫師建議全胃根除手術。二〇〇七年六月經我轉介到醫院接受局部手術，病人住院一週順利出院。出院後一直很認真執行我的整合療法，如今過了六年多，病人過著健康快樂的生活，常常出國旅遊。

另外，西醫常認為幽門桿菌不僅會引起胃潰瘍，更極可能是胃癌之元兇。雖然發現幽門桿菌的兩位澳洲醫師得到諾貝爾醫學獎，但是根據一些研究，幽門桿菌早就與人體共生幾百萬年，一些人類學家更從幽門桿菌的種類來尋找人種之關係。只要胃內環境正常，幽門桿菌是不會侵入人體的。因此生病原因在於胃的環境被破壞，而不是幽門桿菌！

胰臟癌（pancreatic cancer）

這是非常惡性的癌症。一般以手術為主。有黃膽出現必須先做膽汁引流或放支架。如果在胰臟尾可以手術，則預後不錯。如果在胰臟頭手術相當困難，死亡率高達三至四成。但是，大部份病例在發現時已經無法手術了，此時醫院會安排化療，醫師都知道化療完全無效，只是做給家屬看的。此時唯有寫好遺囑，力行許醫師整合療法！

世界有名的三大男高音帕華洛帝就是死於胰臟癌，美國統計一年內死亡率高達九十％。十二年來，共有兩百三十四位胰臟癌病例來找我求診，追蹤十年，一百九十七人死亡，死亡率高達八十％以上，而且病人多在一年內死亡。胰臟是酵素器官，胰臟癌細胞具有豐富的酵素，很容易溶解周邊組織而發生轉移，並組織破壞。胰臟手術也因此而非常困難，常有組織被溶解後，造成敗血症、腸穿孔、急性癌炎等。如果胰臟頭癌症還小，建議僅做局部切除或冷凍療法，切忌做根除手術（Whipple operation）。

一位汽車修理廠的老板，平常在廠區忙來忙去，整天生活在廢氣之中，壓力很大，菸酒不離身，很少運動，喝RO逆滲透水，常常失眠，因為有B肝會定期檢查。二〇〇八年七月發現有肝腫瘤，立即住院檢查，結果胰臟頭有兩公分腫瘤，醫師認為是惡性，建議手術。同年九月來求診，我建議他手術盡量做小，最好做局部腫瘤切除，千萬不要做根除手術。

二〇〇九年一月底，我電話追問病情，她太太說已手術，一切順利，現在在休息中。我原先要恭喜他，哪知他太太也很高興說醫師說是良性的。我一聽是良性腫瘤，直呼病人真倒楣！良性腫瘤竟然接受根除手術！我問她病人現在幾公斤，她說瘦了十幾公斤（從六十五公斤降到五十公斤）。我告訴她以後胖不起來了。因為他得不到好營養了！

這種根除手術死亡率高達二十五～三十五％，其步驟是先做五大「切除」：(1)切除胃的一半（gastrectomy）。(2)切除十二指腸（duodenectomy）。(3)切除胰臟頭（pancreatectomy）。(4)膽囊切除（cholecystectomy）。(5)膽道切除（choledodectomy）。

再做四大重建吻合術：(1)胃—空小腸吻合（gastrojejunostomy）。(2)膽道重建—空小腸吻合（choledochojujenostomy）。(3)胰管重建—空小腸吻合（pancreticojujenostomy）。(4)空腸吻合（jujeno-jujenostomy）。

正常情況是食物在胃被消化與殺菌後，經幽門管制由酸性環境進入鹼性的十二指腸。此時胰島素經胰管進入十二指腸，膽汁經膽囊、膽道進入十二指腸，食物與膽汁胰臟酵素密合，使食物被完全消化，然後進入空小腸被吸收。

手術後食物完全被改道，食物未經完全殺菌及消化，就經胃結腸吻合處進入空小腸，膽汁及胰臟酵素雖可流入空小腸吻合處，但食物很難與這些消化酵素密合，以致無法充分消化。而胃及小腸酸鹼環境完全被破壞，導致長期甚至終身消化不良，抵抗力降低容易生病，體力大減，體重驟降，壽命當然縮短！

國際間已經流行一種冷凍療法（cryoablation），以特製探針在立體定位儀的協助下，深入腹腔直接刺入胰臟癌，加以冷凍到零下一百六十度來殺死癌細胞。在大陸廣州，徐克成教授團隊有上百例的經驗，其技術已經獲得國際的肯定。美國已經發展出經內視鏡做胰臟癌局部手術，希望台灣醫師能早日引進，越少破壞，越有機會積極執行我的整合療法，預後當然越好！

肝癌（hepatoma）

台灣地區有幾百萬人有B、C肝炎，其中約有二十％會變成肝硬化及肝癌。因此醫院一直呼籲這些肝炎帶原者必須定期檢查（腹部超音波等），希望早期診斷、早期治療。因為肝炎或肝癌無藥可醫。如果肝癌尚小，以手術為主，如果已經無法手術，則給以栓塞（TAE）。

栓塞是目前對肝癌最常用的方法。栓塞後雖可減小腫瘤，但不出幾個月腫瘤又會長大，常常在栓塞幾次之後就無法再做了。另外尚有放療（最先進的質子放療）、熱療，或最新的冷凍療法，但都只能再延長生命幾個月而已。

至於換肝，成功率也不大。十二年來我看過二十五個換肝病人，目前已經有十四人因復發死亡，平均只活三年。因為病人要天天服用抗排斥藥物，加上醫師給以預防性化療。導致病人免疫力完全崩潰，結果病人死得更快！

除冷凍療法外，也可考慮體內釔90放療（SIRT-spheres），yttrium-90微球體是B射線，高爆彈頭具有高達12000cGy（比一般放射治療6000～7000cGy快又高一倍），藥效長達兩星期，適用於多顆肝癌，或對無法完全切除與復發之惡性腦瘤，這種昂貴治療也只能延長生命而已。

我強烈建議肝癌病人必須立即立行我的雞尾酒療法，每三個月到醫院定期檢查，一發現復發立即接受栓塞（TAE）或震波熱療（RF），施明德主席就是長期密集檢查，幾次復發立即治療；蘇起教授在夫人照顧下，有名的塔羅牌教授蘇仁宗也罹患肝癌，都活過十年。

膽道癌（cholangiocarcinoma）

這是少見的癌症，約為肝癌發生率的四分之一。如果能夠手術則要謝天謝地！一般是無法手術，而且放化療或熱療療效有限。如果經費夠，可以考慮昂貴而最新的yttrium-90，腫瘤內晶片放療及冷凍療法，這些是有些療效。

我建議病人要生死置之度外，天天力行整合療法，反而有機會活更久！寫到這裡不由得想起我的四姊。在我生病之後一年，二〇〇四年她罹患膽道癌，當時我去看她，她正考慮是否要化療，我極力勸阻，後來她選擇兩方面都接受，既化療又練功及服用營養產品，半年後我再去看她時，已經完全走樣，從一個豐滿的女人變成瘦嶙峋，像僵屍一樣。更嚴重的是癌症不僅沒有縮小，更轉移到肺部，以後的幾個月開始進進出出醫院，不到一年就往生了。姊姊的過程我清清楚楚，讓我痛恨化療，更讓我要大聲疾呼：「化療殺人！」

壺腹癌（ampulla vater cancer）

這也是少見的癌症，發現時多半無法手術，放化療也無效！病人務必力行整合療法！如果運氣好腫瘤尚小時，可以手術。但是醫師多半會施以所謂根除手術（Whipple operation），這種手術危險性很高，死亡率高，我要呼籲醫師只做腫瘤切除即可，切忌做根除手術！只能考慮前面所提的冷凍療法，或局部腫瘤切除。

曾經有一位高科技新貴的太太來找我，請我鑑定她先生的病歷。約半年前她先生做體檢時被發現壺腹癌，台大醫師恭喜她，腫瘤還小可以手術！他們很慶幸也很期待，早期診斷早期治療，可以痊癒！哪知手術後就出不了院，直到死亡為止，因為在手術後三星期左右，發生腸接合處破裂（leakage）引發敗血症，最後多重器官衰竭死亡！她根本無法接受這個事實！她先生一向身體健康，從不生病，這次意外發現癌症。手術前醫師的解釋讓他們滿懷樂觀的期待，哪知會導致死亡！僅僅一個月前，她先先是健康地走進台大，一個月後卻是棺材出來！她不得不向法院提告！我看了她的病歷，只能歎口氣！這是標準的「手術成功，病人死亡」的一例！

淋巴癌（lymphoma）

淋巴癌細分很多種，但大體分成兩大類：惡性淋巴癌，預後較差；荷德金淋巴癌（Hogkin lymphoma），預後較佳。如果腫瘤夠大或造成腸阻塞，則須手術切除；如果只是局部發生，放療即可；如果深部或全身轉移，只好化療，化療效果不錯。這是我唯一認為可以化療的癌症，當然有整合療法配合更好。而如果只發生在腦部，放療即可，效果很好。

一位知名立法委員二〇〇七年底來求診，他是因為一個月前自摸到大腿股溝上一個腫瘤，切片證實是濾泡型淋巴癌（follicular lymphoma），正子掃描沒有轉移。由於他交遊廣闊，來求診前已經看遍很多醫師，因為醫師意見紛歧，讓他不知所措，希望我提供另類醫療，我告知化療可有可無，端視他能否心念轉變與生活改善。他為人海派，黑白兩道，賺過幾十億，也曾經負債累累，從事政治的下場似乎都是如此。還好他選擇不化療，採用我的整合療法，當然要他放下屠刀、立地成佛，很難，不過至少在努力之中。至今八年，曾復發接受幾次化療，幾次差點因併發症而死亡，還好他目前還活著。

我大學同學當過醫院院長，也罹患B細胞淋巴癌，當時只發生在頭頸部，只需局部放療即可，但是他卻接受積極之化療，幾次嚴重感染差點沒命，所幸他是虔誠的基督徒，把生命交給上帝，如今也活下來。

共有兩百八十一位淋巴癌病人來求診過，追蹤十年，有一百五十九人死亡，死亡率高達五十六％，雖然化療有部分療效，但是復發率及抗藥性都高，病人務必一開始就要力行我的雞尾酒療法！

大腸癌（colon cancer）

如果發生腸阻塞，只好手術；如果腫瘤距離肛門口超過八公分以上，不須做腸造口，則可以考慮手術。手術前最好接受共振掃描儀，以了解大腸功能及附近淋巴腺感染情形，然後做局部切除。但是主流西醫手術至少要切下十五至二十公分以上，整個大腸功能喪失一半以上，越靠近肛門副作用越大。

有一位大腸息肉有癌變的病人，由於病理切片發現癌細胞已侵犯到息肉根部，醫師強烈建議接受大腸切除術，病人心急立刻同意手術。手術中醫師切除十五公分大腸，手術後病人一天排便至少十幾次，而且每次都引起肛門劇痛，且還會出血，回診時醫師開了一大堆止瀉、軟便、止痛劑，告訴他因為縫合傷口尚未癒合，幾個月就會改善。半年過後情況毫無改善，病人卻因為生活、飲食、睡眠、行動大受影響，來自然診所求診時，一臉憔悴、黑眼圈、走路八字腳（肛門劇痛）、情緒低落，加上服用太多止痛西藥造成胃痛，食慾不振。經我開導以及力行整合療法，半年後才慢慢好轉。有幾位大腸癌病人手術前就接受我的安排且充分配合，住院手術一星期就開始進食，不到十天出院，以後力行整合療法，不再接受化療，如今各個生活正常、精神飽滿。

主流西醫大手術後，如果發現淋巴感染，都會給以化療。我相當反對，因為一來效果不佳，二來讓病人陷入一個極端痛苦之中，如果醫院能公開每一個病例，我絕對相信很多病人不是死於癌症，而是死於併發症！

直腸癌（Rectal cancer）

除非腸阻塞需要手術外，第一選擇是放化療，病人在一發現時，就必須力行整合療法，如此放化療副作用降低，效果也會很好。如果腫瘤經過化療之後已經消失，則可以大膽拒絕進一步之治療，無論是手術或化療！就像我本人一樣！如果癌症只剩一點點，可以經肛門做局部切除，切忌被醫師恐嚇的做人工肛門！

一位中年婦女罹患直腸癌，接受放化療之後，腫瘤消失。但是被威脅必須手術，她詢問醫師說：「手術有必要嗎？有無副作用？」醫師說：「不手術，一旦復發就沒救了，手術只須做個人工肛門而已。」醫師說得如此輕鬆，又怕復發沒救，病人立刻同意手術。手術後不順利，人工造口常常紅腫疼痛，她又先後住院多次，被折磨了近半年，已經是皮包骨了。更過分的是手術後病理報告顯示癌症只剩下〇．四公分，為這個極微小的癌症，竟需要犧牲肛門，做人工造口！這樣子的主流西醫，各位病人你可以接受嗎？請務必相信許醫師的安排與建議！

十二年來至少有四十位病人在接受放化療後腫瘤消失，拒絕進一步的手術或化療，如今追蹤五年多，只有兩人復發回醫院接受化療。其餘生活都很健康快樂。

肛門癌（anal epidermoid cancer）

這種癌症不多見，只要放化療及天仙療法即可，千萬不要手術做造口！

腎臟癌（renal cancer）

主要症狀為血尿，一旦發現可以選擇腎臟切除，但是復發率高，一旦復發，即使標靶化療如舒癌特（sutent），效果也不理想。美國一年有五萬例的腎臟癌，死亡率約四分之一。十二年來有一百四十四位腎臟癌病人來求診，追蹤十年有四十八人死亡，占三分之一。病人要勇敢接受手術，然後力行我的雞尾酒療法，是最佳選擇。

膀胱癌（bladder cancer）

早期癌症可以用膀胱鏡刮除，但復發率高。復發後化療效果不好，如果腫瘤夠大，可能需要膀胱部份切除，但是如果醫師要求膀胱全切除且要做人工尿造口，則需要三思而後行！我診所十二年來有一百一十二位膀胱癌病人來求診，追蹤十年，有四十三人死亡，死亡率達三十八％。只要病人不逃避，積極治療及力行雞尾酒療法，治癒是不成問題。

攝護腺癌（porstate cancer）

這是較良性的癌症，尤其是七十歲以上之病人幾乎可以不須治療。如果是早期可以用內視鏡刮除，如果腫瘤較大，則可以做攝護腺切除，但是必須承受性無能之後遺症！如不手術，可以選擇賀爾蒙治療及雞尾酒整合療法；如轉移骨頭，需要局部放療，再化療也是有限！務必力行整合療法！

有一次在一個新產品發表會上，看到一位攝護腺癌症併發骨轉移的病人現身說法，這位病人一表人才，是高等教育出身，當場他說得鏗鏘有力，精神十足。沒想到三個月後卻傳來他的死訊，原來是他回醫院追蹤檢查，醫師發現PSA癌指數又升高，影像檢查骨轉移嚴重，建議他立即接受攝護腺及睪丸切除根除手術，加上術後化療。他被恐嚇到不得不住院接受西醫住療，手術後加化療不到一個月，就併發敗血症而死亡。這些年來親眼看到的這類不幸病人實在太多了。

乳癌（breast cancer）

乳癌是增加最多的女性癌症。我主張病灶切除即可，放化療都不需要。除非腋下淋巴已經摸到，則只好切除淋巴腺。手術前，醫師是無法知道淋巴腺是否已被侵犯，所以大多數醫師都做乳房全切除，這是錯誤的。在歐美國家早已主張做部份切除加上重建手術，因為兩者預後完全一樣。如果已經發現腋下淋巴感染，腫瘤已經超過三公分，可以先考慮化療。有位病人化療只做三次，腫瘤就完全消失，此時就可拒絕進一步治療。如果腫瘤未消失，則只好接受手術。

有一位乳癌患者手術後，醫師很驕傲的恭喜她是早期的癌症，因為切下來的三十個淋巴腺都沒有感染，但為防復發，建議用自費化療。我深深不以為然，我告訴病人三十個正常淋巴腺被切除，就好像三十個派出所被摧毀一樣，壞人更容易作案，癌細胞更容易轉移！

子宮頸癌（cervical cancer）

由於政府大力推行子宮頸抹片，可以落實早期診斷、早期治療，所以子宮頸癌的治癒率提高不少。有不少婦女的抹片只出現非典型細胞（atypical cell），病理科醫師會根據細胞學作出CIN，I、II、III或原位癌（CIS），這些都是早期變化，可以接受局部治療（局部切除或燒灼等）。如果已經有侵潤到深部組織，則必須接受子宮切除或放療即可，切忌做骨盆腔根除手術，這是將子宮，卵巢，輸卵管，淋巴全部根除，這種手術常導致術後病人解尿困難，如果感染則有生命危險。

在發現癌症時，除了接受醫院治療外，務必力行整合療法以防止復發！一旦復發就面臨痛苦了！最近政府推行子宮癌疫苗注射，但效果有限。預防子宮頸癌最主要的做好陰道衛生，加上身心靈的修練！

子宮內膜癌（endometrial cancer）

無論是腹腔腫脹、疼痛，觸摸到腹腔腫瘤或陰道出血，一旦病理切片確定診斷，則必須接受子宮切除。卵巢是否切除？我個人是反對，但是所有主流西醫一定是主張一併切除，因為沒有子宮，卵巢也無用了！但是誰知道卵巢沒有其他用途？手術後務必力行整合療法，以防復發！至於化療則完全沒有必要！

如果手術中已發現淋巴轉移或周邊組織擴散，應立即力行雞尾酒療法，同時定期追蹤，腫瘤復發時可考慮二度手術。

十二年來，我看過九十八位子宮內膜癌病人，三十三位死亡，死亡率達三十三%，只要早發現，馬上接受子宮切除，幾乎可以完全治癒。只是目前正統西醫都要求做根除手術（切除子宮、卵巢、淋巴腺），常常造成後遺症，這是我最反對的。我只建議切除子宮即可，可惜到哪裡找到能與我合作的醫師呢？

卵巢癌（ovarian cancer）

一般被發現時腫瘤都很大了，所以手術切除是第一選擇，手術後的化療是不需要的。但是病人必須徹底執行我的整合療法，否則復發率很高！萬一復發，除非腫瘤夠大或壓迫重要器官，導致身體功能受影響，只好再行手術，否則化療是無意義的。相反的，整合療法可以發揮最大功效！

共有一百八十七位卵巢癌病人來找我求診過，九十四位死亡，死亡率五十%。卵巢癌是大好大壞，尚未轉移前提早發現、馬上開刀，結果是不錯的；如果復發或擴散，那就大問題，因為放化療都沒效！

血癌（leukemia ALL,CLL,AML,CML）

血癌一般發生在兒童或年輕人，尤其是急性血癌。血癌唯一治療是化療，最近化療進步不少，療效有顯著之改善。化療壓不住，則必須做骨髓移植，其成功率不高，但卻是沒有辦法的辦法！病人如力行整合療法，將可以大大改善治療的副作用，並增加治癒率！

骨癌（bone cancer）

這是好發在年輕人的癌症。手術是唯一治療，但必須加上重建手術，手術前務必接受正子影像檢查，確定沒有轉移，非不得已切忌截肢！力行整合療法絕對幫助很大！

睪丸癌（testicular cancer）

很少見，年輕人多，發現時必須接受腫瘤切除手術，所幸一般都是一邊，另一邊可以保留。如果復發，如鼠蹊部、淋巴，或遠處感染、HCG指數高，則只好考慮化療。病人在一開始，就要立即執行我的整合療法。我診治過十四位睪丸癌病人，術後都恢復得很健康。

皮膚癌（skin cancer）

皮膚癌多見於白種人，如果是基體細胞癌（basal cell Carcinoma），只要做局部切除，一般預後良好。但如果是黑色素癌，則必須立即做大範圍切除，一旦復發或轉移就嚴重了，死亡率很多。最近有新療法，一是PD–1抑制劑或免疫細胞療法，有不錯的療效。身上有任何異樣的痣，如長毛、凸起、變大，腳底、手掌或腋下等，都應該密切觀察，必要時必須立即切除。

肉瘤（Sarcoma）

癌症分兩大類：一是腺癌，一是肉瘤，是肌肉、筋腱、血管、軟骨等軟組織長出來的癌症，預後非常不好。肉瘤除了必須立即做根除手術外，別無他法，放化療沒有用。因此病人必須立即徹底執行整合療法，否則復發就無救了。

我遇過一位記者罹患較慢性的軟骨肉瘤，接受過二十~三十次手術，但也活不過五年。我曾經勸他力行整合療法，但是他完全相信西醫，最後死於手術併發症！五年前當我第一次參加梅門在台中的公益活動時，我看到高雄一位牙科醫師罹患大腿的肉瘤（Leimyosarcoma），原本醫院建議截肢，但是他只接受局部切除加上放療，同時很努力的練梅門氣功而活下來！

我看過一位老教授，令我印象深刻。幾個月前，他在頭皮上發現一個小腫瘤，紅紅的、容易出血，自己敷藥不理會；不到半年，腫瘤迅速大到一個雞蛋大，他到醫院接受切片，證實是少見的血管肉瘤（angiosarcoma），他拒絕醫師所建議的立即手術及放療，自己尋求另類治療。等他來求診時，腫瘤已經擴散到整個頭皮，腫大到連眼皮都不開，他還說敷了一種草藥比較好了，當然不到兩個月就往生了，雖貴為教授，依然在逃避！

化療的功與過

所有化療藥物都是毒藥，傳統化療是利用細胞分裂最脆弱的時候，進入細胞內破壞DNA而讓細胞死亡。雖然大部份體細胞都不分裂，但是白血球、紅血球、表皮細胞、內皮細胞，都在分裂，在化療期間也被破壞，因此病人會出現落髮、皮膚翻黑、脫皮（表皮細胞），食慾不振、噁心、嘴破、消化潰瘍、出血、營養不良、腸漏症（內皮細胞），心悸、貧血、眩暈，嚴重時需要輸血（紅血球），發炎、感染、敗血症、白血球下降（白血球）。

第一次化療多半有效，但是病人也承受了嚴重的副作用，很多病人因為化療副作用、發生併發症而惡化病情，甚至死亡！癌症復發後再化療，療效很差，醫師會不斷的換藥，病人就一邊承受副作用，一邊看著癌症忽好忽壞，最後是病情惡化，身心受創而死亡！

儘管大藥廠不斷的發明新藥、尤其是標靶化療，事實上療效非常有限。甚至有些標靶化療，歐美已經不用了，台灣醫師還在大量使用，其原因之一就是來自藥商的利益！

標靶化療有效嗎？以下是來自原廠對新藥的說明：

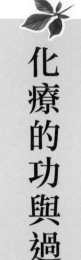

最新抑制新血管抗癌新藥：Avastin

以下是節錄 Genetech 公司網站原始的說明：

「The original Avastin FDA approval was based on data from a large, placebo controlled, randomized study demonstrating prolongation in the median survival of patients treated with Avastin plus the IFL （5-FU/Leucovorin/CPT-11） chemotherapy regimen by approximately five months, compared to patients treated with the IFL chemotherapy regimen alone （20.3 months versus 15.6 months）. This is one of the largest improvements in survival ever reported in a randomized, Phase III study of patients with metastatic colorectal cancer.」

化療加上 avastin 可以讓病人延長五個月壽命！人生最後五個月是去環遊世界？還是在加護病房或安寧病房？花了幾個月忍受化療的痛苦甚至自費幾十萬，結果多活痛苦的五個月，有意義嗎？

抗癌新藥：Tarceva

來自一篇醫學中心腫瘤科的資料，肺癌病患中，有八十五％為非小細胞肺癌（NSCLC），小細胞肺癌（SCLC）僅占十五％。早期非小細胞肺癌的治療以手術切除為主，於手術後須視病況接受輔助性化學治療，以增加治癒率。肝臟、骨骼以及腦部是非小細胞肺癌最容易產生遠端轉移的部位，非小細胞肺癌一旦發生遠端轉移則預後不佳，即使接受包括含有 Cisplatin，並合併 Gemcitabine、Vinorelbine 或紫杉醇（Taxane）類藥物的複合式化學治療，絕大多數的病患仍會在兩年內死亡，五年存活率不到十%。

繼阿斯特捷利康公司（AstraZeneca）所上市的上皮生長因數接受器（epidermal growth factor receptor，EGFR）之酪胺酸激酶結構（tyrosine kinase domain）阻斷劑「艾瑞莎」（Iressa）之後，最近於轉移性非小細胞肺癌的治療又多了一項新武器——erlotinib（OSI-774，商標名 Tarceva）。Tarceva 為羅氏藥廠所生產，它也是一種EGFR酪胺酸激酶結構磷酸化的阻斷劑。研究顯示，四十～八十五%的非小細胞肺癌患者之EGFR呈陽性。EGFR本身係位於上皮細胞細胞膜表面的一種蛋白質，屬於接受器酪胺酸激酶（receptor tyrosine kinase）家族的一員，可以將細胞外導致癌細胞生長、繁殖、以及抗凋亡的訊號傳遞到細胞內。Tarceva 與 Iressa 均是一種極性甚低的小分子化合物，可以自由穿越細胞膜，並阻斷細胞膜內側EGFR酪胺酸激酶結構之磷酸化，進而抑制非小細胞肺癌細胞的生長。

二〇〇四年六月，第四十屆美國臨床腫瘤學會（ASCO）年會上，三家製藥公司報告了一個 Tarceva 與安慰劑相比的「BR.21試驗」，這是一個多中心，開放標籤、第III期臨床試驗。該試驗共收錄七百三十一例非小細胞肺癌患者，口服 Tarceva，每日一次，觀察其生存和反應率。收錄之患者必須為已接受化療後失敗的晚期非小細胞肺癌患者，Tarceva 是作為第二線或第三線藥物來使用的。結果顯示，接受 Tarceva 較安慰劑明顯提高了生存期，中位生存期分別為六．七個月VS.四．七個月（只讓病人多活二個月？），比安慰劑組提高了約四十二%。比較一年後仍存活的病人數，安慰劑組只有二十二%，而Tarceva組有三十一%，改善程度達到四十一%（換句話說，就是一百個病人治療一年後，多活九個人（31－22＝9），（31－22）／22＝0.41＝41% 這不是數字遊戲嗎？）。

Iressa於二〇〇二年七月被核准作為非小細胞肺癌的第三線治療藥，其核准是基於病人對藥物的反應率，而不是存活期，因為Iressa在作為第一線藥物和標準化學治療合併使用時，並不能改善病人的存活期。同樣地，Tarceva在作為第一線與標準化學治療合併使用時，也未顯示出存活之優勢來。

現在這些標靶藥已經變成第一線藥物，大約只有十分之一的病人的確有明顯療效，但是一年半載，抗藥性出現再恢復古老的化療，最後不出五年都死亡！

肝癌新藥Nexavar

二〇〇七年六月一項新聞報導，加州Onyx生計公司與德國拜耳藥廠聯手研發出一種新藥Nexavar，可望成為有史以來第一種能有效治療肝癌的新藥。在一項臨床實驗中，Nexavar延長病人的壽命幾達三個月。專家指出，雖稱不上有效治療，仍是一大突破！參與這項實驗的洛維特表示：「醫學界一向對肝癌束手無策，現在我們已有可以有效延長病人壽命的藥物。」洛維特又說：「過去三十年醫學界肝癌實驗無效的紀錄多達百餘次！」

Nexavar又稱Sorafenib，原是也獲得核准的腎癌治療用藥，因此醫師可以直接以「標示外使用」方式開處方給肝癌患者。臨床實驗中，服用新藥的肝癌病人平均存活十．七個月，使用安慰劑的病人平均存活七．九個月。主要的副作用包含腹瀉及手足會有疼痛症狀。

對學術界而言，病人平均壽命延長二．八個月，高達四十四％，已是一大突破！保險公司則認為延長幾個月的壽命極可能必須增加成本！

Nexavar的成本高昂，一個月費用高達四千五百美元，相當於十五萬元新台幣（目前健保有給付）！只多活痛苦的三個月，你願意嗎？

Chapter 2

戰勝癌症的雞尾酒整合療法

去蕪存菁的雞尾酒療法

科學家告訴我們癌症是基因突變所造成，但基因為什麼突變卻沒人知道。因此目前主流西醫治療只停留在追殺癌細胞，所用的治療三寶——手術、放療、化療，都極具破壞性，很多癌症病人是死在治療的併發症或後遺症，而非癌症本身。

只靠西醫治療能得到短暫的療效，西醫醫不好，那中醫醫得好嗎？如果中醫仍停留在「去邪扶正」、「陰陽五行」或「去毒」的程度，沒有跟得上現代科學，則依然只能做一些身體調理而已。

基因是生命延續之所在，具有承先啟後的功能，突變之後造成另一種生命，這個生命是藏在原來的生命，兩種生命共用一個身體，需要相同的營養，摧毀一個生命等於也摧毀另一個生命。

既然是同一來源之生命，就無法摧毀。唯有與它和平共存。從自然醫學觀點來說，癌症是「身、心、靈」的慢性不平衡，因此我主張：「以無害有效的方法，來保護細胞，提高免疫力，讓身體發揮自癒力，讓身心靈得到平衡，才能與癌共存。」

我常常告訴病人：「台灣社會己經得到癌症末期，強盜徒匪、貪官汙吏一大堆，壞人滿街跑，如何去改善它？請警察去抓？今天抓一個，明天多一雙，永遠抓不完。壞人為什麼抓不完？因為環境惡化、善惡不分。要想改善治安，唯一有效辦法就是從教育、文化、經濟、政治全方位改善起！」

「要知道，社會要好起來，不是壞人減少而是好人增加！」

「得到癌症了，治療重點不在醫院的手術、放療、化療，而在努力做好『身心靈』之修練，把身體弄乾淨，要全方位的去做，要持續永遠的去落實！」

我所提到的雞尾酒整合療法，就是要整合各個領域的療法，截長補短，去蕪存精，發展出一個最有效的療法。在最初幾年我只約略的提出來，當時經驗不夠、個案不多、實證不足，但是方向是正確的。如今已過了十二年，累積一萬二千例成功與失敗的例子，再一次證實了「雞尾酒療法」的正確性、可行性、可靠性。

我的「雞尾酒整合療法」包括了以下十個重點：

1. **心念轉變，以平常心看癌症**
2. **適當的西醫治療**
3. **改變飲食、遠離污染**
4. **勤練梅門氣功**
5. **服用有科學實證的中草藥**
6. **抗氧化電解水療法**

7. **免疫細胞療法**
8. **個人化營養療法**
9. **建立個人健康計畫**
10. **心靈療癒：發大願**

以下幾章，我會提出更詳細的解說，提出科學證據與臨床實例。

飲食療法，遠離污染

很多人原本大魚大肉、常常應酬、或天天享受美食，生病之後突然間不知道怎麼吃了？因為好像所有食物都是致癌物，加上親朋好友的意見，坊間各種抗癌、防癌的飲食指導，意見越多、資訊越多，越不知道怎麼選擇、怎麼決定，甚至怎麼煮、怎麼吃，都變成大問題。

十二年前我剛罹癌之時，就是如此徬徨。十二年後的今天，飲食已不是問題，只要大家以平常心來看待，吃飯原本就是很輕鬆、天天都在做的事情。

吃飯確實是平常事，但是病從口出，禍從口入，飲食不當是致癌原因之一。要力行我的癌症整合療法，首先就是要做到「飲食改善，遠離汙染」。

有些人飲食改變很多，如「水煮菜、菜煮水」，都沒有放油，我問他說：「沒有油怎麼吃？」還有很多專家說某某食物普林很高，會引起尿酸高，造成痛風；有人說花生不能吃，因為有黃麴毒素；豆類有異黃酮素，乳癌病人不能吃；另有人說蜂膠有毒不能吃，這些似是而非的說法，都只能當作參考而已。

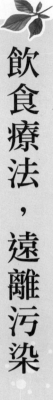

我曾經去看一位有名中醫，她精通「變證食療」，聽說作家幾米是她醫好的。她一把脈就說：「你是陰虛，胃發炎，要多吃陽實的東西。」又說：上午是陽、下午是陰，上午要吃陰的食物，下午要吃陽的，如此才能陰陽調和，去邪扶正；還說幾點鐘某某經絡走到哪裡，要吃什麼，不能吃什麼！說理一大堆，給我一份食譜，上面密密麻麻的規定，幾點鐘吃什麼，不能吃什麼！我一看，如果要確實執行，那鐵定讓我緊張到發瘋！這是「矯枉過正，過猶不及！」何況現在天氣變化多端，冬天依然高達攝氏三十度，紐約聖誕節竟然不下雪，可以穿短袖走在馬路上！聖嬰現象極為嚴重，哪分得出什麼是陰、什麼是陽？

我的飲食觀

1. **飲食是平常之事，要以平常心視之：**食色，性也。飲食是再平常不過了！我不強調定時定量，餓了才吃，不餓不吃，只要沒有壓力、心情愉快，生活正常，自然會傾向定時定量。我完全不介意早餐、午餐、晚餐吃什麼，隨性就好。

2. **飲食是一種享受，不是一種壓力：**美國有一位心理治療師，專門在輔導一些婚姻失敗的病例，有天她得到乳癌，在接受完正規醫療後，又參加很多有機、生機、斷食、養生團體與活動，天天食用最自然、最有機的食物，不到一年體重降了十公斤；更糟糕的是，精神不佳，飲食變成壓力。有一天在一家餐廳，看到別人高高興興的吃各種好吃的食物，而她只能點生菜沙拉，突然間她恍然大悟，對自己說：「我為什麼要這麼痛苦，這麼虐待自己？這麼壓抑自己呢？飲食應該是一種享受呀！」從此她解放自己，飲食多樣化，每次都輕輕鬆鬆、高高興興去享受飲食！

很多人生病了，生活秩序大亂，飲食、睡眠、排便、運動都變成一種壓力！壓力是萬病之源，必須趕快平衡過來！

3. 飲食要乾淨無毒、要清爽清淡、要多變均衡：生病之初為了吃素，專找素食店，但是很多素食餐廳充斥加工素，而且炒太油。

有一次朋友請我到一家高級餐廳吃飯，大廚為我準備素食套餐，一客竟要八百元！上菜後發現竟然都是加工素，如素雞、素肉、素蝦、甚至素海蔘，原來是貴在手工，毫無營養可言。

還有一次在素食自助餐館吃飯，牆壁上到處掛著「南無阿彌陀佛」，正在吃飯時，老板娘竟然在大眾面前打起小孩，孩子哇哇大哭！我看不過去只好趕快離開。

從此以後吃館子不再選擇素食餐廳，只要乾淨、服務好即可，點菜時吩咐少加肉，大部份餐廳都做得到。點菜要多樣化，不要挑食，要清淡少肉，要均衡。

4. 飲食是一種社交、一種氣氛：很多社交都在聚餐中進行，最近幾年認識的朋友越來越多，外食聚餐也多起來，為了大家方便我盡量隨興，即使是海陸大餐，我還是會吃下去。但我隨身攜帶電解水，以多喝水來化解污染。我盡量不要給主人帶來不方便或尷尬，大夥兒聚餐，方便、氣氛佳為主。

5. 飲食是一種境界、一種修練：李鳳山師父開示：「吃素，一則養生，一則養德。」

一句話把吃素提升到最高境界，吃素不只是淨化身體，更是淨化心靈，當你吃下一塊肉時，代表已經有一隻動物流著淚被送進屠宰場。台灣地區每天晚上有將近兩萬頭豬被電死，為了民眾喜歡溫體，屠夫甚至違法以長刀割斷豬的頸動脈，場面之可怕，令人作噁。聖嚴法師有句名言：「慈悲沒有敵人，智慧不起煩惱。」慈悲與智慧都是長期修練而來！

我的飲食選擇

罹癌之後，很多人不知道怎麼吃飯，飲食變成很大的問題。有位病人瘦巴巴來看診，我問他怎麼這麼瘦？他說生病之後不能亂吃，聽人說地瓜葉非常好，就天天吃地瓜葉，聽到健康達人說糙米很有營養，就天天吃糙米，就這樣瘦了。

到書局可以看到滿坑滿谷的營養書籍，指導癌症病人如何選擇好的食物，這些書是越看越糊塗，事實上，食色性也，飲食是最簡單不過的，我告訴病人：「壞人吃滷肉飯、貢丸湯，正常人也吃滷肉飯、貢丸湯，癌細胞吃什麼呢？跟正常細胞一模一樣呀！」

罹癌之後，飲食非常簡單，就以下幾個原則：

1. 七少：少肉、少燒烤、少油炸、少醃製、少罐頭類、少奶製品、少冰品

生病第一個星期，我跟其他癌症病人一樣，遵從醫師指示：因為要放化療或手術，要保持高營養，所以要大魚大肉，多吃紅肉。記得當時我一天可以喝下十瓶雞精，等到第二星期看了很多書及資科後，當機立斷馬上從大魚大肉高蛋白改為吃周邊素。

大家都以為醫師說得對，其實醫師根本沒有學過營養學，對營養的概念是零分甚至是負分，要了解營養千萬不要去問醫師。事實上在身體越虛弱、精神越緊張之時，飲食越要清淡，要獲得營養不是決定吃下什麼，而是細胞能得到什麼。

很多人（尤其是醫師）都認為要營養一定要吃肉，光吃素營養是不夠的，如果真是如此，那為什麼慈濟上人的師父印順大師活到一百歲？星雲大師也年近九十！李鳳山師父一身清秀，卻精神奕奕，如果大家有機會欣賞到梅門小俠武功表演，你會驚訝到這些小小師兄個個武功高強、精神飽滿而且彬彬有禮，相反的，在速食店前的小朋友卻是胖嘟嘟，誰有營養一看就清楚！

有人說動物蛋白是優質蛋白質，因為最接近人的蛋白質，我反激說：「最好的蛋白質來源，就是人肉！」而植物性蛋白雖不像動物那麼完整，但是只要吃得多樣及均衡，絕不會缺乏蛋白質，何況亞洲人的主食之一是大豆，其中所含的蛋白質竟高過動物！更重要的是，從蔬果中可以得到很高的膳食纖維及酵素，可以幫助我們排宿便、吸收毒素及抗氧化。

我在生病之後三年，當時在道場練功，自然是吃健康素，蔥、蒜、薑、蛋也吃，因為這些都是抗癌的好素材，也可以助消化及殺菌，偶爾也吃深海魚；但素雞、素肉、素蝦等加工素則千萬不要吃，因為不僅沒有營養，添加物太多，其毒性比紅肉還高。不少法會、廟會活動聚餐都有不少加工素，有些法師面有菜色，也有得了癌症來看我的，營養不良是其中一個因素。

最近幾年我從周邊素改變成均衡飲食，也不強調有機蔬食，因為我發現一些有機店所販賣的有機食物，竟然也常被檢測出農藥，我自己的生活中外食不少，更無法天天吃到有機食物，平日除了常常飲用電解還原水及利用超酸性水殺菌外，也常常服用天仙液、ＡＴＰ細胞食物、亞麻仁油酸及有機精力粉、山藥薏仁、燕麥及螺旋藻、蜂膠等優質補充品。

2. 均衡飲食

各種食物各有各的營養，千萬不要堅持只吃某種食物，尤其不要聽到營養達人或名人推薦某某食物就天天吃。很多人說不要吃白米或白麵包，沒錯，白米或麵包營養比糙米或雜糧麵包低，但是天天吃糙米也不對，因為糙米是酸性，長期吃也有問題。也有人說糙米是睡覺的米，最有營養的是胚芽米，因為能量最強……

營養師可以為我們分析各種食物的營養成分，這僅供參考，癌症病人壓力已經夠大了，若再加上不知如何飲食，病情一定惡化！

3. 選擇當天當季的食物

當天當季食物，最便宜能量最強，千萬不要道聽塗說，選擇飄洋過海、又貴能量又早已喪失的舶來品。經常有人介紹我來自大溪地的諾麗果汁或澳洲的白藜蘆醇，就算這些食物是抗癌營養聖品，我也絕對不會去買，我寧願到隔壁水果行買台灣當天當季的水果，夏天吃芒果、瓜果類，冬天吃柑橘，就這麼簡單。

4. 喝好水、練氣功

要天天吃到有機或蔬食不簡單，即使是養生達人也做不到，因為要上班、參加活動、受邀演講、出國旅遊。而且台灣美食世界有名，滿街餐廳林立，活動開會常常選擇餐廳，外食免不了，而外食是否營養？是否有污染？很難知道。所以我一出門，隨身攜帶SK－100優質電解水，當食物炒太油時，我會喝電解水來中和；而且走到哪裡，平甩功練到哪裡，平甩功會平衡身體，促進消化。

5. 注意排便要順暢

有進有出，排便順暢是非常重要，排便是身體排毒的一環，而排便要順暢來自幾個因素：沒有壓力、不緊張、多喝SK－100電解水、個人化益生菌、膳食纖維等。

6. 感恩與感謝

我不是教徒，飯前飯後不會禱告，但是生病之後，隨時隨地都在感恩與感謝。每次看到電視新聞報導埃及熱氣球失火墜毀、地中海郵輪翻覆、巴黎恐攻等，我都會心驚膽跳，因為幾年前我就參加過這些遊旅活動。

有病人說我都快死了，感恩什麼？我說你今天還好好地坐在這裡，而在希臘海邊有多少敘利亞難民與小孩葬身海底，你不幸福嗎？

感恩與感謝後，身心平衡，胃腸順暢，吃進食物就會很快被消化吸收！

服用個人化益生菌促進食慾、健全腸胃

人體吸收營養主要在小腸，小腸有如海葵一般的腸絨毛叢生。小腸長約六、七公尺，內腔存有三千萬根腸絨毛。每根絨毛各存有五千個營養吸收細胞。因此，整個小腸有

一千五百億個營養吸收細胞。而人體的腸道存在著至少兩百兆個細菌。其中有好菌與壞菌，腸內微生物的平衡對健康是非常重要，疾病來自腸胃的腐敗是有道理的。長期到醫院看病的慢性病患者絕大部分腸胃功能都很差！

我罹患大腸癌原因就是大魚大肉，把腸道變成藏污納垢的下水道，生病之前每次如廁之後，三十分鐘沒人敢進去，每次排氣猶如釋放毒氣。十二年前住院第二星期在大徹大悟之後，我立即改變飲食，大量喝抗氧化水，很快的排便不僅順暢，也不再惡臭，放化療之後腫瘤也消失了。十二年來一直維持乾淨飲食及大量喝水，每天很仔細的觀察排便的順暢、味道、顏色、質量等等，每次飲食不對時，馬上從排便看出來，也馬上改正或補強，如練氣功、喝水等等。

由於個人體質之差異，我放屁次數極多，為了確保腸道之健康，我常常服用益生菌，而且是個人化益生菌，人體腸胃內有兩百兆細菌，維持恐怖平衡，壞菌產生臭氣與製造氨氣等毒物，好菌分解毒素與製造營養素。益生菌如乳酸菌竟然有至少五百種菌株，哪一種最好呢？一般養生館或有機店的益生菌只是常見的幾種而已，我的個人化益生菌是要先抽血分離出免疫細胞，送到特殊實驗室與益生菌配對，當可以刺激免疫細胞產生最高干擾素的益生菌就是適合我的益生菌。干擾素是細胞的武器，專門用來對抗病毒與癌細胞，癌症病人在治療期間要吞下四百億個人化益菌，這與一般人只吃幾億幾種益菌是天壤之別。很幸運的，十二年來一直調適得很好，腸道健康，營養才能足夠，免疫力才能提升，癌症自然不會復發。

很多罹癌病人都有的經驗，即生病之前沒有多少朋友，生病之後很多親朋好友都會前來關心，然後介紹很多好的營養聖品或抗癌良方，尤其是直銷或傳銷產品更是恐怖，這些類似老鼠會的組織，以團隊力量前仆後繼、不爛三寸之舌，強力推銷，大家要睜開眼睛、仔細分析與判斷，再考慮做出正確選擇。

我曾經經人介紹酵素的重要，開始沒有經驗，被人蒙騙，還以為酵素是必須的，但是累積經驗後就恍然大悟了。

酵素可分三種：一種是隨食物吃進來的食物酵素，第二種是負責消化食物的消化酵素，如唾液的澱白酵素，胃蛋白酵素，第三種是參與身體細胞生化反應的代謝酵素。人隨老化酵素也減少，所有酵素都是身體自已體內製造而不是外來的，市面上販賣的酵素，頂多是食物酵素，只能幫助消化、提振食慾而已。酵素都是蛋白質，蛋白質是由人體二十一種胺基酸合成，只要吃進足夠的蛋白質，經腸胃分解成胺基酸被吸收，人體在染色體基因的調控下，而製造出身體所需要的酵素。蛋白質在高溫會被破壞，現在大家都食用精緻的熟食，食物酵素或蛋白質都已蕩然無存，體內缺乏酵素，食物無法完全燃燒，導致營養不良，身體堆積過多廢物及毒素無法被代謝排出，於是高血壓、糖尿病、肥胖、心臟病、中風及癌症就接踵而來。

目前在人體裡已經被發現有幾千種酵素，到底總共有多少種酵素?沒有人知道。一七五二年，科學家就發現一種物質可以溶解肉類，一七八五年發現蛋白酶，一八三三年澱粉酶被發現。酵素這個名稱始於十九世紀末，英文字是enzyme，意思是「在酵母中的東西」，這是一八七二年由居尼所提出來。酵素在水中會活化，在接近中性的 pH 值，攝氏三十七度時反應最活潑，在攝氏四十八度以上就會被破壞。體內酵素會隨著年齡增長而減少，如何維持足夠的酵素是抗衰老的要件。

很多研究機構都證實蛋白質碎片分子會引起疾病。幾年前在英國所引起的狂牛症就是因為吃了含有動物骨粉的飼料後，無法分解這些動物蛋白質，而使一些碎片經血流進入牛腦內，引發狂牛症。有一種腸病稱為「腸漏症」，就是因為腸細胞不正常，無法有效分解營養素，尤其是蛋白質，使一些碎片經腸道而進入人體，導致各種疾病，尤其是過敏、自體免疫以及癌症等慢性病。

反芻動物不會分泌消化酵素，牛羊有四個胃，只有最小的胃會分泌酵素，其他三個胃是前胃，主要是磨碎食物，等到第四個小胃才開始分解食物。海中最大的哺乳類鯨魚有兩個胃，但卻不會分泌酵素，而是完全利用食物裡的外來酵素。人類的胃上部分也不會分泌酵素，而是在下部分才分泌。而在胃癌手術中，切除胃下半部是必須步驟，因此手術後（尤其是全胃切除），病人經常會有腸胃不適、吸收不良等後遺症。

酵素主要功能在增加食物風味、促進食慾、增加食物的分解。如果強調抗癌，就是言過其詞。如何增加酵素呢？我曾經受騙，有次某廠商請我去嘉義參觀一家有名的酵素工廠，當場給我品嘗各種酵素，覺得的確又甘味又醇厚，但是事後發現，這家工廠竟然是添加工業用的麥芽糖，讓我嘔吐三天，以後我不再購買任何市面上的酵素。我只要均衡飲食，獲得足夠蛋白質，經分解吸收後，身體就會自動產生所需要的酵素。

我如何選擇抗癌營養產品

二〇〇七年九月發生了一件重大的新聞，幾位癌末病人集體控告一位養生達人，因為這位達人告訴他們：只要吃他的東西，用他的能量水，癌症就會好。他們像中邪一樣不僅個個放棄醫院治療，更花了兩百萬購買一大堆抗癌產品；這些病人三年前還一起出來公開見證，三年後各個病情惡化到癌症末期，要靠嗎啡止痛，其中之一已經往生！

這位養生達人做了三件造假的事：第一學歷造假，他只有高職畢業，卻自稱美國環球大學博士！第二內容抄襲，他不是研發的人，排毒餐、地瓜餐都是別人研發的。第三是最不應該的就是誇大其詞，他號稱很多癌症病人服用他的產品都好起來了！如果那麼有效，那醫院早就關門，醫師都要失業了！他為什麼敢如此誇張，大言不慚？因為他不是醫師，既不懂醫學，更從沒看過死人！可憐癌症病人病急了，道聽塗說，不求甚解，求外不求內，賠了夫人又折兵，最後是哭哭啼啼到癌末！

我一直不斷地說：「癌細胞是幹細胞，根本殺不死的！」醫院用的化療藥已經是毒藥了，都殺不死癌症，何況是營養產品？營養產品只可以用來提高營養、保護細胞、促進循環、降低膽固醇；營養產品不是要殺癌細胞的，而是要提高免疫力，讓身體發揮自癒力！要與癌共存，而不是要趕盡殺絕！

十二年來我見過太多所謂「營養博士」、「養生達人」、「酵素專家」、「生機大師」，個個都大膽的誇大其詞，胡亂吹噓，他們不是醫師，更沒得過癌症，不知道癌症病人的身心煎熬，滿腦子只想如何把產品賣出去，如何提高業績！我們醫師看過很多癌症死亡，知道實情自然就不會亂講話。

也有人說，只要正常飲食就好了，為什麼要吃營養產品？不錯，如果大家都能「正常飲食，有機生機」的話，當然不需要花錢買營養產品，但是能「天天有機生機、正常飲食」的人太少了，尤其是癌症病人個個都食慾不振、體重下降、精神不好，即使有機、生機、最有營養的食物也難以下嚥，再說現在環境污染如此嚴重，吃一隻魚可以獲得亞麻仁油酸，但是也有很多汞污染。對癌症病人而言，的確需要優質的高營養、易消化、能吸收的好產品！

很多癌症病人家屬道聽塗說，為病人購買一大堆抗癌產品，以為大量服用抗癌產品就可以改善病情、恢復健康，但是一旦病人死亡，又把所有昂貴的抗癌產品視為毒品，不是退光光就是棄之如糞土，一方面是留下這些抗癌產品會勾起對病人的傷感，一方面卻抱怨及後悔當初購買這些抗癌產品，根本沒有用，這樣的心態非常不健康。

優質產品一定要靠生物科技。生物科技做兩件事情，第一去除污染毒素，第二把我們需要的營養濃縮在一起。要怎麼選擇其好壞呢？很多傳銷及生產或代理抗癌產品公司來拜訪我，希望我能為他們代言，我要求他們做到以下五個條件：

來源要很清楚

我曾經拜訪過不少有機農場，生科公司，製造原廠，深切體會到有機栽培的辛苦，生技的深奧與經營之困難，但是同樣有很多公司假有機、生技之名，實際上掛羊頭營賣狗肉。任何東西不管是父母親購買的、孩子從國外寄來的、朋友推薦的，要我食用，來源一定要弄清楚。有一家生技公司，推銷高檔巴西磨菇，賣得很貴，越貴買的人越多，該公司特地來向我推銷，我要求該公司出示產地證明、進口證明、檢驗報告等，該公司竟然說公司資料不便公開。後來我們進行調查，原來是大陸貨！（現在很多東西都是大陸貨。）該產品在日本已經被驗出汞污染早就禁賣，商人不甘損失，換個名字進口到台灣來賣，台灣政府能力不足，查不到。而台灣人很單純，看到傳銷場合熱烘烘的（很多是臥底的拍手部隊），就趕快買。

因此，產品來源不清楚，我絕對不吃！

要有科技證明

既然是生物科技，當然要有科技報告，很多公司提供的資料，都是網路可以抄襲來的，我要的是原始資料。記得五年前一位鼻咽癌病人介紹我一種抗癌食品：紅景天，她服用這個產品兩個月，頸部淋巴腺消失了，我前後看她幾次，的確淋巴腺是消失了，因此我極好奇的要她帶我去該公司了解。這家公司負責人是西藏密宗，公司一角有一個密宗道場。記得拜訪那天，公司很多人有說有笑的進進出出，一位經理出來接待，向我介紹紅景天，他說：「紅景天是我們董事長進出西藏十多次，打通解放軍種種關卡，歷經千辛萬苦從六千多公尺高冰天雪地的藏青高原拿出來，這是世界上唯一真正的紅景天。我們產品還經過美國有名的實驗室、日本知名大學證實有絕佳抗癌作用，在台灣，很多癌症病人服用後，不到兩個月癌症都消失了！」

這麼神奇，我一定要進一步了解，於是我就要求這位經理提供美國及日本實驗原始資料及台灣病例資料，這位經理愣了一下說：「這些專業資料一般不給顧客、如果你要，我會轉請公司總監黃醫師。」過了一星期我再度上門，這次來一位地位更高的董事長專員，他說：「這是正派經營的公司，董事長是虔誠的宗教家，為人誠信，做事腳踏實地，你可以百分之百相信與放心！」聽了之後，我還是很有禮貌的表明希望能看到專業的資料報告，這位高專東扯西扯就是不拿出來，最後竟然口氣不遜說：「你是來踢館的嗎？」我失望而回。

一年後從報載一則新聞得知，這位病人花了兩百萬購買紅景天，現在病情竟然惡化到末期住進安寧病房，病人到法院控告這家紅景天公司，法院己判決這位董事長詐欺，判刑二年。

這種公司，這種產品，充斥市場，很多癌症病人為求活下去，輕易上鉤，最後賠了金錢又壞了身體！

還有很多科技報告，是廠商提供經費要求科技或學術單位為其而作，資料可信度令人懷疑，因此科技報告要從質（如發表在ＳＣＩ國際刊物）、量（越多篇可信度越高）、時間（歷久彌新經得起考驗）、多單位（不同單位、不同科技，都能證實同一產品，當然值得信賴）來解讀，如天仙液及人蔘苷元十多年來、經過大陸、日本、台灣國家衛生研究院及台大等一流學術科技單位、幾十位博士的認證，當然無庸置疑。

要跟研發人見面

很多公司從董事長到業務員都在推銷產品，努力創造業蹟，所有行為與活動目的都是在賺錢，所以常常會誇大其詞，而研發人可能是醫師、學者、農夫、工程師、科學家，他們精於研發，滿心熱忱，既不說謊也不做生意，卻會很歡迎與你討論。

十二年前，當我要了解好水時，曾經一家家去拜訪電解水公司，很多公司都由一些行銷經理來見我，結果一問三不知，直到認識電解水恆定輸出定位系統的發明人徐文星之後，經他熱心接待，一方面參觀工廠製造及研發，二方面向我詳細介紹電解水原理。「充分了解」可以讓我們知道如何使用產品，知道其優缺點，因此而有信心，有信心就不會被人左右，不會道聽塗說。

要有認證與專利

好的產品不怕人模仿，但必須有認證來證明產品的品質，因認證而取得專利，更有保障。認證與專利越多，越表示其研發與創新之能力，也越肯定其產品之優秀。有一家有機公司兼營餐點，我曾登門要求參觀其農場被拒絕，他們的有機農產品都沒有認證，我質問他們為什麼不認證？他們竟回答說：「我們做得比認證公司好，為什麼要認證？」從此我沒有再買過他們的任何產品！

每一種產品要列入我的使用名單，從該公司董事長到業務員我都要見到，舉凡公司制度、成員、組織、規模甚至價格，都要有第一手資料。正派經營是永續經營的基本條件。

獲得真正的營養，從「心」營養起來

有機生機飲食已經蔚為風氣，不僅電視、媒體天天報導、有關食療的書籍更是賣到缺貨，尤其一般民眾喜愛追求時髦，看到新谷醫師的書說咖啡灌腸很重要，就急著去做大腸水療；看到吳永志的書就急得去買3P馬力的調理機，天天六杯蔬果汁；看到陳俊旭博士說要吃好油，就買海狗油。

不錯，開卷有益，好書可以給我們很多知識，這些數不清、看不完的書都講得頭頭是道，但是都缺乏一樣東西：「人」。無論你吃什麼，要吸收、燃燒及利用完全由人來決定。

有些人天天有機生機，但天天恐懼失眠；有些人天天吃抗癌食品，卻去打化療，把自己折磨到不成人樣，人不好、心痛苦，壓力大，吃再多的有機生機或抗癌食品，有用嗎？任何營養素要被分解、吸收、燃燒及利用，都在細胞內進行。所以營養不是「吃什麼決定的，而是細胞決定的。」細胞中毒了，根本吸收不了任何營養！每次面對癌症病人，我都很清楚的告訴病人要吃有機食物，請先做有機人！飲食改變，遠離污染，淨化身體，更要淨化心靈。

只要堅持，時間一久，不僅可以淨化身體，價值觀也跟著改變，行為也不一樣了，生命力更提升了！

飲食改變，不只遠離污染而已，而是「境界的提升」！

回頭看那些醫師還在叫病人大魚大肉、多吃紅肉，醫院更提供酸性污染的「牛奶」及合成化學的「營養素」，錯誤的指導，猶如殺人！

要獲得真正的營養，要從「心」營養起！

自然排毒，遠離癌症

營養不只是「進」而已，更要有進有出，沒有順利的排出，營養自然進不來。

當吃進一堆食物，經過身體的新陳代謝之後，會產生廢物，廢物必須順利排出。人的身體原本是很聰明的，會自動選擇身體所需要的，營養進來，毒素排出，所以喝可樂會打嗝，因為人體不需要二氧化碳；飲酒過量後會嘔吐，因為酒精有害；化療後也會嘔吐，因為化療是毒素。人只要維持原本的排毒功能，身體就不會輕易生病，但是大家都把自己污染了，罹癌後又接受醫院的治療，不僅破壞身體排毒能力，又讓更多的化療毒素進來，這就是為什麼醫師治不好癌症的原因——因為只有破壞，只有摧毀，沒有建設，沒有保護！

你去問醫師什麼叫排毒？醫師會說：「沒有排毒，只有排泄！」在主流西醫的教科書裡，根本沒有排毒這個名詞。所謂「排毒」，簡單的說就是把「不要的東西排出去！」細菌，病毒當然是毒素，必須排出去，過多的蛋白質、脂肪也是毒素，也要排出去。

如何排毒？人有五大排毒管道：大腸排出固體，腎臟排出液體，肺臟排出氣體，皮膚借液體轉氣體排出廢物，體內代謝排毒，尤其是肝臟是排毒器官，幾乎所有食物經消化分解後，都需要經過肝臟解毒後，再循環到全身。每天最好要有二至三次排便，解尿要舒服，不可憋尿；正常呼吸外，更要多做氣功式吐吶深呼吸（打哈欠，就是一種深呼吸排毒），皮膚要保持濕潤、乾淨，並要適度曬日光與流汗等。

現代人生活緊張忙碌，便秘、憋尿是常事，一出門就是呼吸骯髒的空氣，有空又躲進密閉人多的健身房，以為可以健身，事實上這是在最不好的地方，做最不好的運動，因為大家汗流浹背，把污濁的廢物都揮發到空氣中；不幸的是，這時大家呼吸正急促，又吸進別人的廢氣！健身之後集體去三溫暖，加熱身體，加快新陳代謝，把吸進的毒素快速進入循環！因此到健身房運動的結果，只是跟別人交換毒素而已！台北一家健身房，不幸發生一氧化碳中毒，雖屬意外，但是這是可預見的事！

如果家裡成員有吸菸那就更嚴重了，有病人說：我老公都在陽台吸菸！但是老公一進來身上衣服、手指、吐氣都是尼古丁的味道，不僅是二手菸，三手菸也很嚴重。有一對夫妻來看診，先生是大菸槍，太太不吸菸，但是結果是太太罹患肺癌！

要維持自然排毒，就要接近自然，自然的起居、自然的環境、自然的飲食、自然的心境。自然之下，沒有壓力、飲食乾淨、生活規律、心情愉快……

自然就是美，要獲得健康，遠離癌症就是恢復自然，原來就是這麼簡單！

我所使用的健康產品

健康抗癌產品太多了，看不完、聽不完，吃不完！各位可以選擇你認為最好的，前面我提過我選擇產品的五大原則：(1)來源清楚。(2)科技證明。(3)與研發人見面。(4)有公正之認證。(5)正派經營。以下是我自己天天在使用的產品：

ATP細胞食物

數年前，一個癌末病人林小姐告訴我有一種稱為「ATP」的細胞食物，是專門直接提供給細胞吃的，林小姐的故事我在網站（www.nsshu.com）有詳細介紹，在此不再重複。除了林小姐外，ATP細胞公司的總裁、馬來西亞的拿督侯博士，親自來台灣邀請我到大馬與北京出席國際會議，與來自世界各國的研發科學家見面並獲邀加入其團隊，這一群科學家（ATP Superlife Team），有來自新加坡醫師、美國黑人醫師、澳洲自然醫學理事長、印度、德國科學家，東南亞的華籍研發營養專家等等。拿督侯博士，投資了大筆經費，得到全世界的代理權，並整合了這個集團，目前總公司設在大馬吉隆坡。

身為一個臨床醫師，最重要的要有臨床經驗，我從其他產品轉而採用ATP細胞食物，除了產品合乎我的條件外，主要還有以下幾點：

- ATP細胞食物都是粉末或液體，很容易被吸收，很多癌症病人在化療期間，根本吃不下任何固態食物，只能飲用流質。

● ATP細胞食物是幾近奈米化的營養素，一進嘴巴就開始吸收。癌症病人在治療期間，身體被破壞之餘，極度缺乏酵素，沒有酵素無法消化食物，就得不到營養，易消化且高營養品是癌症病人最需要的。

● ATP細胞食物是多種營養素同時一起飲用，且互相搭配，保持營養之均衡。

● ATP細胞食物來自美國有機農場、深海的礦物質、沙漠稀有的花粉、印度藥草及德國黑森林的植物，在不破壞植物的均衡營養之下所濃縮粹取的，相較於一般藥物或醫院所提供的毫無生命力的化學營養來說，ATP生命力最強。

我自己服用幾年來，及幾百位病人使用用後之經驗，的確很多人（尤其是病人）有驚人之效果。

有一位老婦人原本全身酸痛、兩腳水腫，不敢出門，已經快要洗腎了，在服用細胞食物之後不到兩星期，竟然可以出門散步了。另外一位惡性腦瘤的老先生，手術前滿頭白髮，手術後，開始服用細胞食物，一個月後回診時，竟然發現他新長出來的頭髮都是黑的。顯見只要營養得宜，大家都可以長命百歲！

一位佛學院的學生因為長期便秘及失眠來看診，我好奇的問她：「佛學不是教導我們要放下嗎？怎麼妳這麼緊張？」

她說：「我們除了一般大學所有功課外，還加上佛經、早晚課，功課很重，壓力很大，我常常跟不上，每天都很緊張。」

我建議她服用ATP果纖，一星期後她來電很興奮的說：「我把學校的馬桶塞住不通了！」原來她早晚飲用果纖（豐富的蔬果纖維），排出一大堆宿便，加上ATP2號氧之泉（內含三十八種以上之酵素），食慾大增。

有人說：「正常飲食就可以了，不需要花錢買這些科技營養品！」的確，如果大家都能正常飲食當然不需要，但是請問有多少人能真正正常飲食？

巴西蜂膠

二〇〇五年在高雄與李虎博士（Dr. Frendo Lee）見面，他是台灣人在巴西的第二代，也是聖保羅大學的腫瘤科醫師。李虎博士在治療癌症時，發現病人吃了巴西蜂膠，很少發生副作用。李醫師於是花了幾年研究蜂膠。終於了解原來是蜂膠裡含有大量抗氧化物——「類黃酮素」（flavanoid）。

類黃酮素在蔬果、飲料（茶、啤酒、咖啡、酒）都可以被找到，其抗氧化能力遠遠超過紅酒、茶、大豆蛋白。科學家至少找到有四千種類黃酮素，依其化學結構可分成flavonols, flavones, flavanones, isoflavones, catechins, anthocyanidins and chalcones。類黃酮素因其強大的抗氧化能力，具有抗病毒、抗過敏、抗凝血、抗發炎甚至抗癌的作用，其作用機轉主要是在中和自由基。

類黃酮素俗稱天然抗生素，也是一種降膽固醇的天然物，李虎博士的巴西蜂膠，含量最高（高達四十mg％），療效最好！其他如紐西蘭、澳洲等蜂膠含量在二十mg%左右。台灣蜂膠只有不到十mg％，而大陸蜂膠是有毒的，要小心。

李虎博士用黑色素癌症細胞做實驗，這是一種皮膚癌，非常惡性，一得到就要立即大範圍切除，萬一復發就要截肢了。李虎博士將蜂膠加到正常皮膚後，發現蜂膠對正常皮膚沒有傷害，加在癌症細胞上，細胞都破掉了。大量飲用峰膠，的確可以抗癌，李虎博士建議一天最好飲用六十滴以上。

有一次女兒重感冒，我誤喝了她的飲料，當晚喉嚨就開始疼痛，我立即大量喝蜂膠及用蜂膠噴喉嚨，第二天就不痛了。

我診所一位護士的兒子滿二歲，三不五時就感冒發燒，我建議給他天天喝幾滴蜂膠，以後一年中竟然沒有感冒過一次。

很多鼻咽癌患者、口腔癌病人在放化療時天天噴蜂膠，幾乎可以避免嘴破、口乾及發炎。一般人每天來個幾滴，尤其是老年人或小孩，可以增強免疫力，減少感冒發炎。流感疫苗根本是多餘的。但是切記要選擇李虎博士的蜂膠！

我兩個孫子幾個月前罹患腸病毒發燒，媳婦急得要送孫子去醫院，我告訴她腸病毒是病毒感染，到醫院只有打點滴而已，大量喝蜂膠就可以了，三天之後孫子退燒就完全好了。

我自己天天飲用李虎博士的蜂膠，長達十年以上！又好又便宜！但請勿自行在網路或有機店購買，假貨不少，請與我診所聯絡（04-22523582）。

亞麻仁油酸

日本有一個以洗腎病人為對象的亞麻仁油酸重要實驗，洗腎病人因為細胞中毒臉都黑黑的，同樣的，癌症病人接受化療後也是臉黑黑的，細胞中毒後很脆弱，容易破裂。這個實驗是模擬身體的毛細血管，當病人的紅血球流經毛細血管後都破掉了，服用亞麻仁油酸後，過了一個月血流就開始通過毛細血管，三個月後完全恢復正常。好的營養素可以保護細胞、促進循環。

再說糖尿病，吃藥吃到什麼時候？吃到死啊！高血壓也是一樣。慢性病到醫院治療效果很差，因為慢性病是長期的習性所造成的，是「全人」的問題而不只是血糖而已！糖尿病的病人無論治療多久，都會發生末稍循環不良，最後可能要截肢，但是服用吃亞麻仁油酸之後，就會逐漸恢復正常。

好的營養素幫助病人很大，這是科學家所公認的，但是台灣醫師卻不會用！為什麼？美國的醫師現在都要回到醫學院學「營養免疫學」，台灣的醫師沒學過營養學。你可以看看醫師開業時，很多藥商會送花慶祝，藥商常常在門診等醫師看完診，就送資料、塞紅包、請吃飯；所以醫師早就被藥商團團包圍著，腦裡只有用藥，不會用營養素，非常可惜！

台灣褐藻醣膠

褐藻具有抗癌作用，古今中外早有報導與研究，其中以日本研究最深、使用最廣。依最新研究，褐藻是屬多醣體，主要抗癌作用在於其中的藻寡糖（fucose），因此褐藻英文為fucoidan；台灣在經濟部主導下，展開產官學醫的有計畫推廣與研究，發現台灣褐藻又細又小（oliogo-Fucoidan），容易吸收利用，療效比日本褐藻更高。

二〇一〇年，我第一次與基隆水試驗所合作，開始臨床癌症的治療，至今已經有一千零九十五位癌症病人使用過褐藻。據我統計，以連續服用三個月以上、且病例超過十人以上的癌症者為對象（見下圖表），發現除了肝癌療效不好外，各種癌症幾乎都有顯著的效果，如肺癌死亡率從六十六％降到三十三％，乳癌死亡率從二十六％降到十三％。

二〇一三年，陽明大學許先業教授在研究中發現，台灣褐藻醣膠能藉由破壞癌細胞表面泛素（Ubiquitin）依賴之接受體，來抑制癌細胞之增生，這是國際上首度的發現。從基礎研究到臨床實證，台灣褐藻已取得抗癌的重要地位，在抗癌研究上，台灣褐藻可謂明日之星。

癌種	存活組（人數）	死亡組（人數）	總計（人數）	死亡率（%）	總死亡率（%）
直腸癌	66	33	99	33	49
乳癌	70	11	81	13	26
肺癌	49	25	74	33	66
大腸癌	30	12	42	28	60
肝癌	25	14	39	35	27
口腔癌	15	5	20	25	47
胃癌	8	5	13	38	59
子宮內膜癌	9	2	11	18	31

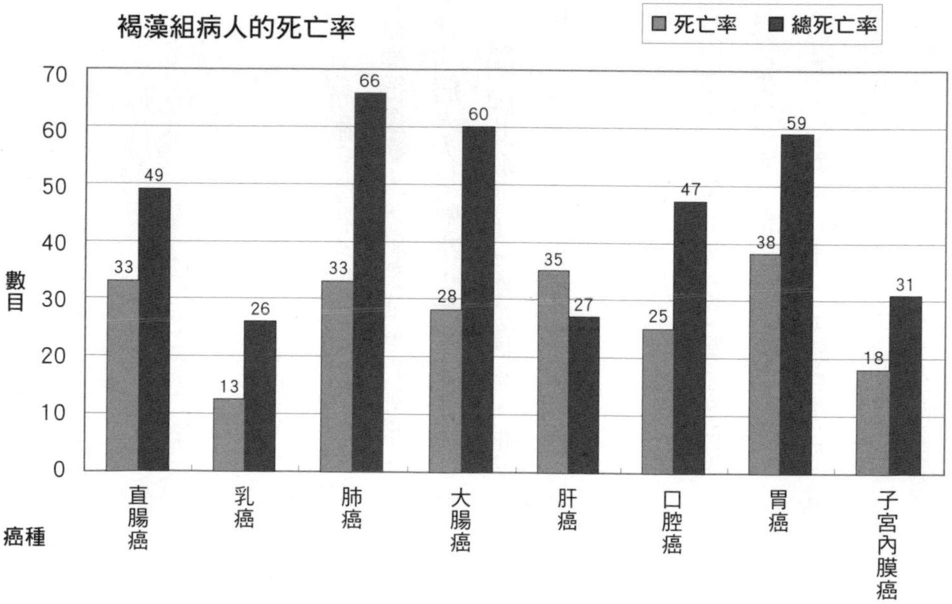

電解水療法

有一位伊朗籍醫師（F.Batmanheli dj M.D）到英國留學後，回到他的國家伊朗，因為反對柯梅尼暴政，被判死刑，典獄長看到監獄裡很多病人，就暫緩執行死刑，要求他去醫治這些病人。監獄裡面沒有藥，這位醫師就叫病人大量喝水，結果很多慢性病，如糖尿病、高血壓、癌症、失眠等都好起來，這位醫師因此發明了「水療法」。他認為所有慢性病都是脫水，癌症是慢性病，所以要大量喝水。水是很簡單的東西，他寫了一本書闡述「喝水才能得到健康」。

有水才有生命，多喝水有益健康，這是所有人都同意的。至於喝什麼水則爭議很大。報載一則新聞：美國人要喝礦泉水，結果喝到自來水，連美國人都受騙了，何況是我們台灣人！消基會曾經檢驗市面上化妝水，竟然有些是自來水，很多女子都受騙了。

很多養生、營養或抗癌的書，都會提到喝好水，但對「好水」卻語焉不詳，甚至傳達很多錯誤的訊息。罹癌之後為了尋找好水，曾走訪各個水公司、生技展、網路資訊、科技論文，很幸運的能遇到世界專利「電解水恆定輸出」的發明人徐文星，才確定電解水是唯一具有療效的水。十二年來天天喝電解水，讓我胃腸舒適、排便順暢，不再惡臭，更讓我食慾大好、營養豐富，免疫力提升而遠離癌症。但是市面上電解水品質良莠不齊，使用不好的水機反而有害，宜慎選之。

好水六大特性

好水必須具備以下六個特性：

1. 乾淨：水是否乾淨，肉眼看不出來。水是最好的溶劑，水能溶解的物質千奇百怪，舉凡礦物質、重金屬、氯、排泄物、細菌、藥物等樣樣都有。一般人不敢生飲家裡的自來水，出國旅遊卻相信國外飯店的水。事實上國內自來水的品質標準不低於歐美日，問題出在「二次污染」，如蓄水池、水管品質等。最近台北市發現早期地下鉛管可能造成居民鉛中毒的疑慮，柯p正要籌錢全面更換。

台北一棟大樓曾發生在水塔裡發現一具自殺屍體時，住在低層的人已經喝了一星期屍水。消基會檢驗市面的飲用水，發現標榜鹼性的海洋深層水竟然是中性偏酸，一些天然水竟然含有鈾等輻射物。所有水不論來源如何，都必須經過檢驗才可以。

現在的自來水或多或少都含有致癌的三鹵甲烷。美國在一九九三年即有醫藥報告指出，飲用或使用以氯消毒過的自來水，將有八十%罹患直腸癌、九%罹患膀胱癌的機率。「除氯」是好水最基本之要求。

2. 無病菌：有水就有生命，任何水置放三天，就會滋生出有害的病菌，所以要喝「新鮮的水」。

3. 豐富的礦物質：自來水廠用沉殿法把鉛、鎘、銻、砷等有害人體的重金屬濾除掉，留下鈣、鈉、鎂、鉀等人體必須的礦物質，有些家庭裝有RO逆滲透水，逆滲透把所有金屬都排除，導致水變成酸性，長期飲用不利身體。

4. 鹼性水：幾乎所有生命在酸性中都不活耀，因此人體表皮膚是酸性，可以抑制微生物的滋生，一旦進入體內就是弱鹼性，健康人的血液永遠呈現pH七．三五～七．四五；當血液pH降到七．二〇時，人就必須住院了；到七．一〇就須進加護病房，七．〇時已經昏迷，生命垂危了。可見鹼性體質對人生命的重要性。

5. 小分子團：水是以分子團形成在運動，一般自來水分子團由一三～一六分子組成，好水分子團只有五～六分子，所以運動快、滲透力強，溶解度大。飲用好水後，小分子團迅速移動，很快就分解腸胃營養，並進入血液，促進循環，也加速體內排毒。用好水煮飯煮菜，猶如使用壓力鍋一樣，減少很多時間；以小分子團水養花草，花草長得更茂盛。

6. 抗氧化：好水最重要的功能是「抗氧化」，抗氧化就是抗衰老。氧化是與氧結合，是自然現象，例如鐵器要油漆來隔離氧，以防因氧化形成氧化鐵而生鏽。蘋果吃一半，不到一小時就發黃，這也是氧化（蘋果內的鐵與空氣中氧結合），同樣，人體新陳代謝也是一種氧化還原，氧化之後產生自由基，自由基是一種電子不成對的粒子，非常不穩定，時時刻刻在奪取別的物質的電子，被奪走電子的粒子又變成自由基，如此循環下去，造成細胞生化反應的紊亂，使細胞癌化，自由基已是科學界所公認的致癌元凶。好水必須提供足量的電子來中和自由基。

完全合乎這六個條件的就只有電解還原水，其他的水都是一般的過濾水或小分子團水而已，沒有療效。

水的種類

依水的來源與製造可分以下幾種：

1. **開水：**把水加熱到沸騰後達到「殺菌」，就是開水，因此開水是「無菌」的水，但是水中溶解物並未清除，如果以「地下水」或「天然水」加熱沸騰後，依然有臭味，對人體不好。

2. **蒸餾水：**這是將水經過濾、殺菌、蒸餾再收集而成，特點是「無菌、乾淨無雜質」，屬中性水。但卻是無氧的水，有人嘗試以蒸餾水去養魚，魚竟然死去。

3. **礦泉水：**出外旅行，為安全起見，大家會喝瓶裝水，瓶裝水可能是蒸餾水、過濾水、礦泉水等，高級餐廳會提供昂貴的歐洲礦泉水，常標榜來自阿爾卑斯山純淨天然的能量水。是否真實，不得而知，不過我是不會花這冤枉錢。

4. **RO逆滲透水：**以逆滲透技術去除大部份的雜質、礦物質。屬酸性水，長期飲用不利健康。RO水多在醫院使用，如洗腎機用水（將患者多餘礦物質洗出）、開刀房刷手用水（RO水較無菌無雜質）、牙科嗽口用。街頭上一些泡沫紅茶店常標榜「本店用純水」，純水就是RO水。「泡沫紅茶」已經是台灣的文化特色，不少台商也把這項文化引進大陸地區。「泡沫紅茶」幾乎是一般人最常飲用的水，過去我生病前，每次運動完都要來一杯茉香綠菜。大家都知道綠茶抽出物EGCg可以抑制癌細胞，達到抗癌效果，卻不知台灣茶葉污染嚴重，所以「泡沫紅茶」使用酸性水及可能污染的茶葉，會有抗癌效果嗎？

5. 能量水：能量水是利用幾道前置濾心去除各種雜質、病菌，加上通過磁石、礦石等具有能量的物質而使水帶有能量。這是中性水，也是小水分子團水，速度快，但濾心使用量大，費用高，而且能量低，沒有抗氧化功能，不具療效。廠商常常做實驗實證能量水可使植物生長快速及保鮮功能，其實這只證實「小分子團」的功能而已。

6. 電解水：以電為能量，利用電解原理使電子移動，在陰極產生鹼性水，在陽極產生酸性水。鹼性水可飲用及中和農藥，酸性水則供外用及殺菌。電解水在日本是厚生省認證有療效的水，最重要的是「抗氧化吸收自由基」的功能。

電解水是好水

好水基本六大要求中，最重要的是抗氧化功能，而電解還原水是唯一具有「抗氧化」功能的水。抗氧化就是抗衰老。氧化是一個正常現象，東西吃下去會被氧化，氧化以後產生自由基，自由基缺乏電子，會奪取其他粒子的電子，把細菌電子奪走，細菌就會死亡；

細胞被奪走電子，細胞就變性了。奪取電子的是氧化劑，像雙氧水有兩個氫、兩個氧，比水多一個氧而不穩定；雙氧水打開後開始冒泡，奪取細菌電子，把細菌殺掉後就變成氧氣，所以雙氧水可以殺菌。

電解水是自來水經由過濾，已經很乾淨了，可以飲用；再通過電解槽後，一道水進去變成兩道水出來，水裡面最多是碳酸鈣，碳酸鈣被拆開成碳酸與鈣離子，碳酸帶負電從正極出來，就是酸性水，沒有礦物質，跟RO水一樣可以抑菌，是外用的，洗身體、洗腳、漱口用的。另外人體需要的鈣、鈉、鎂、鉀等離子化後帶正電，從負極出來，很多電子也跟著出來，釋出電子叫還原劑，奪取電子叫氧化劑，兩個碰在一起就平衡了。喝電解水的好處就是釋出電子，中和胃腸裡的自由基，防止胃腸的異常發酵，所以吃素、大量喝電解水的人胃腸都會好起來，大便不再惡臭，放屁更沒人知道。我們知道嬰兒大便叫黃金大便，我們大人大便又臭又重又深，代表大家都中毒了！如果還常常便秘就糟了，毒素會被吸入體內。

常常到醫院看病的人，腸胃都不好，尤其使用抗生素對胃腸破壞更是嚴重；一方面抗生素會破壞胃腸內的菌態平衡，導致毒素叢生、消化不良，二方面抗生素是氧化劑，會酸化體質，增加自由基，長期使用害處多多。現在醫病關係緊繃，病人一發燒，醫師立即使用抗生素，而且是用自費的第三代抗生素，很多癌症病人在治療過程中，發燒原本是常事，家屬一緊張，常常送病人掛急診，急診醫師不問發燒原因，先來一針抗生素。事實上癌細胞新陳代謝快，發燒是必然的，如果病人養成喝電解水的習慣就不用緊張。有幾位病人常常跟我電話聯絡，在我指導下很少掛急診，病情也趨向穩定。

電解水的迷思

市面上有很多種水，像神水、活水、π水、能量水，金字塔水或健波水等，你怎麼選擇呢？賣水的人為了生意都互相攻擊，在網路上也流傳說電解水不能喝，因為有以下六點問題：

- 電解水在日本屬於醫療器材，是給病人吃的，一般人不能喝。
- 電解水太鹼了，會傷害身體。
- 電解水會把重金屬離子化，會發生危險。
- 電解水鈣太多，會發生腎結石。
- 插電的水都是不好的，浪費電。
- 電解水會生白白的水垢，不能喝。

講這些話的人有兩種態度——不是不懂，就是故意說謊。

電解水的原料是水，水進去水出來，沒有添加任何東西。從負極流出來的鹼性水是物理性的鹼，不是化學性的鹼；從正極流出來的酸水不是鹽酸，也是水。分子沒有改變，只是電子移動而已。什麼是電子移動？我們摩擦雙手後會發熱，因為電子移動，練平甩功手會麻麻的，因為電子在移動。日光燈會發光，都是電子移動的物理現象而已！

一般人都誤解了電解水，事實上不是電解水的問題，而是「電解水機」的問題。電解水機原料是水，台北水與高雄水不一樣，下大雨、颱風天又不一樣，水質變來變去，經過電解以後當然有問題，所以就懷疑電解水不好。為解決電解水機的不穩定問題，一九九七年，發明家徐文星就發明一個「恆定輸出的定位系統」，這個系統會自動偵測、校正、清洗、補強，然後恆定輸出，今天、明天、一年後的水都同一標準，所以水流出來以後，pH值一〇．〇就是一〇．〇，九．五就是九．五，電位差都維持在負二五〇mv到負四〇〇mv左右；電位差就是電子量有多少，家電是一一〇伏特（v），電解水電位差單位是千分之伏特（mv）。

提供電子就是抗氧化，很多人只以為鹼性水是好水，就買保特瓶裝的鹼性水來喝，這是無效的，因為一方面超商販賣的鹼性水，事實上只是添加化學鈣的過濾水；二方面酸鹼度不是最重要，抗氧化才是最重要！

「恆定輸出的定位系統」是台灣的專利，進口水機沒有這個系統。為了這個定位系統，電解槽要很大。在日本，因為自來水是軟水，電解水機的電解槽一般只有兩百～三百平方公分，無法使用定位系統，雖然有液晶影幕，但只能顯示虛擬數據。而台灣是硬水，雜質很多，進口水機在台灣使用時常常發生故障。

我所使用的AQ1400水機電解槽高達一千四百平方公分，是進口水機的七倍大，就是為了要穩定定位系統。我曾經送一部水機給一位醫學院院長，他發現水瓶本來很乾淨，裝電解水以後，瓶壁會有一層白垢，以為是水髒不敢喝，事實上是這是卡鈣不是髒。曾經有人去向衛生局檢舉，衛生局檢驗也證明是卡鈣。卡鈣是所有水機的致命傷，進口水機電解槽小，不到一年就卡鈣得嚴重，消費者不僅看不到，還以為廠商服務很好，會定期換濾心，測試水質是鹼性水，流量很正常，所以以為水機正常，其實大錯特錯！卡鈣以後，水流通會受到阻礙，廠商常會把原本密封的電解槽打開以利水流，結果常導致抗氧化不足，也減少水機的壽命，結果消費者喝到的是過濾的水，沒有喝到抗氧化的水。台灣各地區如屏東、高雄、斗六、麥寮、台北、宜蘭等水質落差很大，消費者採用進口水機，問題多多。

我使用的電解水機

十二年前我生病後，也是在大賣場購買一部三萬元左右的進口水機，一年後我認識徐文星發明家，請他檢測，水機一打開發現電解槽卡滿鈣，早已老化了，為了我與全家的健康，馬上更換水機，以後原廠一有新水機推出，我馬上更換，幾乎是年年換水機。

AQ1400是二〇〇七年底的外銷出品，現在最新機種SK－100更是徐先生個人研發最頂級的機種。過去六年來徐董一直在研究電解板卡鈣的問題，大家知道水中含量最高的碳酸鈣，在電解後鈣與碳酸分開而成為鈣離子，鈣離子帶正電，經常會滯留在管壁上而引起卡鈣問題，卡鈣是所有電解水機的致命傷，一般水機銷售商知道一旦管壁卡鈣會導致電解板的失效，因此會動手腳做旁路讓水在卡鈣後經旁路出來，結果消費者喝到的不是電解水，而是過濾水。

徐先生面對卡鈣的問題卻努力做了六年的實驗，終於讓他研發出一個舉世無雙的圓盤狀電解板，徐董知道因為電解時會造成離子的交錯與亂流，所以必須放進一個隔膜，這個隔膜會卡鈣而使電解板失效。他利用離心機的原理，當水壓將水擠進電解槽時，在高速離心時所有離子會呈弧射狀，氫離子比較輕，會往上行成鹼性水；氧離子比較重，會往下行成酸性水。此時沒有離子交錯或亂流問題，不需要隔膜，沒有隔膜就不會卡鈣！徐董徹底而永遠的解決了電解機卡鈣的問題。

難怪他的水機已經行銷全世界，這是台灣之光！只可惜很多台灣人唱衰台灣，不只不會重視電解水機，更不斷抹黑與造謠！

徐董專心做研發的工作，有關行銷與通路都是別人在做。台灣的水機有七十%是徐董的工廠代工，而最頂級的機種像AQ1400銷到日本，而最新的SK—100也由美國公司全球代理，每個月有幾個大貨櫃載著徐董的電解水機，行銷到全球各地。

SK—100在台灣地區是不能銷售的，當我知道有這麼好的外銷水機時，我略帶質問的口吻請教徐先生：「台灣人發明這麼頂級水機，為什麼台灣人不能享用？」徐先生一向注重研發及製作，無暇做行銷。經我一說就答應由原廠直接來販售，為不引起經銷商的反彈，不得公開宣傳做廣告或由經銷商來銷售。由於價格昂貴，我又得寸進尺說：「我的病人都是癌症病人，早已身心受創，希望徐董能提供最優惠價格來加惠癌友。」目前這部水機由原廠直接銷售，售價只是外銷的三分之一。

經過我十年來的努力介紹，目前全台灣至少有兩千部在使用，而市面上卻看不到服務站或維修點，因為這部水機可以使用二十年，很少故障，每半年只要更換濾心一次，每兩到三年全機清洗一次，全台灣只有六個人在服務，甚至可以DIY。

不少經銷商常跟病人遊說：「許醫師就是用我們的水機呀！」或說：「我的水機功能與許醫師一樣好！」有不少網站甚至出現SK－100的山寨版，只要你買水機廠商就送我的書，以為是我認定獲授權的，這種虛假的促銷防不勝防。為杜絕這種欺騙行為，我曾經一一警告他們，但依然有漏洞之虞，原廠也特別在每部SK－100上貼上我的KUSO小貼紙以視區別，希望大家告訴大家，SK－100是由原廠直銷，絕無由其他經銷商銷售。

再進一步說明，ppm就是百萬分之一，我們自來水大概是一〇〇～三〇〇ppm之間，如果水越來越髒時，一般電解水機沒有定位系統，會隨水質而改變品質，若與重金屬接觸就會發生危險。如果有定位系統恆定輸出，不管水質怎麼改變，它會自己調整。另外，根據實驗室最理想的電位差在負二五〇mv～負四〇〇mv之間，如果電解槽是在三百平方公分以下，一年以後就脫離這個理想範圍；四百平方公分可維持一年半；六百平方公分大概三到四年；八百平方公分大概五年；一千四百平分公分水機永遠恆定輸出。

AQ1400水機電解板永遠維持在理想的電解範圍中，而SK－100研發出來後，就取代了AQ1400最高級水機，不僅具有恆定輸出，更解決了卡鈣問題。在SK－100機頂上打開瓶蓋，可以加入鹽巴電解後，做超酸性水，超酸性水pH值可以降到二．五以下，等於胃酸（鹽酸）——鹽酸可以完全殺菌，超酸性水也可以完全殺菌。

根據衛福部統計，台灣一年有四千位糖尿病患者下肢傷口因細菌感染、末梢循環不良，可能發生敗血症，有生命危險而被截肢，有位病人大腿被截了七次，整個大腿都不見了。在日本，慢性傷口都浸泡超酸性水，很少被截肢，因為超酸性水可以完全殺菌，不會發生感染，傷口慢慢清洗，不到三個月以後，就會癒合。

幾個月前發生嚴重的塵暴，造成近百人嚴重燒傷，為搶救這些不幸的傷者，曾造成燙傷軟膏缺貨，需要衛福部緊急由國外進口。如果國人或醫界人士對電解水有認知，可以採用超酸性水來沖洗傷口，不僅減少抗生素軟膏的使用，又具有實質的療效，可惜自己研發最優良的電解水，台灣人不會用！

電解水的功能及正確使用

鹼性還原水可中和農藥，超酸性水可以殺菌

有了電解水機之後，家裡任何一滴水都用電解水，買回來的蔬菜、水果怕有農藥時，像二氧化硫等是氧化劑，電解水是還原劑，將蔬果浸泡十分鐘以後，表面的農藥可以被中和。如果買回來的是有機蔬果，沒有農藥，為要得到好的營養，如酵素、維生素、礦物質等，就必須生機飲食。可是在放化療時，抵抗力很差，醫師要求病人出門要戴口罩，東西要煮熟才可以吃，不然會感染到病毒、細菌或寄生蟲。

我在和信醫院住院時，到餐廳要點荷包蛋，卻不被允許，因為我是癌症病人，而荷包蛋沒有煮熟。

醫院要求你要吃煮熟的食物，飲食專家卻鼓勵你吃生機食物，怎麼辦？

沒關係！只要將食物浸泡超酸性水兩分鐘，就完成殺菌，一樣可以享受生機飲食。

電解水可以生飲

電解水一打開就可以生飲，但是不少人都要燒開之後才敢喝，燒開後讓電子流失變成開水，抗氧化功能就差了。如要喝溫熱的，直接加溫但不要煮沸就可以。

有家屬買一部SK－100水機給他老媽媽使用，我電話追蹤問老媽媽飲用的結果。這位老媽媽說：「冬天到了我都不用。」

我問她：「為什麼？」

她說：「因為有機店說電解水加熱就沒有用了。」

我介紹電解水長達十年以上，比不上有機店的一句話！

又有一位病人來電話抱怨，他平常服用心臟藥都沒問題，喝電解水後卻會心悸，他到醫院向醫師詢問，醫師告訴他千萬不要喝生水，他一聽回去就把電解水加熱變成開水在喝。

我向他解釋：不是電解水有問題，而是電解水是離子水，速度快，喝進去後循環加快，藥效增加，只要把藥量減少可以了。可惜他已經心疑，聽不進去了。

為了不浪費資源，我要求所有想要買水機的鄉親都必須來台中我診所上課，充分了解後，再考慮購買。

煮菜、煮飯、澆花全部用電解水

因為滲透力強、小分子團快速、溶解度大，煮菜、煮飯猶如使用壓力鍋一樣，減少很多時間，甚至澆花草，也會讓花草長得更快。有一次我去日本看到一則消息，一位牧場主人接受訪問，記者問他：「你的牛奶怎麼這麼香？」牧場主人回答說：「告訴你一個秘密，我的牛都是喝電解水！」電解水在日本被廣泛使用，從家庭、工廠、牧場、高爾夫球場及醫院都可以看到電解水的蹤跡。

有一位「戰勝癌症」的教授在他的書裡寫到：

「……此機種是日本人發明的，必須經過日本厚生省的認證才能販售，也必須經過醫生指示才能買來裝，對象是胃酸過多的人，因為電解水製造出來的水分為鹼性和酸性兩種，鹼性水給胃酸過多的人喝，可以中和胃酸，酸性水可以洗臉或是澆花。」

這位教授還語重心長、誠懇地呼籲大家：電解水不是飲用水，千萬不要輕易受騙呀！

這位教授是教「通識」的老師，自己在推銷一種能量水，他不知道自己說法錯誤百出，已經嚴重誤導他的讀者而不知。「知之為知之，不知為不知」是孔子的明訓，大家要「充分了解、不要一知半解。」

電解水三天之內必須喝完

有了電解水機之後，出門時就要隨時帶水「出場」，但三天之內要喝完，因為這是物理性的水，如早上出門帶pH一〇．〇的電解水，下午變成九．五，到晚上變成九．〇，隔天早上降到八・五，這是電子慢慢散掉的物理現象，三天以後，電解水就變成中性水。很多人藉機抹黑說電解水不穩定，事實上因為電子逐漸釋出於空氣中的緣故，這是很普通的物理常識。

如果家裡用熱水瓶，也要小心，一般習慣是將自來水加進去，看到裡面水快要用完，就再添水下去，如此一再加水、加熱、煮沸，自來水都有加氯消毒，氯一煮沸可能產生三氯甲烷，這是致癌物。一再煮沸就變成了「千滾水」，而電插頭整天整年都沒拔掉，整個熱水瓶都保持高熱，周邊的重金屬會慢慢的滲出來，造成重金屬污染。重金屬也是致癌物！所以三天左右就要把熱水瓶裡的水喝完，喝不完就要倒掉，重新裝新的。如果辦公室有熱膽水機，更要小心，要確定有無定期檢查、有無重金屬污染。

超酸性水

SK－100家用水機一次只能製造一千CC超酸性水，而專業用超酸性水機YS－A717，可以重複製造強酸強鹼水，在日本很流行，主要功能是殺菌，從醫院、診所、牙科、家庭、餐廳，包括寵物洗澡，清除跳蚤都可以。一般人看高爾夫球場草坪很漂亮，其實污染很嚴重，因為草坪很大，要噴灑殺蟲劑，而日本球場都改成超酸性水，既安全又便宜。

一些SPA美容醫學診所，都會對青春痘病人使用抗生素，而SPA、做臉或敷面膜都很花錢，如加上超酸性水清洗，既簡單又便宜，效果更好。還有，糖尿病傷口很難痊癒，只要天天浸泡超酸性水，二～三個月就慢慢癒合。

苗栗有位莊醫師，他爸爸得癌症來看我，我為他介紹水療法，他表示苗栗有很多洗腎的糖尿病病人，腳潰瘍都快截肢了，我借兩部超酸性水機給莊醫師使用，結果潰瘍一個月以後就開始好轉，三個月後全部癒合了。這些神奇的療效卻不被醫界認同，真可惜，這些都是因為觀念不清，甚至誤導而被排斥，我個人將以一己微薄之力，終身倡導電解水療法。

電解水的療效

電解水在日本醫界己經公認具有療效，有家協和醫院所有病人一律飲用電解水，傷口則用超酸性水清洗，整個醫院沒有消毒水味道。在日本、韓國甚至大陸有專門學者長時間在做電解水的臨床療效研究，國際論文不下數十篇；台灣研究最多的是呂鋒洲教授，他已發表多篇國際論文，明白指出電解水可以中和自由基，誘發癌細胞凋亡。在韓國一項研究中指出，在小老鼠身上種下癌症，再分成兩組，一組喝一般水，一組喝電解水；觀察三個月後，喝電解水的老鼠，腫瘤比飲用一般水的老鼠小很多。

以下是節錄來自日本、韓國、大陸及台灣的電解水臨床經驗：

- 增加胃液分泌能力、減輕糖尿病病情。
- 溶化尿路結石、降低高血壓。
- 可預防妊娠中毒、減緩懷孕的不適症狀。

- 治療特異性皮膚炎、預防青春痘面皰、改善特異性皮膚。
- 可用於燒燙傷的治療、促進糖尿病引起的潰瘍癒合。
- 可當成眼睛、口腔、尿道、膀胱的沖洗液、牙科漱口液，並有效消滅MRSA病菌。
- 可以防止頭髮脫落、護膚美容、脫毛、水療、解酒。
- 能增進動植物生長、加速豬隻的生長與成熟、預防群流感。
- 可做為廚房排水管的消毒液、確保食品安全、維護個人衛生及居家清潔。
- 可替代農藥。

中草藥療法

我拒絕化療手術之後，為了提升免疫力也吃很多產品，十二年前開始吃靈芝等中草藥。中草藥是中國人傳下來的，到現在越來越多的科學家從中草藥找到許多抗癌良方。但是中草藥太複雜，像冬蟲夏草很貴，蛹蟲草很便宜；台灣有很多人花了幾十萬去買野生牛樟芝，結果買到假貨，既傷身又花錢！

我問過一家很有名的中藥製造公司，他們的中草藥哪裡來的？他們說都是來自大陸，台灣已經很少中草藥，阿里山都在種檳榔樹。很多中草藥是大陸走私進來，沒有管制，品質堪慮。

二〇〇八年七月間，報載一位中醫師長期連續服用龍膽瀉肝湯造成腎衰竭必須洗腎，因為馬多林酸中毒。來自中藥店的中草藥甚至中醫師的中藥處方，我是絕不會服用，因為我只相信科學家。坊間不少中草藥標榜是根據李時珍《本草綱目》所研製的秘方，現代的中草藥早已不同於幾百年前的中草藥，現代的中草藥，必須是經過嚴格科學實證之後的科學中藥，才能取信於我。

天仙液

十年前我首次看到天仙液的消息，當時認為這是大陸黑心貨！直到第一代天仙液研發人王振國所長來台灣跟我見面，向我說明天仙液的科學證據，我才開始相信。

王所長是在長白山長大的孩子，從小就接觸中草藥，而長白山是中藥的故鄉，全中國大陸中草藥以長白山最多最好。長白山頂上有一個天池，完全沒有污染。王所長花了二十幾年，篩選一千多種中草藥，研發出一種叫做「複方天仙膠囊」的抗癌良方，榮獲大陸第一屆全國「十大青年」及「十大英才」。很多國外的學者，包括美國癌症控制協會會長、諾貝爾獎得主到大陸去訪問他，與他討論中草藥如何治療癌症。目前全世界已有百萬人喝過天仙液，幾年前有一百位來自全球各地癌友齊聚在北京人民大會堂慶生會，他們的標題是「感謝王振國教授，讓我們重獲第二生命」。

二〇〇七年八月，我特別到長白山實地參訪，親身了解天仙液故鄉，長白山的確是一個沒有污染、風景優美的景點，在振國製藥公司看到很多長得很翠綠的植物，我以為只是幾棵樹而已，但是王所長隨便拿一片樹葉告訴我，這是很重要的中草藥「威靈仙」，真是「看得懂的看門道，看不懂的看熱鬧！」

為維護研發者的權益，王所長公佈天仙液百分之九十五的成份，較重要百分之五未公佈，其中僅僅菇類種類就很多。菇類是重要的素食，也是有名的抗癌食物，有些中醫師說菇是菌長出來的不能吃；野生菇類當然可能有毒，要食用一定要經過科學家篩選出來。

最近十年，台大醫學院青杏醫學文教基金會做了很多天仙液實驗，證實天仙液可增加免疫力、中和自由基，抑制肝癌生長，促使癌細胞凋亡，這是我看過科學研究最多的一個產品。

王所長編著的《戰勝癌症》一書，書裡記載著訪問一百位服用天仙液的癌友實錄，其中以日本人特別多，這是因為旅居日本的財經大老邱永漢先生，他的好朋友知名作家關根進先生年近七十，五十八歲時得到食道癌，醫院建議他開刀，他不敢開，只接受放化療，然後大量服用天仙液，結果活得非常好，沒有任何副作用，他認為天仙液幫他很大的忙，所以出書介紹天仙液，結果天仙液在日本大賣。

另外一位逸見晴惠女士，她先生在日本是很有名的主播與節目名主持人，相當於台灣的李濤一樣，十幾年前得到胃癌，接受開刀，沒多久又復發，再開刀後，不幸發生併發症而往生了。這件事在日本轟動一時，逸見晴惠很後悔，認為現代醫療沒有救她先生反而害了他，就站出來講話，做抗癌義工。之後她自己也得了子宮頸癌，接受局部放化療再加上大量天仙液後，現在活得很健康。

賴基銘教授是我的學弟，以前是長庚醫院腫瘤科主任，現在國家衛生研究院做研究，二〇〇七年他的研究團隊發現癌症有兩種細胞，一種是癌細胞，一種是癌幹細胞，一般化療可以使腫瘤縮小，可是很快又復發了，因為癌幹細胞沒有死亡。從實驗發現，天仙液竟然可以誘發癌幹細胞自動凋亡，所以他建議癌症治療最好是小量化療，再加上大量中草藥，是最理想的治療選擇。

二〇〇七年四月份，一群大師級的教授，包含台大醫學院退休的楊思標及楊照雄前院長、日本渥美和彥教授、慈濟大學王本榮校長、台大醫學院賈景山教授、天仙液研發者王振國所長，在日本東京召開國際整合輔助醫療會議，整合大家的力量來治療癌症。癌症整合輔助醫療正在國際間蓬勃發展，而我們台灣所謂主流醫學就是西醫，西醫以外的都被認為沒有科學根據的、要被排斥的，在台灣中西醫是不太合作的，在大陸中西醫可以合作，而在日本、德國則很重視自然療法。二〇〇八年十月，很高興聽到台大醫院成立了CAM輔助及整合醫學中心，這將引導台灣進入更進步的醫療環境。

天仙療法

西方醫學對癌症的治療，以手術、放療及化療為主，以集中力量對癌症病灶將之切除、殺傷為最大特徵，無論採用任何療法，均不可能只殺傷癌細胞，往往同時殺傷正常細胞，結果產生嚴重的副作用，使患者苦不堪言，常常發生癌症尚未獲得控制，卻先受到肉體與精神的雙重消耗，多少患者因此喪失生存下去的意願與力氣。西方醫學的治療已出現瓶頸，有人開始注意與尋求更多元的治療方式，以解決副作用的問題。

王振國所長推廣中西醫整合治療，他曾報告過有一位十公分肝癌的病例，經過中西醫合作進行栓塞之後，不到半年可以縮小到兩公分。台灣一位蘇教授，是B肝帶原者，二〇〇五年得到肝癌，到榮總開刀，開刀後又發現膽道癌，無法手術，他問醫師可不可以化療？醫師說化療沒有用。

教授問：「沒有用？那個病人跟我一樣得膽道癌，為什麼你幫他化療？」

醫師說：「那是做給家屬看的。」

教授又問：「無法化療，那我怎麼辦？」

醫師說：「你只剩下半年生命。」

這位教授是塔羅牌高手，會算命，認為自己絕不可能只活半年！他經人介紹到大陸找王所長接受中西結合治療，服用天仙液，也買了兩部AQ1400水機，一部裝在淡水的家，一部帶到大陸去。半年後健健康康的回來。又經過一年半後腫瘤完全消掉了。二〇〇七年六月我們請他出來見證，醫師們直說：「不可思議！」蔡教授年過六十六，最近還喜獲千金。

一位日本記者龍井先生得到肺癌，接近大血管無法開刀，他接受放化療，再加上天仙療法，現在腫瘤消失，活得非常好。一位大陸淋巴癌病人也是接受放化療及中西整合治療之後，腫瘤完全消失。有兩位罹患嚴重的乳癌病人無法手術，接受中西整合治療及經靜脈導管注射白花蛇舌草及人蔘苷元，腫瘤完全消失。以上是中西整合治療的實例。

二〇〇七年八月長白山之旅，同行有幾位癌症病人，來自高雄的王小姐罹患鼻咽癌已經十三年，接受過放化療加上服用天仙液十年以上，現在除了因放療造成重聽外，活得很健康快樂。另一位舌癌病人，沒有開刀，口含天仙液半年後，慢慢好起來。來自南投的甲狀腺癌病人，吃了天仙液兩年，腫瘤稍微小一點，他不放心到醫院接受開刀，結果醫師把整個甲狀腺全切除，術後必須終身服用甲狀腺素。甲狀腺素是急救激素，在身體遭遇緊急狀況時會大量分泌，當我們在爬又高又冷的長白山時，這位朋友因為甲狀腺素不足而致全身水腫！事實上他的甲狀腺癌早已經纖維化，可以不需手術，即使要手術也只需要做局部切除，西醫做根除手術是不對的！

另一位同行的日本知名藝人得到乳癌，她只做局部切除，醫師說這樣很危險，會復發，要她做兩年化療、五年抗賀爾蒙療法，她無法想像頭髮掉光光，噁心嘔吐的樣子，王所長安慰她說：「局部切除就夠了，今後要加強提升免疫力！」她服用天仙液兩年多，目前在日本電視上做防癌大使。

天仙液的成份

天仙液調配的成份，大多是在長白山脈採集的珍貴生藥。昔日長白山脈為火山活動旺盛之地，所以廣大的山區土壤都覆有火山灰，使得它的土質含有鍺、錳等大約二十多種微量元素。這些天然的微量元素都具備改善體質、防止老化、消除疲勞、預防癌症等功效。

此外，從長白山脈的斷層地帶湧起的天然水更是純淨無染，更富藏著我們人體所需要養分。採收人蔘的農民都知道，人蔘一經採收離地，很快地失去再生的能力，可是我們若將已採收的人蔘，浸泡在長白山地下湧出的天然水一段時間，還會發出新芽，這是非常獨特而且不可思議的現象。

另外，居住在當地的人都很長壽，他們平時飲用的是長白山的天然水。由於優異的水質、地質與氣候風土，使長白山脈附近的植物（藥草）成長不但迅速，並孕育出品質最優良的中藥草，這是一般在平地經人工所培養的藥草所完全不能比擬的。

為了保護研發天仙液系列產品的商業機密，與防止偽劣仿冒品的氾濫，「天仙液」的成份依合約規定無法全部公開。但是仍可就「天仙液」、「天仙丸」的主要成份中包括人蔘、黃耆等藥草，一窺其藥理作用。

1. 人蔘

人蔘對於人體具有優異的體力補充效果。在人蔘生長過程中，就含有充分的能量，特別是長白山脈所生產的人蔘，至少含有十二種人蔘皂苷、十四種胺基酸與低分子子肽（Polypeptide）、多醣類、Rh2、維他命、菸鹼酸，以及鈉、鈣、鎂、鐵、錳、銅、鍺等成份。

在多項動物實驗中，證明長期服用人蔘，可降低癌症的發生率，並抑制癌細胞的成長。此外，人蔘多醣類具有保護肝臟作用，並可強化身體免疫機能的提升、防止變異作用，同時也具有抑制癌細胞成長的功能。

更有甚者，藉由人蔘與抗癌藥劑的合併使用，不僅可能提升治療效果，也可減輕抗癌藥劑的副作用。人蔘對於胃癌、大腸癌具有一定的治療效果，根據臨床資料顯示，為數不少的白血球、淋巴球指數較低患者，服用人蔘後，指數呈現增加的趨勢。

對於末期癌症的患者，人蔘可以提升正常細胞的免疫機能，臨床用於消化器官癌症、腸癌，以及其他各種癌症的手術後恢復。此外，人蔘也用於放射線、抗癌藥劑治療期間，強化患者的體力。

2. 黃耆

黃耆含有多醣類、單醣類、微量元素等，具有提高免疫力的特性，並可強化T淋巴球的機能。對於細胞組織所擁有的病毒，黃耆中的醣質可誘發干擾素、抑制病毒與癌細胞的成長、增強T細胞的酯脢（Esterase）活性等作用，因而具有提升細胞免疫的效果。基於上述理由，黃耆時常作為免疫促進劑來使用。

3. 甘草

甘草含有甘草甜味素，主要的成份包含草酸的鉀、鈣鹽、黃酮化合物等。甘草對於水泡性口炎病毒腺病毒型、牛痘病毒I型等，在動物實驗中已獲證實，均具抑制作用。此外，甘草甜味素與其誘導體對於老鼠的移植骨髓具有抑制作用，也具有抗白血病機能。

4. 女貞子

女貞子含有齊墩果葉酸、甘露醇、油酸、亞麻仁油酸（linoleic acid）、脂肪酸、棕櫚酸等成份。在基礎實驗中，女貞子可以促進淋巴球的增殖，並在放射線治療與抗癌藥劑治療，具有提升白血球的效果。女貞子水浸劑對於小鼠子宮頸癌的抑制率，甚至可以達到四十九．二%。

5. 珍珠粉

珍珠粉成份含有碳酸鈣、有機物與各種微量元素。在以猩猩與小鼠進行的實驗中，珍珠粉可降低心臟、腦部組織的脂褐素，也有除去自由基（活性氧）的效用。

6. 白花蛇舌草

白花蛇舌草含有生物鹼、多醣體、香豆精等成份，在實驗中，白花蛇舌草對於白血病極具抑制作用。藉由免疫過程中身體防禦機能之增強，降低癌症轉移及復發，這在癌症治療具有相當重大的意義。

對於增強身體免疫力、白血球吞噬等功能，白花蛇舌草具有增強作用。另外，對於小鼠的子宮頸癌、小鼠的肉瘤一八〇、肝癌、腹水癌等，白花蛇舌草的水煎藥也具有抑制效果。由於白花蛇舌草並沒有明顯的毒性，所以是臨床中最常使用的抗癌漢方藥。

7. 冬蟲夏草

主要成份含蟲草酸，為奎寧酸異構物，又含冬蟲夏草素，可益肺腎、止喘咳。用於病後體弱、頭暈、食慾減退、自汗、貧血，尤其呼吸道抵抗力低，易受風寒感冒者，可用冬蟲夏草做為補品服食，增加免疫力。

8. 山藥

主要成份含皂苷粘液質、精胺酸、尿囊素、澱粉酶、膽鹼等。可益氣補脾、止瀉、祛痰。用於脾腎虛證、脾虛泄瀉、消渴症等。

9. 枸杞子

含甜菜鹼，屬生物鹼。另含維生素A、B1、B2、C、鈣、磷、鐵等，以及玉米黃質素。果皮含酸漿果紅素，可補肝腎、生精血，其作用為滋養、強壯，與其所含營養物質有關。具有輕微的抑制脂肪在肝細胞內沉積，和促進肝細胞新生的作用，用於治療肝病、體弱腎虛、眼病等。

10. **靈芝**

為孔菌科真菌赤芝或紫芝的乾燥子實體，含有多醣體、核苷類、多肽氨基酸類、生物鹼類、有機鍺……等成份。可免疫抗癌，增強正常細胞、體液及非特異性免疫功能，其多醣體對降壓降糖為有效成份，另外對強心抗栓、抗氧化防老、鎮靜鎮痛、止咳平喘等有一定的功效。

天仙液的主要抗癌作用與效果

「天仙液」所含成份，如微量元素鍺、硒、靈芝、黃耆、人蔘、多醣體、人蔘皂苷、黃耆多醣等，有以下的主要作用：

1. **癌細胞障礙作用**

- 在癌細胞增殖週期的時間點上，使癌細胞的增殖停止、消滅。
- 在癌細胞能量代謝的時間點上，制止癌細胞的呼吸，使其無法發揮機能，而逐漸被消滅。
- 將癌細胞膜破壞，使自身溶解而死滅。

2. **代謝調整作用**

改變癌細胞增殖所需的各種代謝作用，將可抑制癌細胞的增殖。同時，若能改善被癌細胞侵犯的有機體之代謝，將可提升其抗癌能力，使癌細胞的增殖受到相對的抑制。

3. 免疫增幅作用

為各種免疫作用建構容易增殖的環境，藉以抑制癌細胞的發生與增幅，同時也促進T細胞等的功能。

4. 微量元素作用

藉由微量元素的作用，以改善有機體的生理、病理的治療，進而使遺傳因子完全發揮作用，以達到消滅癌細胞的目標。

- **硒：**透過引發癌症的藥劑，而對癌症遺傳因子具有抑制作用。在肝癌的治療之中，硒除了對癌細胞有抑制作用之外，也可阻止癌細胞進入分裂期。
- **鍺：**鍺可以促進淋巴可溶物質II與干擾素I的分泌，並具有刺激寄生的癌症防禦作用，以及抑制腫瘤生長及擴散的作用。

藉由以上的各種作用，不僅可以阻止癌細胞的成長，還可調整代謝、提升免疫力，藉由複合、相乘的作用，而發揮出顯著的效果，這就是「天仙液」具有強力抗癌作用的機制。

中、西結合醫療

談到西方醫學與漢方醫學的統合醫療，最具體的例子就是合併中草藥複方與西方醫學的治療法。由於西方醫學手術及放化療三大治療只是消極的治標，無法根除或預防癌症復發，中草藥複方可有效預防癌症的轉移與復發，所以患者不妨在接受三大療法的同時，也合併飲用中草藥複方。若能在治療的三至六個月期間飲用中草藥複方，將有更大的機會防止癌細胞的轉移、復發。

如果癌症已經復發，西方醫學三大療法的效果極其有限，而且更帶給患者極大之痛苦。而細胞也將不斷轉移。臨床實驗的結果證明，此時合併飲用中草藥複方的話，可以減輕副作用，也可提升治療的有效性。

當末期癌症西醫束手無策之時，更加突顯出「統合醫療」醫學，甚而漢方醫學與漢方藥正是最佳治療的選擇方法之一。以中草藥複方可以幫助癌症的案例是有目共睹的，雖然無法治癒癌症，但是能紓解症狀，提升生活品質可能性相當高。

對於孕育四千年歷史的漢方醫學及中藥療法，已經有眾多研究機構及科學家投入漫長的時間、人力與物力加以提煉與研發。

中醫有一句名言：「去邪扶正」，如果西醫只停留在「去邪」階段，癌症治療將不會獲得重大進步。中藥就是在「扶正」，我是正統西醫，但我所用的都是中藥！

人蔘苷元

人蔘是中國生藥之王，在寒冷的東北或韓國，人蔘是最普遍的進補藥材，人蔘裡的皂苷具有細胞毒性，曾被用來治癌。但是口服皂苷之後，真正在人體內起療效作用的是皂苷的代謝次產物，苷元（aPPD）。

皂苷是一類較複雜的苷類化合物，在植物界分佈很廣，如人蔘、三七、知母、遠志、甘草、桔梗、柴胡等都含有皂苷。皂苷大多數為白色無定形粉末或無色結晶，味微甘苦，具有吸濕性，多含有一定的結晶水，並有一定的熔點。一般對酸不穩定，弱酸下即可水解，但水解後得不到真正的原形，皂苷元。皂苷易溶於水、甲醇、乙醇，可溶於正丁醇、醋酸、乙酸乙酯，不溶於乙醚、苯，具有光學活性，多呈右光性，水溶液振搖產生強烈泡沫。

從化學結構上看，皂苷是由苷元（aglycone）骨架與醣基（glycosyl）通過醣苷鍵（glycosidic linkage）相連構成的醣苷類化合物。加拿大英屬哥倫比亞大學一群科學家歷經十餘年，從人蔘等五加科植物中精製而成的達瑪烷苷元，經過現代科學研究證實，具有促進人體幹細胞生長的特異作用，被稱為是植物來源的幹細胞刺激生長因子。（Herb-derived Stem cell Stimulating Factor/HSSF）。

這類ＨＳＳＦ不僅能夠促進造血幹細胞的增殖，還能促進位於皮膚、神經組織、胰島、心肌等部位的幹細胞或母細胞（局部份化的幹細胞）生長，從而替代更新衰老的細胞，恢復器官和組織的功能。更為重要的是，當這些組織和器官受到破壞時（例如心肌梗塞、腦中風、癌症等），這類ＨＳＳＦ能夠促進幹細胞增殖而修復被破壞的組織，從而改變疾病的進程，甚至達到完全康復。

相較於化學藥物，從天然植物中開發藥物，逐漸成為世界藥物研發的另一個方向。從植物中開發的藥物，不僅能夠達到化學藥物的療效，其最大優點就是副作用小。人蔘千百年來被東亞地區人們廣泛應用，具有延年益壽的功效。現代生物科技發現，人蔘中有一種促幹細胞刺激生長因子，亦即達瑪烷苷元。科學研究證實，這一類苷元成份對幹細胞有如下的作用：

1.增加皮膚纖維母細胞生長和膠原合成：HSSF能夠促進皮膚內纖維母細胞增殖能力，並且能延緩一些有害物質（例如氧自由基、紫外線等）引起的纖維母細胞老化，促進膠原的合成，從而能夠保持皮膚彈性，煥發青春。

2.誘導間充質幹細胞分化成臟器組織細胞：間質幹細胞是很多臟器組織細胞的來源，例如心肌和骨骼肌細胞、脂肪細胞、軟骨細胞和造骨細胞等。HSSF能更新細胞並保護組織和臟器。

3.促進神經元幹細胞增殖：HSSF對神經球幹細胞（neurosphere stem cells）也有促進作用，引導後者分化形成神經元、星形、膠質細胞及少突膠質細胞，從而恢復腦組織的功能，HSSF治療由神經元細胞喪失引起的老年性退行性疾病（例如帕金森氏病、老年癡呆等）具有十分重要的作用，同時也對記憶力減退和衰老有優良的預防和治療作用。

4.通過刺激內皮母細胞改善內皮功能：內皮功能失調是引發高血壓、動脈粥樣硬化，以及隨之而來的心血管疾病意外（心肌梗塞和腦中風等）的主要原因之一。骨髓幹細胞和HSSF共同孵育後，由骨髓幹細胞逐漸分化形成的內皮母細胞顯著增加，達到預防和治療因內皮功能障礙而引發的高血壓、冠心病和心血管疾病意外。

5.刺激造血幹細胞增殖：HSSF對於造血幹細胞也具有促進生長的作用。例如它們和造血幹細胞共同培育後，從造血幹細胞分化生成的粒細胞、淋巴細胞、紅細胞、巨核細胞（血小板）數量顯著增加，並且HSSF也能通過促進GM－CSF和GM－CSF受體的表達，而進一步促進造血幹細胞的增殖。這些作用表明，HSSF具有調節人體免疫力的作用。這種免疫調節作用，不僅能夠使人體對於外界的不良刺激處於一種積極防禦的狀態，將疾病緩解於萌芽狀態；而且免疫力的調節也可以直接或間接地改善人體的亞健康狀態、代謝症候群及免疫性疾病，進而達到預防重大疾病，如癌症的發生。

6.抗癌作用：

- 作用於細胞週期的G1期，阻止癌細胞進入S期，來抑制癌細胞生長，並促使癌細胞正常化
- 具有細胞毒性可直接殺傷癌細胞。
- 通過多重機制誘發癌細胞自動凋亡，如啟動caspases通道，抑制Art抗凋亡激酶
- 逆轉癌症多藥耐藥性，藉由抑制P－gp糖蛋白、P450酵素來降低耐藥性，強化化療的療效。

許多癌症病人不敢服用人蔘，因為大家都說人蔘是補氣活血的。

有次我問一位中醫：「你們是根據什麼來說癌症病人不能服用人蔘？」他說《本草綱目》寫得清清楚楚。但是，請問《本草綱目》是誰寫的？是三百年前李時珍在大明王朝寫的，現在已經二十一世紀了，還再依據這些古書嗎？

二〇〇九年，一群韓國科學家來台灣開醫學會，向我們報告，他們發現人蔘含有大量

的人蔘皂苷，可以誘發癌細胞凋亡；他們把皂苷分離出來，命名為「仙蔘精」。這群科學家又做了一個滿有趣的實驗，他們在二歲老鼠（相當於人類八十歲）走迷宮走不出去時，餵食皂苷，老鼠竟然就可以走出去。我自己常常服用皂苷，主要目的是要防止老化，在我診所則使用在老年人、腦部腫瘤或轉移的病例上，目前已經累積超過兩百人次的紀錄。

氣功療法

氣功的科學證據

十二年前要練氣功時，醫師勸告我說：「練什麼氣功？氣功沒有科學根據，趕快去開刀啦！」

我反問醫師說：「什麼叫科學？」

簡單的說：「重複出現就是科學」。三千年前太陽從東邊出來，三千年後太陽還是從東邊出來，這就是科學。氣功流傳幾千年，千千萬萬人在修練，能流傳幾千年，不是科學是什麼？反之，醫院用的化療也是科學家研發出來的，當然是科學，可是用在人身上，開始有些效果，不久就發生後遺症、併發症，腫瘤復發、甚至有人死亡，這個藥就要被換掉。化療藥的壽命只有幾個月，氣功有幾千年，哪一個有科學根據，一比較就知道了。

十多年前在國科會的贊助下，李鳳山師父接受台大李嗣承、王唯工幾位教授群的臨床實證，早已證實氣功是有科學根據的。當時教授們就發現李師父可以施展「正氣」讓細胞增生，也可以發出「殺氣」切斷癌細胞的DNA，而誘發癌細胞之凋亡。王唯工教授的著作《水的漫舞》中，更進一步實驗證實：殺氣是一種震波，會破壞循環；正氣是一種諧波，可以改善循環。

十二年前，當我內心承受恐懼害怕及放化療身心受創之時，是梅門氣功把我拉回來。每次進入道場靜坐時，就把腦筋放空，忘掉癌症，全身放鬆，在練功中讓我逐漸昇華，身心受創越嚴重，體會越深，境界越高！

氣功的境界

排毒、吐吶、循環、平衡

我的雞尾酒療法首先要求大家改善飲食，遠離污染，來淨化身體、淨化心靈，但是我們一出門，污染就來了，你沒有辦法脫離這個環境的污染。所幸人體是很聰明，會自動排毒，什麼是排毒？你問醫師，醫師會說：「什麼排毒？只有排泄！」所謂排毒就是把不要的東西排掉，當你喝下可樂後會打嗝，因為要把二氧化碳呼出去；化療後會噁心，因為細胞中毒了，身體要把毒素吐出去。你聽了醫師的話，要吃紅肉、要高蛋白貨，吃了太多蛋白質，不能吸收及利用，就變成廢物，就要排掉。不要以為蛋白質很好，太多了就是廢物。練氣功就可以排毒！

氣功怎麼練，氣功就是在「氣」上面下功夫，釋迦牟尼一句名言：「人的生命在一吸一呼之間。」腦細胞三分鐘得不到氧氣就會死亡。呼吸就是吐納，氣功的第一個功夫就是在練氣吐納，以腹部呼吸來按摩內臟。很多病人聽到平甩功很好，對我說：「有沒有錄影帶讓我在家裡練？」也有人說到公園練免費氣功就可以了。

有一位公園裡教太極拳的師父，他得了胃癌來看我。

我問他說：「你氣功練了十年，比我更有經驗，應該知道如何調整身心？」

他說：「生病了，不好意思說啦。」

他太太坐在旁邊插嘴說：「練什麼氣功？一回家就跟我吵架！」吵架也是氣功，放屁也是氣功，呼吸就是氣功，所以大家都會練氣功，有這口「氣」人才能活下來！

我在練氣功之前、之後判若兩人，練功之前個性是得理不饒人，常常與人家起衝突。好像病人到醫院看病，看到醫師心情就緊張，很多負面情緒都湧上來，緊接著血壓上升，肌肉僵硬，循環不良，吃東西也不能消化。練功後每次負面情緒一來，就閉起眼睛，靜坐下來，呼吸調成「細、慢、長、勻」，此時身體沒動，但是「動中有靜、靜中有動」，心在跳，胸部在呼吸，腸子在動，腦子在想，五臟六腑都在動。我們斷手斷腳是不會死的，五臟六腑一腐壞，人就活不了！

靜下來幾分鐘以後，血壓下降，肌肉鬆弛，循環也好起來，東西吃下自然就消化了，眼睛一睜開，世界又重新開始，剛才指責我、批評我的人都是好朋友，心馬上得到平衡。

我們自然界很重要的一點就是「平衡」，昨天大風大雨，今天風平浪靜。自然療法就是要回歸自然與保持平衡。

生氣罵人是不平衡，恐懼害怕是不平衡，不平衡下去就會加重病情。這時候就要看你的個性，如果個性是負面的、悲觀的、憂鬱的，那就把自己弄得很痛苦；如果你能轉念，想快樂、正面、積極的，很快就得到平衡。身心一平衡，身體立刻好轉起來！所以氣功會幫我們吸納、排毒、循環與平衡。

「靜、鬆、氣、定、神、魄」

氣功有幾個境界，第一個心要「靜」下來，心靜不下來是無法練功的，現在很多人心靜不下來，整天胡思亂想或杞人憂天。心靜下來後，才能體會到放「鬆」，癌症病人天天緊張加恐懼，整天愁眉苦臉，根本不知道什麼是放鬆。心靜放鬆以後，練起功來，「氣」感就來了，時間一久，氣就順了，以前練功前，我是「理直氣壯」，現在是「心平氣和」，氣順了，就會「心定」，不再慌慌張張，能夠一心一用。為什麼很多人愁眉苦臉、腰酸背痛、頭暈眼花呢？就是不靜不鬆、氣散又不定！

心定之後，就有精「神」。在診所做「癌症解說」時，常常看到癌症病人打瞌睡，精神萎靡。練功心定之後，就會精神飽滿，眼睛有神。時間一久就有自信、有信心，有自信、有信心之後進一步走出去幫助別人，幫助了別人，別人也會幫忙你，這就是魄力，魄力一來，你還會恐懼癌症嗎？

氣功就是練這個境界：「靜、鬆、氣、定、神、魄。」要多久才能達到這個境界？要像師父修練四十年嗎？不需要，只要你能用心、專心、恆心，很快就會達到。

師父引進門，修練在弟子

因為我的關係，已經有幾百人進入梅門養生學苑練氣功，有的人問師父：「練功多久，癌症才會消失？」師父當然不會回答你，所謂「師父引進門，修練在弟子！」好好練功再說！不出三個月，這些人回醫院檢查，發現癌症沒有消失，覺得練功根本沒有用，就回醫院接受破壞性的治療，這些癌友一回醫院就出不來了！

有一位大腸癌病人，來看診時剛開完刀正接受化療，經我解說後加入梅門很認真練功，現在已經五年了，實際上她的病情已到第四期，癌症早已佔滿她的肝臟，癌症指數（CEA）高過三千！醫師屢屢警告她趕快接受標靶化療，但是四年前的化療痛苦經過，早嚇壞她，如今她天天練功，心情愉快，完成不像癌症病人！誰說與癌共存不可能？

十年前當李師父安排我出來見證時，一位八十幾歲老榮民與我同台見證，他是攝護腺癌末期，癌細胞已經轉移到全身骨頭，常常痛得爬不起來，醫師預測他只能活幾個月，但是他豁出去來一天練功四小時，他是一手扶著椅背練平甩功，跌倒了又爬起來，再換一隻手撐著身體繼續練，如今已活過十年，還去大陸遊長城。

台北市議會副議長李新說得好：「你今天沒有時間練功，明天就有時間生病。」很多人練不到三個月就不練了，除了懶惰成性外，一個主要原因是接受醫院可怕的治療後，早已氣血盡失，虛弱無力，此時最希望的就是躺在床上休息，一躺下來就變成「等吃、等睡、等死」的三等公民！

我在什麼地方練功？住院當病人的時候練，當醫師也在練，要融入生活，走到哪兒練到哪兒，在我另一本書《感謝老天，我活過十年！》裡有詳細描述十二年前在放療時，肛門痛得要死，一天上廁所十幾次，吃藥根本沒用，常常閉起眼睛，在馬桶上練功！

現在隨時隨地可以練，在馬路上，在公園，在等車的時候，尤其情緒不好時，更是馬上做起吐吶，常常不出三、五分鐘，就心平氣和，永保心境的平衡，練功不僅在治病，更在調心。

氣功與運動

曾有兩位瑜珈教練，因為腰酸背痛來求診，我以為只是運動傷害，哪知X光一照，腰椎竟然有嚴重之側彎。瑜珈原本是印度氣功，但是現在很多教練都把瑜珈當成運動，只在追求姿勢之優美，併命拉筋，結果姿勢做到了，但是脊椎也歪了。練功之時，必須體會心靜、並在「鬆」字下工夫。

運動只有動，氣功有靜有動：我從小就酷愛運動，小學是棒球校隊捕手、中學參加橄欖球隊，大學是足球校隊，每到寒暑假參加救國團活動，上山下海，無所不去。這些劇烈活動，帶給我很大的樂趣，也讓我鍛鍊成堅強體魄，但是更讓我遍體鱗傷。等到練氣功時，讓我體會到「動」之外，「靜」有更高之境界。「心靜」之後的動，更能專心，更具威力。武術家常說「靜則練意，動則練心」。練功者是靜如處子，動如脫兔。

運動有力，氣功有勁：運動要出力，一出力也許快速，也許鋼猛，但卻常常流於粗糙，或過猶不及。這也是運動傷害的原因。氣功出手是勁道，既細膩又能控制，既優美又能點到為止，「力」只是施展外功，「勁」卻是內功之表現。

運動講究快速，氣功有快有慢：幾乎所有運動都在追求「快速」，選手們都在渴望破紀錄，反應越快，速度越快的人，就是贏家。氣功也在講求快速，但是快速當中，常常有「慢」在後準備。運動員常常「衝過頭」，練功者能快能慢，動作恰當。有一次與師父聚餐，師父說很多人以為氣功太慢，對癌症病人來不及了。事實上，只要好好練、天天練，不出三天就有感覺，三個月包你脫胎換骨。的確，十二年前練功不到三個月，就讓我從恐懼壓力之中，逆轉回來。

運動需要肢體平衡，氣功講究身心平衡：運動是外功，每個動作固然要求平衡，但是卻是不自然之平衡。所以運動員常常身體某部份很發達：網球選手手臂很粗，足球選手大腿如大樹，游泳選手胸寬如青蛙。練功者身材均衡，體態優美，更重要的是不只是身體之平衡，更講求身心之平衡。所以運動健將個個是「猛男」樣，練功者在練功時卻常露出「和祥」的微笑。

運動在耗氧，氣功在吸吶：美國慢跑名將費克斯在一九七八年寫了一本《跑步全書》的暢銷書，引起全美慢跑風潮，不料幾年後，費克斯在跑步中心臟病突發而亡。類似這種運動中猝死的例子，不勝枚舉，國民黨的廖風德，一位醫學中心的內科主任及一位高階警官也都在清晨慢跑或週末爬山中猝死。

如果你仔細觀察公園裡慢跑的人，不是愁眉苦臉，就是上氣不接下氣，有人跑到面紅耳赤、臉色蒼白，有人昏倒送醫。氣越短，生命就越短，氣越長，生命越長。氣功重在「呼吸」也就是「吐吶」，有進有出，練功時呼吸常保持「細、慢、長、勻」；運動後氣喘如牛，練功後氣色紅潤！

運動常常造成傷害，氣功常常在修復傷害：運動傷害是家常便飯，卻是運動員最擔心的，傷害常常斷送運動員的表現機會。氣功有時也會造成傷害，但因為練功者講求內勁、身心、吸吶，受傷之後，往往能借「換境」、「換勁」來療傷止痛。我曾經在一場劇烈的足球比賽中扭傷了右腳踝，這個傷跟我幾十年，常常在復發疼痛。十二年前有一次在公園練平甩功之後，突然間一陣熱氣通過腳踝，一下子整個腳立刻輕鬆起來，從此這個舊傷就消失了，你說神奇不神奇？

運動有很多限制，氣功百無禁忌：運動要有同伴、需要場地，或要道具，遇風雨可能受阻；劇烈運動不適合老人，講求技術者不適合小孩，等等限制不勝枚舉。氣功毫無限制，無論天氣好壞，無論室內室外，男女老幼，都可以練功。十二年前在接受放療時，肛門痛到寸步難行，每次如廁，猶如刀割。在這種處境，走投無路，只好在廁所裡、馬桶上練平甩功！沒想到不出幾星期，竟讓我度過難關！

運動注重科學，氣功是融合科學與哲學：運動醫學是一種專科，訓練方面著重在借科學方法讓運動員跑得快、跳得高，治療方面著重在筋骨、關節之療傷與止痛，畢竟只是唯物醫學。氣功流傳幾千年，不僅是科學更是哲學，氣功大師往往也是「醫者」、「行者」與「智者」。

運動只求唯物，氣功是心物合一：運動幾乎都在鍛鍊身體，堅強體魄，氣功境界是無止境，進入氣功境界常讓人有身心一體之感，練功者不僅能健步如飛，更能心平氣和。梅門精神「內外兼顧、心物合一、維護自然、推陳出新」說明了氣功的境界。

運動精神在於紀律，氣功在於天人合一：運動者除身體健康外，常講求運動精神，運動精神就是「堅忍而不怕苦」、「服從而有紀律」。練功者更上一層樓，是「丹田運氣」、「動靜自如」、「融入生活」。梅門精神揭示「宣道立德、文武雙全、行仁化義、普傳有道、梅花遍地、永不退轉，成就大同」。氣功是永無止境！

平甩功的奇蹟

十二年前身心受創最嚴重之時，學習到平甩功，開始只是在恐懼之中傻傻的練，沒想到天天練、時時練，竟然奇蹟出現，不僅身體好轉、腫瘤消失，更重要的是「心念轉變」、「心平氣和」，最後是「脫胎換骨」。李鳳山師父的名著《平甩的奇蹟》，有眾多師兄師姐的見證，更證明了只要用心練，大家都可以感受奇蹟的出現。練習平甩功時，要注意以下幾點：

身體保持中正，左右平衡：很多人一接觸平甩功，常常以為這麼簡單，哪會有奇蹟出現，殊不知「簡單之處」往往是真理之所在。練平甩時兩腳站穩，雙手平舉，身體左右平衡，背後之脊椎自然維持中正，脊椎兩旁之自律神經不再受壓迫而維持正常功能。自律神經支配五臟六腑，自律神經功能正常，五臟六腑當然也就正常。師父常說「十指連心」，就是這個道理。

鬆肩垂肘，全身放鬆：練功時，師兄師姊常告訴我們，要鬆肩垂肘，剛開始體會不出來。一般人平日因為緊張，壓力，生病等因素，常常肌肉僵硬，兩肩成一字。自己練功一久，才慢慢體會出「鬆肩垂肘」，全身放鬆的意義。以後我在教癌友練平甩功時，看到他們個個身體僵硬，面如蠟像，更能體會出平甩功的奇蹟。

規律：宇宙運行是規律，生活也是規律，心境也是規律。有規律就會按部就班，不會凌亂，行事自然事半功倍。每次心情難過，身體不適，就地平甩十分鐘，很快的就能恢復正常。

心平氣和：練功最有功效的是是讓我「脫胎換骨，判若兩人」，過去行事常常心浮氣燥，遇事是理直氣壯，好似「很有威力」，但是往往結果是「事倍功半」，甚至是「功敗垂成」。練功後，做人做事總是「心平氣和」，昔日同事都感受到我真是「變了」。

忘我境界：練功進入狀況，真會忘我。尤其是心情很壞，身體很差之時，更能體會。有一次在公園很專心練功，一時之間，竟然到了忘我境界，那時全身舒暢，氣運十足，清風徐來，一陣清涼，好似快活。回神之後，精神百倍，所有病痛完全消失。司馬承楨在

〈坐忘論〉有言：「內不覺其身，外不知乎宇宙，與道冥一，萬慮皆遺。」。我常常告訴癌友，只有忘記癌症，才能治好癌症。如何忘記癌症？練功是一個非常好的方法。

領悟做人道理：平甩功每五次膝蓋要彈兩下，這是很有醫學道理。人類花了幾百萬年才能直立起來成為萬物之靈，這是膝蓋不斷的克服地心引力的結果，如果用顯微攝影，就可以發現人的膝蓋無時無刻都在做彎膝與直立之動作。人的老化不是看年齡有多大，而是看膝蓋是否健全，能夠健步如飛，即使是八十歲也不算老。神經科醫師從膝反射就可以檢查出是神經系統是否健全，每天三十分鐘的平甩功可以防老，你要不要相信？

一位來自台南的家庭主婦，於二〇〇六年五月間罹患直腸癌，當她緊張恐懼之時，於二〇〇六年八月來求診，經我仔細的解說，她完全接受我的雞尾酒療法，首先她購買了AQ1400水機，也加入梅門勤練氣功。不出三個月腫瘤縮小，原本要手術要做永久腸造口，結果醫師切除腫瘤而能保留完整的肛門，手術後曾接受化療，但是不到一個月，她就深覺化療的可怕，而毅然決然拒絕，她的先生也支持她一起加入梅門。二〇〇九年春節前，在追蹤訪問中，他們夫妻很感謝我當初能推薦梅門氣功與電解還原水，讓他們早早走出癌症之陰霾，也免除了身體之浩劫！如今過了六年，一切安好，健康快樂。

換勁、換境、幻境、患境

「換境、換勁、幻境、患境」這是練功時常有的現象，「換境」或「換勁」猶如蛇脫皮，身體更茁壯，更上一層樓。但是「幻境」卻很危險，有些「自發功」的氣功團體，常常讓學員自行進入自發狀態，此時如果沒有深厚的定力或有高人從旁協助，往往進入幻境而神智不清、走火入魔。而「患境」是一種病態，是真正生病了。「換勁」與「患境」如何區別，非常重要。初學者常把練功中所發生的所有變化，通通歸成「換勁」，而繼續練功！「換勁」可以繼續練功，「患境」卻要馬上休息就醫。以下有兩個例子：

病例一：延誤就醫的子宮內膜癌病人

二〇〇七年五月，一位子宮內膜癌病人穿了大衣，把頸部包著緊緊的，在先生攙扶下很衰弱的走進我診所。她是三年前被發現癌症，很怕去開刀，正巧看到我的書，也沒向我諮詢，就自個兒改變飲食，找林光常排毒，也加入梅門練功。半年後腫瘤轉移到鎖骨下淋巴結，三個月內變大十倍。她先生掀開她的大衣，讓我嚇了一跳，她的淋巴腫瘤竟然大到十幾公分，而且又漲又充血！

她說：「許醫師你不開刀，我也不開刀。我吃素、練功、排毒、喝水都做到了！」

我問她：「妳怎麼把腫瘤養那麼大？」

她說：「師兄師姊告訴我不要去化療、不要看醫師，通通不要去，他們又說腫瘤快掉了，這是『換勁』，叫我放心。」

我的天呀！腫瘤快要破了！我立刻說：「別發神經！腫瘤快破了、會大出血的！妳有生命危險！趕快回醫院！」

當天她趕到台大醫院時，腫瘤就破了造成大出血，還好醫師把她救回來，以後接受放療，腫瘤縮小一半。但是一個月後，病人因為腹腔子宮癌破掉，大出血而往生。

病例二：心境錯誤的直腸癌病人

二〇〇七年二月，一位華航機師羅患直腸癌來求診，他的病症完全與我一樣，當時醫院建議他手術做人工肛門，幸好手術前他來看我，我極力建議他走整合療法，他同意我的意見，一方面接受醫院的放化療，一方面到梅門練功。三個月後腫瘤消失，我很高興終於有人與我一樣有好結果。往後幾個月他每天勤於練功，也定期回醫院檢查。

一年後他發現大便有血，且肛門有疼痛感，師兄師姊告訴他是「換勁」，繼續練功。但是醫院檢查發現有一個一．五公分腫瘤復發，醫院要他手術或化療。他不知所措來詢問我的意見，由於腫瘤尚小，我建議他大量服用天仙液及練功，或接受局部內視鏡切除。他選擇練功及服天仙液，但師兄師姊卻認為天仙液是葷食，不可吃。於是他放棄天仙液，繼續練功。此時我已看出他面露憂愁，他太太私下對我說，病人脾氣暴躁，常常無端生氣，神情緊張，睡眠不佳。我開始擔心他已進入「患境」。

半年後他又來求診，這次完全不一樣了，他的症狀逐漸惡化，肛痛越來越嚴重，排便非常困難，心情很壞，問診時，他突然問我：「怎麼小便也有血？」我一聽糟糕，腫瘤已經侵犯到膀胱了，我要他立即到醫院檢查，他卻說：「這一陣子，師兄師姊都說是『換境』，叫我放心。」我很嚴厲的對他說：「這是惡化了，不是換勁。」

他痛苦的回去，一個月後打電話問他，他說醫院檢查腫瘤已經很大了，要馬上開刀，但是師兄師姊卻說千萬不要開刀，如果進醫院就出不來了，我問他身體狀況，他說已經一星期沒有排便，東西吃不下，肛痛嚴重，根本睡不著，體重掉了十公斤。他的陳述已經說明了他的腸子已阻塞了，如果練功可以治好，當然不要開刀，但是已經到了急診的狀況呀！

最後他選擇回醫院開刀，手術中醫師發現腫瘤已穿破直腸，侵犯到膀胱。所幸還可以切除。手術後兩個月我以電話追蹤，他說身體很虛弱，但已經可以正常進食。再過三個月後再度聯絡他，他表示正在接受化療中。我告訴他不要忘記練功，他說連站都困難，無法練功。他的回答讓我想起有一次我問他：「為什麼要練功？」他回答說：「是為了治癌呀！」

這是心境的錯誤，練功不是為了治癌而是治心。現在腫瘤復發又接受痛苦的治療，看來他對練功已完全失去信心。兩年後，果然往生了！

這是誤把「患境」看成「換勁」，兩者的差別剛開始很難區別。但只要細心觀察，自然會發現兩者之不同：

- 如果只是酸、痛、麻、癢、漲等筋骨不適、或皮膚症狀，如皮癢、起疹等，由於不影響內臟功能，可視為「換勁」。
- 如果是上吐下瀉等消化症狀，在吐瀉之後，身體有輕鬆之感則是「換勁」；反之如果吐瀉之後身體虛脫，甚至頭昏眼花，務必以「患境」處理，馬上休息，如未好轉必須就醫。
- 如果出血、腫瘤變大，絕對是「患境」，馬上就醫。

● 如果疼痛久未消失，而且更痛更惡化，對癌症病人極可能腫瘤復發，務必回醫院檢查。

● 如果是頭暈、頭痛等腦部症狀，兩天內不消失或加重，也應該就醫。尤其是突然間劇烈頭痛，極可能腦出血，務必看神經外科。

我的手機二十四小時開放，0910-743-919，請隨時連絡。

功能性醫學檢查

什麼是功能性醫學？

小自單細胞生物、大到至少有六十兆細胞的人類，沒有一個生物體是相同的，生物體的不同就是讓生物生存下去的原動力，個人體質不同加上後天環境的差異，造就成每個個體生老病死之命運。同一種病發生在不同個體，結果不同；同一種藥不同人吃下去，療效也不同；即使同一種食物不同人吃下去，有人發生痛風，有人得到營養。

很多疾病尤其是慢性病，如高血壓、糖尿病、癌症，多半是後天習性造成，很多疾病的發生早在被發現前已經默默在人體內產生及進行了一、二十年，功能與氣血已經改變，但是現代醫學無法偵測，到醫院發現癌症時都已經太晚了。現代主流醫學是靜態醫學，大眾化醫學，對個人體質完全無法偵測，拜生物科技的進步，人類基因的解碼，個人化醫學、功能醫學已經成熟了，在美國已經發展成一個專門學問，而在臨床應用多年了。

功能性醫學（Functional Medicine）是一門以科學為基礎的保健醫學，其治療方式包括：飲食調整、營養補充品、植物或藥草處方及其他相關的輔助療法。這些治療方法都是讓身體自行痊癒。功能性醫學的應用乃是以人的基因、環境、飲食、生活形態、心靈等共同組合成的獨特體質作為治療的指標，而非只是治療症狀。功能性醫學是以先進及準確的實驗為工具，檢測個人的生化體質（biochemical Individuality）、代謝平衡（metabolic Balance）、生態環境（ecological Context），以達到早期改善並維持生理、情緒認知及體能的平衡。下列是功能性醫學的要義：

1. **個人體質差異**：與傳統醫學最大不同的，是功能性醫學強調每個人的體質差異。因此，有效的治療應該是一個人體質狀況量身訂做，才能符合個人需求。功能性醫學的檢驗就是秉持著這個原則，協助專業醫療人員分析個人在分子生化（molecular biochemistry）、賀爾蒙分泌型態（hormonal secretion patterns）、細胞環境（cellular environment）、免疫反應（immune responses）等等些微的不同，進而提供專業、精確和個人化的治療。

2. **小症狀不應被忽視**：身體內輕微的不平衡，都可能造成未來嚴重疾病的發生。這種生理「漣漪效應」，即是由小小的不平衡造成生理性的連鎖反應，最後導致健康狀況的衰退、慢性疾病和惡質性疾病的發生。正因為如此，功能性醫學是以積極的方式維持其身體器官的功能，而非消極的等待疾病或症狀的發生。透過先進而靈敏的檢驗，可以檢測出身體內最微小的不平衡，並給予及時的治療，以預防往後更多的健康問題。

3. **全方位的治療（holistic Approach）**：對身體做最好的檢查及治療，是把「人」當作整體來看，而不是僅僅只是針對某一部份器官而已。為了準確診斷和有效治療，醫師必須考慮不同治療或方法，以及對整個身體所有可能的長期效果。此外，為了幫助身體增強自然治癒的機轉，醫師應努力維持體內之動態平衡（homeodynamics），而不只是抑制症狀。功能性醫學的檢測在協助醫師清楚地了解病人的病因所在，重建其內在平衡狀態，以達到最佳的健康狀態。

什麼是功能性醫學檢測（Functional Medicine Assessment）？

功能性醫學認為每一個病人都是獨特而與眾不同的，評估器官的「功能」而非僅器官的「病理」，這正是功能性醫學的主要原則之一。傳統的血液檢驗、掃瞄及X光等檢測方式，是偵測器官損傷及解剖生理上的改變；然而功能性醫學檢驗是檢測更進一步「無臨床症狀」器官功能的改變，這兩者在醫學上不但不互相排斥，反而有互補的功用，使其更能達到預防醫學的目的。

功能性醫學檢測幾乎不具侵襲性，只要收集個人的糞便、尿液、血液及毛髮等即可。而在功能性檢測特殊之處，即是使用「刺激（challenge）」器官的方法，讓醫師能評估器官的功能狀況。因此，可補強傳統檢驗中易漏失的訊息，如此完整的分析，將有利於對健康狀況做最完善的了解。功能性醫學檢測項目可評估人體六大功能系統，包括：生理代謝功能分析、內分泌系統分析、營養狀況分析、免疫系統分析、腸胃道系統分析、基因檢測。藉由如此完整的檢測可協助醫師更了解疾病的發生原因，進而提供有效的治療方式，以達到最佳的健康狀態。

二○○八年我胖了五公斤，癌友們都說我發福了，其實我的生活並沒有特別改變，但卻胖了，這是有原因的，經取樣我的尿液做全套代謝功能分析，評估尿液中四十餘種有機酸（organic Acid），發現「肉鹼（l-carnitine）」氨基酸酵素降低了，這是老化的現象。「肉鹼」是脂肪代謝所需的第一種氨基酸酵素，「肉鹼」降低了，脂肪無法分解，當然就發胖了。檢查尿液也發現我醣類代謝不完全，導致乳酸過高，這也是老化現象。另外，腸內益菌也不夠。了解自己個人「代謝」缺憾，就可以缺什麼補什麼，而不是到處買到處補，「越補越大洞」。

每次「癌症解說」，我都會建議病人接受「功能性檢驗」，來充分了解自己個人體質，再考慮如何「補」。

台北一家有名的麵包店老板，每天忙於做麵包。最近發覺身體不適，食慾不振，他擔心是否罹患癌症，就到大醫院接受十萬元的所謂「高級健檢」，檢查結果竟然正常，最後醫師認為他是憂鬱症，要他服用抗憂鬱症藥物。但是他的不適繼續存在，二○○八年三月間來求診，我建議他接受慢性食物過敏原分析。檢驗報告出來竟然發現他對大麥過敏，於是我要求他做麵包時，不僅要戴帽子，更要戴口罩、戴手套，常洗手，更不能邊工作邊吃東西，全套代謝功能分析則顯示他的肝臟解毒功能嚴重缺損，經提供適當的有機營養素後，我要求他每小時要走到室外做平甩功，不出三個月，他的症狀都改善了！

自然醫學醫師檢查癌症病人時，常常要看病人的口腔，因為要知道病人是否用汞補牙，汞是重金屬，也是致癌物。去除重金屬是很重要的治癌方法，可惜正統西醫不重視。不過政府已經開始重視重金屬汙染，二〇〇八年起，明令禁止使用水銀（汞）體溫計。過去政府也替雲嘉南沿海居民檢驗頭髮重金屬含量，發現多數居民都有重金屬中毒情形，過去有砷中毒（烏腳病），現在主要是汞污染。雲嘉南也是台灣癌症死亡率最高的地區，當地盛產蛤、蚌等養殖海產，重金屬污染也很嚴重。

二〇〇八年十一月，我自己也接受重金屬頭髮檢測，結果竟然發現鈾超高的，原因在哪裡？朋友開玩笑說：「你是住在核能廠旁邊嗎？」事實上，水中就含有鈾，環境裡更多。

記得幾年前參觀每年的生技展，發現基因生技已經萌芽，利用血液可以檢驗各種疾病，可以預知罹癌的可能性，二〇〇八年的生技展，有多家生技公司已經發展出完整的基因檢測。現代科學家已發現很多個人體質的基因，如心血管基因、肥胖基因、致癌基因、解毒基因、糖尿病基因或雌激素基因等。透過先進的、較敏感的基因檢測，讓我們能提早預防。

但是任何檢測都只能代表檢測當時的信息，並不代表下一秒鐘的信息，對檢測值不要過度解釋。

半年前我接到來自美國的長途電話，一位旅居美國的台灣婦人，罹患右乳癌，已接受全切除。她來電詢問：

「許醫師，你好，我是台灣人，旅居美國多年，兩個月前因為右乳房發現乳癌，已經做全切除。手術後醫師發現我有乳癌基因，強烈告訴我，復發率很高，為了以絕後患，建議我乾脆把左乳房也切除，你的意見呢？」

我愣了一下，多麼奇怪的問題，我問她：「妳有女兒嗎？」

「有，二十幾歲了，混血兒很漂亮！」

「那妳女兒的乳房也要切掉！」

「什麼?!」

「因為妳女兒也有妳的基因！」

我繼續說：「不是妳得癌症，是那位美國醫師得癌症了，有了基因並不表示妳一定會癌症復發，有了基因只表示有這個傾向而已，知道傾向更要提醒自己，努力力行我的雞尾酒療法與養生之道。」

報載一位美國名模，其母親及祖母都因乳癌去世，她自己做基因檢測也發現有乳癌基因，她一驚，竟然真的要求醫師切除兩側乳房，並重建成特大E罩杯乳房！我想她大概是找藉口隆乳吧！

最有名的是影星安潔莉娜裘莉，也因為母親乳癌去世，她接受基因檢測後，醫師告訴她有六十五%機會得到乳癌，三十五%機會得到卵巢癌，她先把乳癌切除，之後又把卵巢也切除，很多正統西醫都認為她是模範生，呼籲大家要效法她，前些日子看到她到泰國訪問，竟然瘦成紙美人！

所有正統西醫師只會破壞醫學，不懂得預防醫學，只會用破壞的手段來達到預防的效果！他們都走火入魔了！

免疫細胞療法

血液中四十五％是由紅血球、白血球、血小板所構成。紅血球是使用血紅素這種蛋白質，將氧氣運送到身體各個角落；血小板則具有止血的作用；其中白血球在免疫系統中擔任保護身體的重責大任。白血球分為淋巴球、巨噬細胞及顆粒球等三種，這三種要攜手合作，才能處理掉病原體和不必要的老舊細胞。

免疫系統中，淋巴球擔負著極重要的角色，我們體內的淋巴球中，T細胞占六十到七十％，B細胞及樹突細胞占十到二十％，剩下的十五到二十％是NK殺手細胞。

NK細胞長期以來一直困惱著科學家，直到一九七三年～一九七四年間，由美國兩個不同的研究機構，從相同的現象，偶然的確認出新的免疫細胞。最後在一九八六年，於夏威夷舉辦的國際自然免疫學座談會中，決定將此種負責自然免疫任務的細胞，定名為「自然殺手細胞（Natural Killer Cell）」。

NK細胞是保護人體免於癌症侵襲的重要防線，雖然同樣是屬於白血球中的淋巴球，但和T細胞、B細胞是不同的細胞群。一般而言，巨噬細胞等吞噬細胞，如果不能呈現抗原給輔助T細胞，則很難發動殺手T細胞攻擊癌細胞。此外，殺手T細胞從接受輔助T細胞的訊息到攻擊為止，需要花上幾天的時間，而NK細胞不需要任何指令，對於癌症等廣泛的腫瘤細胞，具有自發性的細胞毒性作用。

NK細胞是不需要癌細胞或是濾過性病毒的前感作用（即抗原抗體反應的程式），便可直接殺滅癌細胞和濾過性病毒感染的原始淋巴球。在成長期的小孩子身體記憶體，存在著大量的NK細胞，隨著年齡的增長、抽煙、喝酒、熬夜、生活的緊張焦慮等等，體內NK細胞的數量就漸漸地減少，因此人們就患了癌症。換言之，NK細胞就是在太古時期便存在於我們身體中，保護身體避免罹患癌症的一種原始的天然抗癌劑。它是體內最強的抗癌劑，也是最安全的治癌劑。

NK細胞自體免疫機制

細胞毒殺作用就是生物體對腫瘤細胞所呈現最強烈的抗癌反應，一旦NK細胞發現癌細胞，立刻與其結合，五分鐘之內NK細胞核內顆粒物質就會破壞癌細胞，可說是免疫系統中的王牌級殺手。在高倍電子顯微鏡下，可以清楚看到它精彩的戰鬥實況，它的成敗結果端看NK細胞的數量及活性是否足夠。

在我們體內，通常一天會產生幾百個癌細胞，以NK細胞為中心的巨噬細胞，或是多核白血球群等白血球的免疫系統，會二十四小時加以監視，一旦發現癌細胞，就陸續加以清除。但最麻煩的是，癌細胞具有穿透幾層免疫防禦構造的能力，而且腫瘤細胞或受到病毒感染的細胞，並非異物，而是自己的細胞，只是與正常細胞完全不同，所以當人類免疫機能較弱時，癌細胞將會快速地增殖及擴散，更隨著癌症的進行，逐漸侵蝕周邊組織或進行遠端轉移，最後形成腫瘤。

ＮＫ細胞的功能已經很清楚，科學家要培養這個細胞又要讓它保持活性，過去很困難，現在技術已經突破了，可以培養到九十％以上，這技術在日本、德國已經很成熟了。二〇〇六年，我去日本參訪親自了解在實驗室裡培養出來的ＮＫ細胞與癌細胞放在一起，四個小時後癌細胞全部被ＮＫ細胞吞噬，所以殺手細胞可以主動殺死癌細胞。

雖然ＮＫ細胞功能已被充分了解與利用，但是其效能極其有限，單靠ＮＫ細胞不足發揮抗癌作用，於是科學家又採用介白素（CIK cytokine-indiced killer）做體外激活技術，積極培養及活化其他免疫細胞，如樹突細胞之偵測功能，ＴＫ細胞之抗體抗原作用，最後是吞噬細胞之吞噬作用。

免疫治療法

現在的免疫細胞療法是三軍聯合作戰，做法是每次抽病人周邊血液一百ＣＣ左右送至特殊實驗室，先分離出免疫細胞後，進行細胞激活與培養，約兩週之後等免疫細胞數目及活性擴增到極大時，再輸回給病人。以最陽春的技術來說，病人一百ＣＣ周邊血約可分離出二至三百萬免疫細胞，兩週後可培養出三到六億細胞（兩百至三百倍）。

人體免疫細胞約有二十二億左右，但是一公分的癌組織就有十億癌細胞，因此病人身上被診斷出癌症時，恐怕有幾百億癌細胞了，每兩週輸給病人幾億免疫細胞可說是小巫見大巫，因此有人批評目前的免疫細胞療法是無效而浪費錢。

幸虧醫學技術進步神速，現在一次可以培養出三十億免疫細胞，每週可以回輸一次，也就是說每週都可以將病人免疫力提高一倍。這麼多免疫細胞都是病人自己的細胞，是個人量身訂做（talor-made），所以極少有副作用，即使大量細胞回輸，也不會造成像醫院輸血一樣會產生排斥或過敏副作用。

唯一的可能意外是所謂的介白素風暴（cytokine storm），這是因為添加這些介白素都是來自動物的蛋白質，實驗室在送出血液製品時，都必須將這些外來的蛋白質清洗乾淨，可是難免有漏網之魚，一般回輸後，病人僅會出現輕度發燒或不適，但是如果遇到特殊過敏體質，可能引起類似皮林西林嚴重過敏反應，有致命之虞。我個人就經歷過一例，病人當場呼吸困難、心跳加快，血壓下降，頭昏眼花，所幸發現得早，立即停止回輸，給以氧氣，幾分鐘後病情就穩定下來。

癌症細胞與正常細胞同質性太高，而且有能力逃脫免疫細胞之追殺，大量的免疫細胞回輸給病人，療效如何有人懷疑，於是科學家又拼命尋找癌細胞的標記，將癌細胞與免疫細胞共同培養（coculture），當免疫細胞認識癌細胞標記後，就帶著這個信息回輸到病人體內，很快的與癌細胞結合，讓吞噬細胞認識癌細胞而將以殲滅。最有成效的是黑色素瘤，關鍵標記已被找到，即使病人癌症已經全身轉移，給以免疫細胞療法後，依然可以迅速治癒。

很遺憾目前發現的癌細胞標記非常少，更甚的是癌細胞是活生生的生命，這一代癌細胞有這個標記，下一代竟然消失了。沒有了標記，免疫細胞失去目標，療效又大打折扣。雖然標記不易被發現，而癌細胞又會突變，大量的免疫細胞回輸仍然會發生明顯療效。

走筆至此，正是ISIS伊斯蘭恐怖攻擊全世界的時候，巴黎劇院、餐廳發生嚴重炸彈爆炸，造成幾百人死傷，法國立即動用大批霹靂小組圍捕及戒嚴。然而，僅僅抓到少數恐怖份子。癌細胞就像這些恐怖份子一樣，不作案時與一般善良百姓一樣，霹靂小組再厲害，沒有標記，即使恐怖份子走在身邊仍然渾然不知。不過滿街都是軍警在巡邏戒嚴時，所有恐怖份子都會銷聲匿跡。恐怖份子躲起來不作案，就像癌細胞不活動，不再轉移擴散，病人病情當然就穩定下來。

過去十年，我經歷過十幾位病人僅接受少量的化療後，拒絕進一步治療，而採用了免疫細胞療法，目前都健健康康活過三到五年。

免疫療法的實際體驗

免疫細胞療法是高科技的治療，非常昂貴，僅有極少數經濟能力不錯的病人可以接受，台灣健保尚未給付；但是在大陸免疫療法已是公認除手術、化療與放療外的第四療法，而且醫保有給付。不過大陸醫療水平差異非常大，我幾次到大陸醫院參訪，看到醫院的細胞實驗室都空蕩蕩的，只有少數幾位技術員，向他們詢問卻一問三不知，可見其水平令人堪慮。

台灣有不少不肖的仲介、科技公司甚至是醫師，以其不爛之舌誇大其辭，騙病人到大陸或日本接受免疫細胞療法，有位歌星就這樣花幾百萬，被騙到大陸去治療，回台灣後不久就往生了。

透過免疫細胞療法可以立即提升病人免疫力，仍然要考慮下列幾點：

1. 對太大的腫瘤無效。一個腫瘤五公分，已經幾千億細胞了，用幾十億免疫細胞要對抗幾千億癌細胞是不可能，所以大的腫瘤還是要手術、放化療來處理掉。

2. 每兩星期回輸一次，要施打到何時？正常白血球壽命是二十一天，回輸進體內之免疫細胞也是如此，每兩週回輸能持續維持高的免疫大軍，連續十二次回輸為一個療程，療程結束並不表示治療結束，而是要視病情來決定是繼續，打到什麼時候不知道。

為持續免疫細胞的存活與活性，我要求病人要服用個人化益生菌，每天四百億菌。所謂個人化益生菌是抽周邊血，送至實驗室與五百種乳酸菌配對，可以刺激免疫細胞分泌最大量干擾素的乳酸菌，就是個人化益生菌；當益生菌進入腸道，可以刺激在腸道兩側的免疫系分泌干擾素，干擾素就是細胞的武器，用來毒殺病毒與癌細胞。在益生菌持續的刺激下，讓免疫細胞可以維持長達幾個月的壽命與活性，如此搭配，可以提升免疫細胞療法之療效。

3. 費用高，病人需有穩定之財力。早期在推廣免疫細胞療法時，因經驗不足，很多癌症末期病人來要求施打一到兩針，我是來者不拒。因單次療效不佳，現在我一律要求病人要做就要完一個療程。

4. 力行我的雞尾療法。免疫細胞療法只是我的治癌療法之一，病人必須同時力行我的雞尾酒療法，亦即寫好遺囑、生死看開、減低壓力、正面思考、勤練氣功、大量喝SK－100電解水、中草藥、接受新陳代謝與基因檢測。

有病人及家屬常問我說花這麼多錢有效嗎？我一定先回答說：同樣的治療甲有效、乙沒效，因為甲正面思考、乙每天愁眉苦臉，只有打敗戰的將軍沒有打敗戰的士兵！回輸幾十億免疫大軍到體內，是否能發揮效果就要看病人如何去指揮，如何提供好的後勤補給！癌症治療要是全方位，要面面顧到，要做好身心靈之修練！

5. 時時監控病情變化。癌症是慢性病，病情變化萬千，病人每兩週要來治療時，我要詳細問病情及生活起居，有必要時仍需要接受醫院的治療，如骨頭腦部轉移需要放療，肺肝轉移需要冷凍療法等，同時每半年要接受正子影像檢查。以最快速、破壞性最低、最少併發症，而最安全的檢查及治療提供給病人。

一位病人癌症併發腦部轉移，西醫已經放棄她，然而她接受免疫細胞療法還繼續活過三年。另一位來自新竹的中年女士，二〇〇五年罹患結腸癌，接受手術及化療一年，又發現腹腔復發，再施行第二次手術，整個骨盆腔內所有器官，如子宮、卵巢等全部被切除，術後再度做標靶化療，但是病人承受不了副作用，而來求診。她的家庭成員很照顧她，經濟能力也不錯，在做完免疫細胞療法一個療程後，病況穩定，化療副作用也迅速恢復，一年後在梅門一次聚餐中，看到他們全家祖孫三代都加入梅門練功，真令我感到欣慰。

一位肝癌末期病人前來要求做免疫細胞療法，因為病人已經出現黃疸腹水，我原本不接受，但是他誠懇的心態感動我，他說女兒嫁到大陸青海，即將舉行婚禮，他自己深知生命即將結束，希望藉免疫細胞療法維持幾個月生命，讓他到大陸去參加女兒婚禮。這是他人生最後一個希望，果真病人接受免疫細胞療法後，不僅到大陸參加女兒婚禮，還活到女兒產下一個千金，抱到孫女後才斷氣！

一位嫁到新加坡的台灣人罹患直腸癌手術後因為淋巴轉移，醫師強烈要求化療，她拒絕而選擇免疫細胞療法，目前已經活過三年。

另一對夫妻，先生是工廠老板，太太罹患肺癌在服用三個月 Iressa 標靶藥後，造成她全身不舒服，皮膚龜裂、甲溝炎、體力衰退、失眠吃安眠藥，她受不了放棄醫院治療，而接受免疫細胞療法，至今已經完成四個療程，先生為了她把工廠關閉，夫妻倆每年至少四到五次出國旅遊，前次還去西藏，先生需要氧氣，她竟然健步如飛！

有幾位病人在治療期間發生癌症轉移，一位大腸癌病人及一位胰臟癌病人，都因害怕放棄免疫細胞療法，而回醫院接受化療，不出幾個月都往生了。即使發生轉移或病情惡化，更需要加強免疫細胞療法，而不是失去信心選擇放棄。

另一位病人罹患子宮內膜癌，在治療期間發生腹腔轉移，我安排到醫院接受手術，很快地又恢復健康。

另一位肺癌併發骨頭轉移，發生劇痛，醫院竟然只是換更毒的化療藥及施打嗎啡。要知道化療對骨頭轉移是無效的，而嗎啡一打，破壞腸胃蠕動，營養不良，病情惡化。醫師也知道化療對骨轉移是無效的，應該放療，哪為什麼不安排呢？理由很簡單，因為他是血液腫瘤科的病人，要放療必須轉到放射腫瘤科，而該醫院是認件計酬，如果將病人轉給別科，那平白失去一份高收入，醫師當然不願意，醫院的醫師是不合作的，是醫病不醫人，甚至只是關心醫師自己的荷包而已！

看到病人的痛苦，我立即安排他到醫院接受兩星期的放療，放療後不再疼痛了，就可以力行我的氣功及改善食慾，迅速恢復健康。

癌症病情變化萬千，隨時會變化，只要病人與家屬不要慌慌張張，讓我這位專家為你仔細評估，都可以在最短時間回復健康。

「一個細胞代表一個人，一個人代表一個細胞！」當病人恐懼害怕時，細胞也恐懼害怕，自己要站起來，免疫細胞才可能發生作用；病人倒下去了，所有的方法都沒有用，有一句話說得好：「當你哭的時候，大家都跑掉，當你笑的時候，大家都跟你笑。」自己的力量是無窮大！

免疫細胞療法效果如何？端視病人心念是否轉變！

心靈療法：發大願

每當我對癌症病人解說我的整合療法時，大家都以為要花很多錢，我總會提到最好、最便宜、最有效的療法：「發大願」，大家都是一臉茫然，不知我在說什麼？發大願力量非常大，什麼叫發大願？大家都聽不懂。癌症病人說：「我病好了，一定發大願！」我說：「那你沒機會了，因為癌症不會好啊！」

每次在解說癌症結束前，我都會舉出以下幾個真實的故事：

發大願，忘記癌症

一位區公所的小課長負責地方上的社區營造，平日奉公守法。不幸罹患胃癌，雖經手術，卻被醫師宣佈是癌末，生命只剩下三個月。在驚恐之中，他突然鎮靜下來想：「既然只有三個月生命，那治療已毫無意義，在死之前我有一個心願未了，希望把社區的空地變成一個公園。」原來他負責的一個社區有塊空地，常常被當成垃圾場，成為一個髒亂及蚊蟲滋生場所，過去幾年的協調希望變成公園，但是因為涉及幾位地主的權益，一直談不來。如今他生命即將結束，希望能完成這個心願。

一下定決心，他立即行動，每天懷著癌末的身體，到處協調。一天天的過去，大家每天看到他彎腰駝背，蹣跚走路，憐憫之心油然而起，逐漸的支持者越來越多，連過去堅決反對的地主也一個個被感動，而簽下捐地同意書，終於，空地變成公園。

公園完成之後，有一天他坐在公園椅子，看到社區小孩在盪鞦韆，自己告訴自己：「我終於完成心願了！」突然他一想：「我花了多少時間？啊！兩年半了，醫師說我只能活三個月，我卻多活了兩年半！」

發大願，忘記癌症，是最有效、最不花錢的療法！你相信不相信？

職業變志業

大家都知道加護病房很危險，今天死掉一個，明天又進來一個，對一位加護病房的年輕護士來說工作就是這樣，量完病人血壓就下班回家了！這位護士是個基督徒，每天吃飯都會禱告上帝保佑她平安，很不幸，有一天她發現得到乳癌，驚恐之時請假回醫院接受治療。

幾個月後治療告一段落銷假上班，上班時看到加護病房病人，突然間，她覺得這些病人以前都跟她無關，現在卻與她息息相關，因為很多是癌症病人，與她同病相憐。她心念一轉變，每次量血壓時就握著病人的手替他禱告，禱告上帝保佑他平安，加護病房是每小時量一次血壓，她就一直禱告下去，不多久她來告訴我一個奇特的現象：「這些病人血壓本來都很高，現在都恢復正常了。」我了解情況之後告訴她說：「這是妳的功勞！因為病人住進加護病房都很緊張、壓力很大，血壓當然升高，現在妳每小時摸撫他們的手，為他們禱告，他們心放下來，血壓就下降了！」

這個護士很聰明，她把職業變志業：職業是為了賺錢用的，志業是要幫助別人用的。發大願就是把職業變成志業。

四十年前我就是林口長庚醫院的主任，一個門診看七、八十個病人，病人還沒進來藥已經開好了，我把自己當西藥房，即使沒用的味素藥也開給病人。現在很多醫師一個門診看一百多個病人，每個病人不到三分鐘，甚至病人沒有到也可以給藥，這真是世界奇觀！這種醫師我不當了。大家以為醫師很權威，事實上醫師的生命力是很脆弱的！

怕死的人死了，求死的人卻活了！

有一位中醫師得到肝癌，不能開刀只能栓塞。栓塞後不幸感染，發生敗血症，導致噁心、嘔吐、發高燒住院二個多月，整個人瘦到皮包骨，好不容易出院。醫院又通知他準備做第二次，他來求診詢問是否要接受？

我說：「你身體條件太差了，免疫力不夠，栓塞有高度危險。」他問：「那我怎麼辦？」我說：「跟我們一起做整合療法呀！」「怎麼開始？」他問，我回答說：「從改變飲食開始！」他說：「改變飲食？我先回去問父母親。」我很驚訝的問他：「你四十多歲了，自己不能做決定？還要問你父母親啊？」

他父母親剛好一個贊成，一個反對，為了飲食，全家吵成一團，我說：「不管你吃什麼，你跟我們一起練氣功好了。」，他回答說：「今天很累，明天再去好了。」明天走不到半途，又說很累回家去了。有一天終於到了道場，靜坐不到一分鐘又倒下去，我激勵他說：「振作一點，好不好？」他說：「我很累！」我已經有點不耐煩了，說：「你很累很累，我也很累很累！」我就不理他了。

三個月以後，他太太來找我，希望我去看他，因為他很痛苦。我去看他時，他人已在安寧病房，頂著大肚子（腹水）、全身黃疸，酸痛，天天打嗎啡。

他看到我就問我：「許醫師，有沒有方法可以讓我不痛苦？」

我說：「有啊！發大願啊！」

他有氣無力的回答：「錢花光光了發什麼願？我身體癌症這麼多，發什麼願？」

我提高聲調說：「你一定會死的，我也會死啊！死後怎麼處理屍體？燒掉？或是埋在土裡被蟲吃掉？你是醫師，我是醫師，我們醫學院缺什麼？缺屍體啊！可以捐大體啊！我死後可以當大學教授，你要不要？我死後可以歷史留名，醫學院看板上有我的名字，我癌症越多，學生學得越多。」

我到死之時，都還是正面思考，怕死的，死了！求死的人，卻活了！

感動自己、感動別人

要發大願之前，要先過著感動、感恩、感謝的日子！任何時間、任何地點，隨時都在發生感人、感恩、感動的事情。事實上，就在你的身邊！

二〇〇八年七月二十八日颱風來臨，帶來大風大雨，診所通知預約病人改天來，沒想到一位遠自台東的夫妻，竟然一早七點就開車出門經南迴公路、第二高速公路，一路在風風雨雨中開了七小時，好不容易到了台中中港路，又碰到百年一次的大淹水，再轉道經快官交流道下來，才到達我的診所。他們的精神怎不叫我感動？

又有一次搭高鐵到台北時，一位計程車司機向我打招呼，「許醫師，你好，我太太病好多了！」原來他太太罹患癌症來求診過，經我開導之後不再恐懼，病情穩定下來！

十二年前我剛生病時，跟大家一樣害怕、恐懼，身為一個大牌外科主任，竟然去問李鳳山師父要不要開刀化療，李師父告訴我：「你們醫院有放療、化療、開刀，我告訴你要吃素、練功、發大願。」一句話如當頭棒喝，讓我清醒，李師父又開示：「我們心中要有主張，不要晃來晃去，要認真練功，不要補東補西，越補越大洞！」

星雲大師也開示普羅大眾：「生要接受，死要準備。」準備好了，就不怕了！有人問星雲大師：「大師你已經八十幾歲了，還要這麼辛苦，要不要休息一下？」大師說：「那一天就是我休息的時候。」大師很會調適自己。

達賴喇嘛是我最喜歡的大師，因為他永遠笑嘻嘻的，見到布希總統面露微笑，見到西藏難民也是笑嘻嘻的，癌症病人卻笑不出來，要笑也是苦笑。為什麼達賴喇嘛那麼快樂、而我們那麼痛苦？達賴喇嘛怎麼產生來的？是投胎轉世來的，你相不相信？達賴喇嘛認為死不是結束，而是另一種開始。達賴喇嘛生命那麼寬廣，我們那麼狹隘，難怪他那麼快樂，達賴喇嘛說：「死對我而言，就像換一件舊衣服而已啊！你要死得很安詳，平時就要很安詳！」

聖嚴法師明言：「要面對它、接納它、處理它、放下它。」不少家屬來求診前，先來電消毒，要我不要告訴病人，怕病人受不了，事實上，即使是不識字的阿婆，心理早已懷疑，當然我不會像醫院醫師直說：「你只能活半年！」只花兩三分鐘就解決，而是要跟病人溝通三個小時。

有一天我開車經過台中車站，看到一個很大的廣告：一個印度小孩皮包骨，蹲在地上，像乞丐一樣撿垃圾食物，很多人經過根本沒注意到，我突然間看到大廣告旁邊有一行小字：「人需要不多，想要太多。」心中感動得熱淚盈框，立刻路邊停車，久久才心平下來。為什麼大家壓力那麼大？原來是想要的太多了。想起前陣子有個八十幾歲的癌症病人來看我，我問他：「你已經八十多歲了，全台灣平均壽命不到八十歲，你應該很滿意了？」他說：「什麼滿意？我要活一百歲！」我回答說：「一百歲？我只祈求活一天！」他很痛苦，因為他慾望太高了。我只要活一天，我很快樂！

知名作家曹又方得了卵巢癌，她卻把生前告別式辦完了。我常常激勵癌症病人，告訴他們回去把生前告別式辦完，病就好一半了！但是沒有人會辦的！因為大家都沒有勇氣！曹又方告訴我們：「今天是我生命的第一天，也是最後一天！」既然是最後一天，已經來不及了，痛苦也過一天，快樂也過一天，為什麼不選擇快樂呢？

我每天早上起來，發現還活著，開始練氣功時，內心會感到很幸福快樂，因為生命第一天又來了。眼睛一睜一閉，過了十二年，至少四千天過去了！十二年來一顆藥都沒吃，身體卻越來越好！

癌症病人怎麼過日子？早上起來頭昏昏的，馬上懷疑：會不會是癌症轉到腦部去了？等一下呼吸困難，又覺得是不是肺癌變大了？腰酸背痛，有沒有轉到骨頭？趕快去醫院檢查！疑神疑鬼、草木皆兵，永遠跳不出癌症的陰霾！

道證法師也是一位醫師，她似乎跟我很有緣份，我住院時不知道是誰拿法師的著作《癌細胞就是快樂佛細胞》給我看，我看了很感動。法師罹患卵巢癌不接受治療，活了十七年。二〇〇三年她往生之時，正是我生病的開始，顯然有傳承之意。她明白指示：「癌不驚人，人自驚。」在每次演講中我不斷的提到她的故事。

慈濟上人有一個很出名「四神湯」，這不是外面在賣的四神湯，而是「知足、感恩、包容、善解」。你能打開心結，什麼都迎刃而解。

時時刻刻都要感謝

我再說一個阿貴的故事。一九九四年年發生在新加坡，他是電視裡的紅星，結婚之後第一個星期還沒去蜜月旅行，鼻子流血，去醫院檢查竟然是鼻咽癌，他接受治療，不僅沒有效果，腫瘤竟然迅速變大到破壞他的五官，變成像鐘樓怪人一樣！他的腫瘤佔滿了整個臉，沒辦法吃東西，喝一杯水要花三個小時。他是很虔誠的天主教徒，非但沒有倒下去，還站出來見證，告訴大家：「你們的癌症長在身體裡面，大家看不到，天主把癌症長在我臉上，大家都看到了。所以我的見證大家要相信！」在新加坡感動幾萬人。

當我在講述這個故事時，竟然嚇壞一個歐巴桑，因為這個歐巴桑也是鼻咽癌，她說：「許醫師，你很夭壽！讓我知道這個故事，我以後會變成這樣子！」

有人正面思考，有人卻充滿負面情緒，一種米養百種人！病人怎麼想，我不曉得，聽我講那麼多成功與失敗的故事，如果還是繼續負面思考，那任何人都沒辦法救你！

阿貴又講一句話：「感謝天主，我得了癌症！」我把這句話改一下變成：「感謝老天，我得了癌症！」我的第一本書名是這樣來的。很多人看了我的書，只看他想看的，不想看的就不看了。

我問很多病人：「得了癌症，會不會感謝？」病人都說：「感謝什麼？我都快死了，還感謝？」當場就翻臉！我解釋說：「昨天死了一百二十位病人，你現在還坐在這裡，要不要感謝？」「現在下午四點鐘，全台灣又死亡八十位病人，你還在這裡，要不要感謝？」「人家開刀發生嚴重併發症，你卻開得很順暢，要不要感謝？」「你生病了，還有家屬在旁邊，很多人生病，一個家屬都沒有，要不要感謝？」

我的書已經銷到全世界了，幾個月前，半夜接到一通美國打來的長途電話，一位旅居美國的台灣人，住在賭場拉斯維加斯，離婚十年，小孩長大了不在身邊，孤家寡人，患有憂鬱症，吃了十年的安眠藥。她來電話告訴我，她得到大腸癌，問我怎麼辦？怎麼辦？那麼遠如何幫助她？我只能在電話裡，安慰她而已。世界上比我們更可憐的，太多人了！

所以，我們時時刻刻都要感謝！

Chapter 3

不同癌症的治療實例

口腔癌

台灣地區有四種癌症快速增加，即口腔癌、大腸直腸癌、肝癌及肺癌。由於檳榔西施已成為台灣觀光文化，儘管「檳榔致癌」眾所皆知，紅唇族卻有增無減。根據國建署二〇一五年癌症登記報告，口腔及咽喉癌每年死亡病例從一九八六年兩千七百五十九病例，到二〇一二年兩萬八千二百一十九例，三十年間增加了九倍。

過去十二年有三百九十一例口腔癌病人前來求診，一百八十六位死亡（死亡率四十七%）。每每看到他們的痛苦，都深表同情，但一考慮他們明知故犯、不自愛的行為，我馬上嚴肅起來，他們真是自作孽不可活，痛苦是自找的。檳榔族大都是中下階級，知識水準不高，能徹底覺悟、改過自新的病人，寥寥無幾！

口腔癌早期病灶還小時，可以考慮局部手術，如果手術困難或腫瘤過大，則以放化療為主。治療一開始就應立即啟動保護口腔的措施，如以醫療級蜂膠噴口腔，以天仙液含在口腔內，及以亞麻仁油酸來保護口腔黏膜等等，把痛苦降到最低。

模範病人被折磨到自殺

一位蔬果中盤商於二〇〇七年十二月間來求診，主訴今年初因為上顎有異物感，到醫院接受切片檢查，證實是上顎癌。病人很聽話，遵照醫師安排四十次放化療。半年後門診追踪檢查，有癌細胞復發的情形，於是又安排二十五次放化療，到了第二十次左右，病人嘴巴潰爛，感染化膿。醫師做了一次傷口擴創術，上顎被切下一大塊，造成口腔通鼻腔，導致說話不清、吞嚥困難、喝水會嗆到。此時病人心情極度惡化，幾乎要自暴自棄！不幸的是，過了幾個月，又被發現癌症復發，第三度接受放化療十七次，外加上六次大化療。這次治療導致他貧血、頭暈、寸步難行、嘔吐、以胃管進食、禿頭，這時病人已經完全是「標準的癌末病人」！

看到這位病人，使我想起另外二位可憐的口腔癌病人，一位是登過喜馬拉雅山攻頂成功的英雄，一年半前由他女朋友陪同來求診，當我看到他時，他已經接受過放化療而且又復發了，整個口鼻都化膿出血，由於很痛又不能張開口，外表簡直是不成人形！我費盡所有力量協助他、鼓勵他、安慰他。前幾星期滿有起色，心情也較穩定。但是兩個月後某一天我等不到他來門診，卻接到他女友來電話告知：他昨天半夜自殺了！

另一位口腔癌病人也是接受手術被變臉之後，又復發了才來看我，他痛苦不堪早已想放棄，但是主流西醫又不斷安排劇毒的化療想醫治他。無奈他實在太痛苦了，經常從醫院逃出來！幾次被家人綁架回醫院。這回是他家人看了我的書前來求診，希望我想想辦法。我看到這位病人時心裡已經很明白，沒救了！因為他一臉死氣沉沉，毫無生氣！要協助自我放棄的病人是難上加難！儘管我安排一系列積極的天仙療法，但是每次看他愁眉苦臉，病情毫無進展，終於在兩個月後，家屬來告知：病人自殺了！

口腔癌根除手術簡直就是在變臉！醫師將皮膚、脂肪、肌肉、骨骼、關節、血管、神經，一一加以掀起及切除，為了切除一個不大的腫瘤，卻破壞一大堆正常組織，結果造成病人臉部變形、無法張口、無法進食、無法正常講話，痛苦不堪！一九八五年我曾經遠到美國匹茲堡大學研習顱底手術，一次手術需要動員至少五、六科專科醫師（神經外科、整形外科、耳鼻喉科、眼科等）輪番上陣，至少歷經二十小時才能完成手術。手術後病人必須住加護病房幾天，並被施打大量抗生素，對病人來說真是生不如死！難怪病人會受不了而厭世自殺。而這些執刀的大醫師們卻到醫學會發表論文，讓年輕醫師佩服不已！真可謂「一將功成萬骨枯」！

心念轉變如此美好

我曾經經歷過十幾位口腔癌患者，都非常痛苦，好不容易遇到一位能夠心念徹底改變的病人。這是一位在傳統市場賣菜的檳榔族，也是在手術後來求診，經我安排雞尾酒療法。病人非常投入也非常合作。因而病情非常穩定。如今五年來，不吃任何藥物也拒絕放療，生活卻越來越好！只要心念能夠轉變，病情馬上穩定。

口腔癌治療，如果病灶不大，可以局部切除，治療第一選擇是手術。可惜，幾乎所有主流西醫都要求做根除手術，亦即做變臉手術！結果是如此慘！如果腫瘤太大無法手術，可先做放化療，或選擇放化療，但同時要加上鷄尾酒療法，醫院在破壞，我們要建設，要保護細胞！整合大家之力量，預後最好！

無知與逃避，導致後果如此悲慘

二〇〇七年十二月一個門診，我一到診間就聞到一股臭味，原來是一位患者在等我。他一臉緊繃、緊閉嘴巴。我一問病情，他一開口就有一股強烈的臭味直衝而來，害我差點昏倒。他是一位長年在山上工作的「作山人」，中年已婚，菸酒檳榔樣樣來。兩年前發現舌頭不舒服，似乎有異物。以後越來越嚴重，開始有分泌物且有臭味，他不理它，直到今天來看診。我要他張嘴，嚇！幾乎整個舌頭都被腫瘤侵犯，流膿流湯，惡臭無比。我立即安排切片檢查，但是他還懷疑切片會誘發腫瘤擴散，問我可不可以用自然療法來治療？我嚴肅告訴他：要勇敢面對它，處理它，千萬不要逃避！要先有正確診斷，才能對症下藥！如果確定是舌癌，則有兩個治療方式：手術或放化療。這都會造成一定的痛苦！但可以用整合療法來減輕痛苦！

他很勉強的接受，之後三個月他終於接受放化療。二〇〇八年春節期間，我與他道賀，他告訴我現在一邊在化療、一邊天天含天仙液，腫瘤已經在縮小了，而且沒有什麼痛苦或重大後遺症。半年後，他繼續服用天仙液及李虎博士的巴西蜂膠，情形改善非常多。

自暴自棄的父子檔

一對父子檔，同樣生活不正當，都在聲色場所打滾，菸酒檳榔不離身、天天過夜生活。爸爸於二〇〇二年先罹患口腔癌，接受手術化療放療，二〇〇六年復發癌症轉移到顱底，導致第三腦神經受損，眼瞼下垂瞳孔放大。二〇〇六年十月三十日來我診所就醫。由於已經是末期，而且病人心態不改，到二〇〇七年初就往生了！

沒想到他的兒子在二〇〇七年初也發現口腔內長瘤，卻不理會，到半年後腫瘤變大，到醫院做了切片證實是口腔癌。醫院安排放化療，他卻拒絕，又看到父親很痛苦的死於口腔癌，更使他逃離醫院。但是癌症越來越大，他轉而看中醫、吃中藥。直到二〇〇八年初，腫瘤大到讓他張不開口，頸部動不了，聲音沙啞。二〇〇八年三月，由他母親強押他來我門診。我一看他病情嚴重，整個頸部都被腫瘤包圍，無法張口只能喝流質食物。與他談話時，一臉不高興，完全不知死之將至！他母親心焦如焚，年頭死了先生，現在又輪到兒子！

儘管母親心急，但是病人我行我素，根本毫無悔意。我實在無意救他，事實上也救不了他。一個不想活、不願反省的病人，根本早早放棄他比較好！他母親天天強押他來我診所接受天仙療法及人蔘苷元治療，但是不到一星期就不來了！人的生命是如此賤價，對他來說活下去根本無意義！

天天看到癌症病人，有積極的、有努力的、有自暴自棄的。這就是人生！

鼻咽癌

美國一年有一萬一千八百例鼻咽癌，死亡率約百分之十八，台灣一年有一千五百位病例，死亡率高達五成。我診所十二年來有一百八十九例，追蹤十年，死亡九十八例，死亡率超過五成。鼻咽癌向來是中國人所特有，雖然目前放化療治癒率高達七成以上，但是一旦復發則幾乎面臨死亡，復發後所有治療都已無效！二〇〇七年我先後看到一對父女及一對父子，他們都罹患了鼻咽癌，都接受了醫院的治療，結果竟然完全不一樣！

可敬的鼻咽癌大學生

二〇〇七年九月，一位剛轉學到大學社工系的女大學生，一個人來我台中診所求診。問診中知道她剛剛被發現罹患鼻咽癌，她雖略顯有些緊張，但是仍滿鎮定的。她說她父親年初剛剛因為鼻咽癌過世。因此她對鼻咽癌並不陌生。只是她懷疑是不是有遺傳？她深知治療的痛苦，來看我的門診是希望整合療法可以取代正統療法，以免除放化療之痛苦。我花了三小時為她說明雞尾酒療法，仍然建議她勇敢接受治療，但是也要努力執行雞尾酒療法。

當時我看到一份報紙報導一位罹患鼻咽癌的大學生，為照顧一群社區老人，竟然將學校為她募到的二萬元捐給社區老人！這位病人就是來看我的大學生，我深受感動，馬上贈送她價值一萬元的營養產品及平甩功，希望能減輕她治療的痛苦。同時我也將其可敬的故事通知中華癌症康復協會，主動贈送天仙液，並將她列入終身追蹤及支持之病例！

她接受了完整的放化療及雞尾酒整合療法，並兩度出席癌友關懷聯誼會，如今過了五年半了，她已恢復工作，過著積極的生活。

二〇〇八年春節前。接到她的祝賀Email——

Dear 許醫師：

謝謝你鼓勵我以及幫助我，讓我度過難受的治療以及副作用，我發覺有癌症的人不是死於癌症，而是死於自己的意志力，因為當我做第一次化療時，身體上的難受和心理上覺得自己是個無用以及沒有希望的人，讓我很想以自殺的方式了結自己。雖然我二十一歲就得了鼻咽癌，剛開始會很埋怨，可是現在的我會覺得很幸福，原來一直有人那麼的關心我，除了我的家人朋友之外，連陌生的人也會鼓勵我，所以真的很感謝許醫師，你真的是一位好醫師喔！

Happy New Year　XX留　2008-02-06 23:25

令人心痛的父親

二〇〇七年十二月十三日，一個令我痛心的日子！

一位五十二歲洋菸公司的業務經理，是一個大菸槍，由於個性不佳、業績不理想，公司給他很大壓力，於半年前因鼻子出血及頸部淋巴腫，經切片證實是鼻咽癌併發轉移。病人拒絕所有主流西醫治療，轉而服用中藥。半年來病人生活不改，繼續上班。兩星期前一次上樓頭昏摔倒，胸部有創傷。病人自行在家療養，但是從此食慾不振、顏面神經痲痺，沙啞，體力很差，體重急速下降。連走路都須人攙扶。他太太看到我的書，強迫他來我門診求診。

我一看到他時一身臭味，滿臉倦容，極度貧血，神志恍惚，根本就是癌症末期。我先了解為什麼不接受正統治療？是因為害怕與逃避，且對主流西醫無信心，但是他太太仍然抱著極大希望來求診。我要求她面對現實，他先生生命不到兩個月。任何人都幫不上忙，除非他自己幫自己！以他的病情根本只能住安寧病房，妄談自助自立！

他有兩位很可愛的小孩，一位小一，一位小班。當我在看診時，她們在等候室正專心在看卡通，根本不知道父親快走了！一個無知而錯誤的思想，導致可悲的結果！我實在很難過！

努力了這幾年，一方面累積我自己的抗癌之路，一方面發大願協助所有癌症病人，但是看到病人一個個的痛苦的走了！實在感嘆人生無常！

輕鬆度過化療副作用

一位退休三年的老師於二〇〇七年十月鼻子出血，一個月後到醫院接受切片，證實是鼻咽癌，她一時驚恐趕來求診，我了解她的病況是初期，鼓勵她儘快到醫院接受放化療，並力行我的雞尾酒療法，她完全接受。在治療期間，她一直信任我的安排，天天以天仙液、蜂膠及亞麻仁油酸含在口腔及噴喉嚨，治療期間非常順利，雖然有些副作用，如口乾舌燥，但是比起別的病人是輕鬆多了。她的主治醫師也很驚奇她的副作用如此之低，恢復如此之快。更重要的是在治療期間，一有狀況發生，她不願其煩的來電詢問，我也非常熱意協助她，面對一位模範病人，能依照指示認真去執行，而且病況恢復如此之快，真是不亦快哉。

這位病人是一位認真負責，求好心切的好老師，有長期頭痛習慣，失眠將近十年。篤信佛教，長期茹素，也沒吸菸喝酒，更無二手菸。真不知她為什麼會罹患癌症。還好她一生病馬上治療，以整合療法保護及加強免疫力，不到兩個月就完全恢復健康，她現在是許醫師癌症關懷聯誼會的志工，願意為同病相憐的癌友提供協助。

勇敢的病人

一位德國公司在台分公司的超級業務員，也是一位運動健將，經常參加馬拉松賽跑，每一次競賽都會以一個比他更強的對象來激勵自己，告訴自己下次一定會超越過他！這種奮戰不已的精神，使他在兩年內從一個菜鳥變為公司的超級業務員，但是也因為這種積極的態度，讓他生活步調充滿了緊張與壓力，食衣住行都亂了步調，而且與客戶在一起，菸酒檳榔都來，他自比是「白天一條龍，晚上一條蟲」。

他平日就經常打噴嚏，被當成過敏性鼻炎，二〇〇五年十月自己摸到頸部一個淋巴腺腫大，拖延到二〇〇六年四月接受切片檢查，證實是鼻咽癌。一個月內就接受完整的放化療，治療期間遭受一連串的併發症，如口乾舌燥，耳鳴，喪失味覺等，也無法繼續賣力工作，精神壓力大，一度發生憂鬱症，還好很快的恢復，更積極運動，克服了所有治療的不適。

原本以為新生命又要開始，哪知二〇〇八年五月在一場馬拉松賽跑之後，又摸到頸部淋巴結腫大，切片證實是鼻咽癌復發，正子影像顯示沒有其他轉移。

二〇〇八年十月來求診時，看他年輕力壯，很有奮戰精神，我建議他可以再一次接受放化療，但是一定要力行我的雞尾酒療法，尤其是要改變生活習慣，步調放慢，遠離污染，他很積極的回答說：「絕對可以做到！」

我對他有信心，因為從他臉上已看出他的懺悔與謙虛。

二〇〇八年十二月中與他聯繫，電話傳來一個宏亮有力的聲音：

「許醫師，你好，我正想打電話給你，向你謝謝，我放化療剛剛做完，副作用很少。因為白血球降低，化療沒做完，我也不想做了。上一次經你的鼓勵，改變很多，無論是飲食、生活、壓力都完全改變了！現在在家休養，每天做平甩功，喝好水，精神不錯，非常感謝許醫師這麼關心我！」

聽到一個積極而勇敢，能感恩感謝的病人，真是窩心！

不願改變，生不如死

一位電焊工人，平日不運動，常熬夜、失眠、吃安眠藥，家庭壓力不小。二〇〇四年三月。鼻子出血被診斷出鼻咽癌，接受放化療，但因造成口腔潰爛而中止，休息半年後再完成放療，以後定期到醫院檢查。不幸兩年後背痛，被發現有骨頭轉移，又再接受二次放療。過一年全身酸痛，發現全身骨頭轉移。醫院竟然再安排第三次放療及疼痛治療。

二〇〇七年一月，病人來我門診，經我開導與解釋，仍然不改生活，一年後再例行追蹤病人時，我與他對話，對方只傳來「啊啊」聲音，根本聽不懂，原來他整個五官、聲音、吞嚥、聽力、口水都已經被破壞殆盡，根本不成人樣，真是生不如死。

鼻咽癌治癒率達七成以上，所以病人應該接受放化療，但同時更要力行雞尾酒整合療法。病人要懂得改善自己生活，遠離污染、心念轉變，以口含天仙液及噴蜂膠來保護口腔，減少併發症。尤其要勇敢走出來，天天運動天天練平甩功，千萬不要躲在家裡做「三等公民」：等吃、等睡、等死！治療中，經檢查癌症影像已經消失，而且自己身心靈都已經修練到一個程度，可以中止放化療！

乳癌

乳癌原本在歐美較常見，現在已經是世界通病，而且有年輕化現象。全美國每年超過二十萬人罹患乳癌，死亡四萬人，死亡率二十五％，台灣地區從一九八五年的一千七百八十五例，到二〇一二年的一萬零五百二十五例（國建署資料），每年乳癌已超過一萬例，死亡率達二成左右。我診所共診治過一千三百例乳癌病患，追蹤十年，死亡三百四十九位，死亡率二十六％。乳癌主要原因是飲食西化及壓力，環境賀爾蒙污染，導致內分泌系統錯亂，進而發生乳癌。要治療乳癌絕不是做乳房全切除，加上放化療及五到十年抗賀爾蒙治療，而是做局部切除加上整合療法，尤其重要的是如何減少壓力、飲食改善，生活正常、提升免疫力、發揮自癒力。以下幾個病例，就可以了解乳癌病人的命運。

局部切除，快樂活四年

二〇〇八年三月我到宜蘭演講，會後一位年輕媽媽走過來對我說：「許醫師你還記得我嗎？」

這位女士大約三十來歲，一臉安祥樣。我完全記不得她是誰？她告訴我：「四年前在台北延平北路你的諮詢中心，聽過你的演講並做病情諮詢，我是乳癌患者，當時我非常緊張，不知所措，很怕到醫院治療。你告訴我要勇敢面對，要回醫院要求醫師僅做局部切除，術後所有化療或賀爾蒙療法完全不必要！我都照做了。目前很好，很感謝許醫師當時給我的建議！」

聽她一說，我立即想起她了！我說：「妳就是那位做早餐店的媽媽嗎？」

「是呀！」

記得當時我還建議她：「要發大願很簡單，把妳的早餐店改成有機店，可以幫助自己也可以幫助別人！」

她回答說：「有，一半一半。」

又一位成功的病人！

心癌更難醫

二〇〇八年五月，母親節前夕，一位緊張兮兮的母親清晨來電希望來看診，週六我不看診，但是看她如此之急，我只好接受，請她立即過來。原本預計看診一小時，沒想到與她一見面竟然談了四小時。

她是一位大家庭的媳婦，公公是有名的企業家，受日本教育，不僅家教非常嚴格，而且潔癖十足。婆婆是標準的管家婆，先生是一家大藥廠廠長，大男人主義，從小在嚴格家教中長大，不但是工作狂，態度更是一板一眼。所有親戚朋友不是醫藥界朋友，就是博士教授，在如此嚴峻的大家庭中，身為媳婦的她當然非常辛苦。

她生了一男一女，兒女問題更多。兒子從小被嚴格管教，每次犯錯要理光頭上學！甚至毒打一陣。家教越嚴，男孩功課卻越差。兒子就在這樣子打罵教育中長大，有學校讀到沒學校。長大後更是糟糕，常常喝酒喝到爛醉，甚至幾次三更半夜醉倒躺在馬路上，被送急診，也發生過車禍駕照被吊銷！身為媽媽的她常常被通知到現場去處理善後。兒子如此不長進，使她心痛、心碎，她認為是這個家庭害死了她兒子，但是她的公婆卻都認為她沒有把兒子教好！

她的女兒比較乖，書讀得不錯，有音樂天才，師大畢業後原本可以到國外深造，但是她選擇留在國內當起教授。女兒原有一位深交的男朋友，非常優秀，她逼女兒趕快結婚，但是女兒另有想法，竟然在結婚典禮時發生新娘落跑，使她在大家庭、賓客前面顏面盡失。這給她非常大的打擊，公公婆婆更嚴厲的指責她！

二十多年來生活在恐懼、懊惱、生氣、打壓、痛苦的負面情緒中，使她罹患憂鬱症，服用抗憂鬱藥及安眠藥已經長達十年以上，幾次想自殺！

她來看我是因為兩星期前一次體檢，被發現左邊乳房有四個小陰影，最大只有〇．四公分。由於親朋好友都是醫藥界朋友，立即接受各項檢查，最後被要求做切片診斷。聽到證實是癌症後，她緊張到天天失眠，她先生表現出大男人態度說：「已經安排檢查，交給醫師就好了！」她女兒非常關心她，常常陪她去醫院看病。

在門診對談中，她呼叫兒子趕過來，因為兒子是她壓力最大來源，希望我與她兒子談一談。在我向她兒子解釋媽媽病情後，很值得欣慰的是，她兒子對她說：「媽媽一定要勇敢接受治療，我保證不再喝酒了！」

談話中我為她解說並建議：

- 乳癌只有〇．四公分大小，可以做局部切除或觀察即可。
- 乳癌不是乳房的病，而是身心靈的病！
- 她的心癌更嚴重於乳癌！
- 壓力是萬病之源，能放下就放下，不能放下的就接受。事業不要再擴大，能結束的儘早結束，不要太在意他人的批評。
- 努力改變飲食、生活正常，減少壓力，並全面進行整合療法。
- 乳癌手術是小小手術，請她放心，只要她能改變，希望無窮！
- 人生的目標是健康與快樂！儘管她住豪宅，但是人生卻非常貧瘠！
- 她兒子已經改變了，我期待有一天她能像我一樣：感謝老天，我得了癌症。更能因此全家團圓和樂！

她離去時，終於露出微笑、還對我說會建議她朋友、女兒來看我，因為這些金字塔尖端的M族，問題一籮筐！

中醫醫得好嗎？

一位被台大診斷出乳癌二期的病人，正在六神無主，緊張恐懼之時看到我的書，來電與我討論。

當她被診斷出乳癌時，醫師告訴她：「妳有兩個腫瘤，一個經抽吸切片後證實是二期乳癌，另一個也很可能是，建議趕快接受手術。在手術中，會進一步做冰凍切片，如果證實兩個都是癌症，為了可能還有第三個、第四個腫瘤，所以必須做全切除手術！如果第二個是良性，則可以做部份切除，但是最好是全切除！」

病人在等病房時，去看了台北一位有名的中醫，第一次中醫師說：「妳沒有癌症，不必手術，但必須服一些中藥調理。」病人似乎有些放心。

第二天她與姊姊一起再去看這位中醫，沒想到這位中醫師竟然說：「把脈結果，妳的乳癌已經擴散出去了！」

病人嚇了一跳，馬上問：「昨天不是說不是癌症，不要接受手術！怎麼今天馬上說已經擴散了？」

中醫師支支吾吾說一大堆，對病人的問題卻不直接回答！病人緊張到來電話與我討論時，聲音都在發抖。我告訴她：

● **要問對人，不要問錯人**：很多人有問題要問人，卻常常問錯人。因為想要逃避自我解釋、自我安慰，而對方甜言蜜語，結果一拍即合。

問氣功師父要不要做切片或開刀？師父會說：「千萬不要開刀，開刀會破壞經絡，癌症復發更嚴重！」請問師父從沒進過開刀房，他懂得開刀嗎？

向外科醫師問：「我可以像許醫師一樣練平甩功，不要開刀嗎？」醫師馬上會罵你一頓，甚至也把我罵下去：「練什麼平甩功，趕快開刀！」醫師懂得氣功嗎？這叫做自取其辱！

● **知之為知之，不知為不知**：這是至理名言，但是幾乎所有人都做不到。尤其身為醫師，當面對癌症病人更應該誠實以對，對自己專業的（知之）要充分發揮專業，更要詳細告訴病人！對不是自己專業的（不知），不要做任何評語甚至排斥！

● **任何疑問，要追問到底**：很多病人心中充滿了疑問，面對醫師卻開不了口，因為醫師都很權威！都很兇！都很忙！等醫師三個小時，看診只給三分鐘！加上自己病急亂投醫，結果是錯誤的決定，導致錯誤的後果。每次看診後務必將醫院所做的一切重要檢查報告copy出來，來台中讓我當面給妳解釋清楚！

● **資訊要豐富，判斷要正確**：現在要獲得資訊非常容易，所以問題不在資訊太少而是太多，導致不知如何選擇。病人本人應該主動去尋求資訊，詳細閱讀，理性判斷，必要時多方查證，最後自己下決定。自己的決定才是真的決定！生命要掌握在自己手裡！

求外不求內，問題一籮筐

二〇〇八年五月二十日，馬英九就職大典之日，我看到一個問題一籮筐的乳癌病人，我與她談了幾小時！

她單獨前來，我問她說：「沒有家人或朋友嗎？」

她說：「家人都反對來看許醫師！」

「為什麼？」

她回答說：「他們都說許醫師在賣東西，而且東西都很貴！」

原來如此！

接著我問她的病史：她是一位村里幹事，在二〇〇七年四月自己摸到左乳房有硬塊，她很擔心不敢告訴任何人，就去屏東找一位李老師，尋求生機飲食及吃老師的胺基酸，覺得硬塊變軟，不僅天天排宿便，而且睡得很好。她心情好起來，有勇氣告訴她姊姊，姊姊是醫院的資深護士，一聽馬上叫她到醫院去檢查，她被逼著到醫院接受細針抽吸，病理報告確定是乳癌。而正子影像顯示乳房及腋下各有一顆腫瘤，醫院建議她做根除手術。她心裡害怕，就回去繼續接受生機飲食。她姊姊熬不過她就說：「好！給妳三個月看看吧！」之後她又去看台北一家自費診所花了不少錢，讓她印象不好！她也看了吳永志的書，問我意見，我回問她：「妳可以天天喝六杯鮮蔬果汁嗎？」她無言以對。很難！

三個月後到和信檢查，乳癌已經長到五公分了，醫師說先化療再手術。她一方面接受化療，一方面去看一位有大陸執照的中醫師，開始服用中藥。以後的一個月腫瘤有縮小，她認為是中藥的功勞。我問她：「為什麼是中藥而不是化療的功能？」她說：「因為吃中藥後，流了很多黃黃的鼻涕！」中醫師說是癌症流出來了！我再問：「妳已經化療了兩個月，中藥只是最後一週服用，妳就確定不是化療有效嗎？」她愣住了。

接下來我問她：「妳走了這麼多地方，有沒有分析妳為什麼得乳癌？」她想了想：「我知道，因為我壓力很大。」接著她突然滔滔不絕的講出內心的壓力，原來最近兩年她先生經商失敗，負債累累，她一個人又上班又帶兩個小孩（小三與小一），為了債務，與公公、小叔、先生天天在吵架，她曾經負氣回娘家生活幾個月，就在這時發現了乳癌。我問她：「現在問題解決了嗎？」她回答說：「沒有，但是我不理它了，放給它爛吧！」

講了講，她又拿出幾樣抗癌產品問我意見。我一看是直銷的，就不表示任何意見，我只告訴她我選擇產品的原則。任何產品要我吃下去，必須是「來源清楚、有科學證據、與研發人見面、有臨床實證、正派經營」。顯然她為了乳癌已經從南到北、從生機到有機，從西醫到中醫，到最後又回到主流西醫。

二○○八年底，她終於接受正統的根除手術，術後病理報告顯示腋下淋巴三十四個中有一個感染（T2N1Mx），所以醫師安排術後化療，她接受了六次化療，非常痛苦，不僅頭髮掉光光，雙手黑漆麻木，繼續在服用中藥。她問我說：她很想終止化療，但是她姊姊一直逼她一定要把做完！

我回答說：「問題不在是否化療，乳癌是身心靈的病，不只是乳房的病！身心靈不修練，即使不斷的化療，照樣復發！」

不斷的求外不求內，不斷的緊張與恐懼，又道聽塗說：姊姊、生機老師、中醫、直銷、醫院醫師等等，意見越多越糊塗。這是標準的一般癌症病人的心態。如此下去只有惡化下去，無論她有沒有接受化療！

過分的西醫治療

最近看了一些乳癌病人接受西醫治療，真是過分！

一位幼教老師從小有失眠習慣，常常胡思亂想。雖然她很喜歡幼教工作，但是因為放不下心情，常常與園長及家長有所衝突。年輕時有甲狀腺亢進，治療了四年之久。十二年前自己摸到右乳房有一腫瘤，在月經來時會痛，她年年做定期檢查，直到二〇〇八年四月乳房超音波顯示腫瘤有變化，在地方醫院接受局部切除，病理報告顯示是原位癌。醫師要求她到大醫院繼續接受治療，她開始緊張起來，原以為只是小手術，沒想到這麼麻煩。她在一家醫學中心接受乳房全切除，手術後醫師告訴她說淋巴沒有感染，可以不需要化療，但是為預防復發，建議用自費標靶化療。病人非常不願意化療，但是在醫師的恐嚇之下，花了幾十萬開始接受化療，打不到兩次就出現很多副作用。

二〇〇八年六月十日她來求診，我詳細看她的發病與治療過程，原來她是原位癌（carcinoma in situ），第二次手術報告竟然是縫線纖維瘤（suture granuloma），即使是從西醫的觀點來說，根本不需要做第二次手術，而且是根除手術！即使手術後更不應化療。但是這位醫學中心的醫師，不僅做了大手術，更要求病人做自費標靶化療！

另外幾位乳癌病人也接受乳癌全切除及淋巴根除手術，一位病人被切除三十個淋巴腺，病理報告顯示都沒有被感染，醫師恭喜她說腫瘤沒有轉移出去。我看了後卻大大不以為然，因為三十個正常淋巴腺被切除，就好像有三十個正常警察局被摧毀一樣，癌症復發更快！而且即使淋巴都沒有被感染，也並不表示是早期的，因為癌症轉移不是只靠淋巴，其他路徑很多，如血行、局部轉移等等。

有不少病人接受基因檢測，結果不正常，顯示癌細胞早就進入血液遊走全身，對我而言，所有癌症都是第四期，沒有所謂早期癌症。這可以說明一些病人的疑惑：醫師說我是原位癌，為什麼一年後就復發轉移呢？

我強烈建議任何癌症手術只需切除病灶即可，根除手術是不應該也沒有必要！更希望所有癌症病人在初步證實是癌症時，能先來我診所充分了解癌症的正確觀念。

平靜面對的病人

一對老夫少妻，膝下無子，生活平靜。但是年輕時，妻子曾經得過憂鬱症，常常有幻覺失眠，服用鎮靜劑長達二十年，而且當時菸酒很大，直到五年前結婚之後開始戒菸，也篤信佛教，皈依淨土宗，同時開始吃全素。二〇〇八年二月自己摸到左乳房有一個硬塊。她拒絕做切片，因為已經發生骨頭轉移，醫院安排她接受手術及化療，她卻斷然拒絕！

二〇〇八年三月來我門診，聽完我整合療法說明，她依然表示不手術、不做任何化療！這時腫瘤已經有六公分之大！回去後她再三思考決定選擇我的整合療法：勤練梅門氣功，每天兩小時，喝天仙液強效型六十CC，吃全素。四個月後，我打電話詢問病情：她說腫瘤還在，但是比較軟些。回醫院檢查時，醫師仍然強烈建議化療，但依然為其所拒！

問診中，我發現她面對如此惡化的病情，竟是如此鎮靜。因為她有強烈宗教信仰，能夠面對生死！天天練功（平甩功及自救功）。一般人面對癌症併發轉移大多乖乖回到醫院接受化療，要拒絕治療是很難的，但是她輕易做到了！而且也力行我的雞尾酒療法。顯見人的意志力、生命力是可以無窮大！

對這位病人我有以下兩點建議：

- 這麼大的乳癌且也併發骨轉移，治療的唯一選擇是要化療。這時手術的目的是防止腫瘤破出皮膚，而不是治療癌症。我仍然會建議病人接受西醫的治療，因為很少有人能夠承受以後可能發生的後果，如腫瘤更大穿破皮膚，發生感染、產生劇痛等。
- 在治療同時馬上力行我的整合療法，來降低副作用，提升免疫力，發揮自癒力！這是最理想的治療計畫！

迷信標靶治療的結果

一個乳癌病人來求診時，癌症已經轉移到頸脊髓，導致兩下肢無力，必須坐輪椅，為了免於下肢癱瘓，我為她做了緊急脊髓減壓手術。術後一星期她已經可以試著起來走動，出院後定期做復健。有一天，我發現她住進醫院泌尿科。

我去訪視她，問她：「泌尿系統有什麼問題？」
她說沒有，她在接受標靶治療，我問她為什麼接受標靶治療？
她說：「因為我是末期了，人家說標靶治療非常好。」
「為什麼妳的主治醫師是泌尿科？」
事實上那位醫師根本不曉得病人進來了，是廠商安排病人住院接受標靶治療，醫師只是掛名，根本不會去關心她。
標靶治療有效嗎？我約見標靶藥劑代理商負責人，直接詢問他標靶治療的神奇療效，他以為我要用他的藥，很高興直說：「很多人用了藥後，病情都很快好轉！」
我問他：「能提供成功的病例或統計資料給我看嗎？」
他說：「對不起，那是公司資料，不方便提供！」
廠商不能提供，我就自己去醫院調資料，查到第六個病人，就不想查了，因為這六個病人都死亡了，其中有兩個還是我的病人，可見標靶治療也治不好癌症！
我回頭告訴這位病人：「妳花幾十萬選擇標靶治療，天天打針、躺著看天花板，天天緊張恐懼，我寧願到公園去練氣功！」
她無法接受我的意見，不到三個月也走了！

肺癌

醫師是最大的污染源

由於空氣污染嚴重，特別是PM2.5的肆虐，造成全球肺癌人數大增，在各國癌症死亡率上，肺癌都是第一位。

來自大陸北京的報導，北京二〇一四年共有七萬零一百七十一人死亡，其中有一萬七千三百一十五人死於癌症，肺癌是癌症死亡最主要原因，共有五千三百六十五人死於肺癌。美國二〇一五年年預估有二十二萬人罹患肺癌，十五萬人死亡，死亡率近七成。我診所診治過九百三十五例肺癌，六百二十例死亡，死亡率也高達六十六％。

最近我出門，感覺到空氣品質真得很差，因此隨時攜帶口罩備用。

一位八十六歲老太太十年前胸痛接受PET正子全身掃描，被發現肺部有陰影，醫師判斷是良性。在臺北圓山診所崔玖醫師接受同類療法排毒長達一年，二年前複檢發現是惡性肺癌，到臺北榮總切除肺癌「pT2N0M1」，手術順利。老太太脾氣很好，是一位快樂的老人，她接受我的建議，參加梅門氣功，很用心天天練功。二〇〇七年六月，她來台中許醫師診所求診，當時老太太已經自我調適很好，我只建議她繼續目前的生活，並服用天仙液來增加免疫力。老太太當時問我可以不可以去英國看她女兒？我回答說：「當然可以，最好去環遊世界！」

沒想到出國前，家人不放心帶她去醫院複檢，發現癌指數提高，醫師警告她說：「癌症復發，不能遠行，應該趕快化療，否則有生命危險！」她嚇壞了，囑家人來電問我意見，我回答說：「我不替任何人做任何決定。如果是我是絕不會接受化療。」後來她家人還是選擇化療，並通知英國女兒「母親癌末，請立即回國。」

每一位癌症病人罹癌之初都是緊張恐懼，經過初步治療之後，病情穩定，心情會好轉，但是癌症的陰霾卻永遠揮不掉，如果在定期追蹤檢查中發現復發，更大的危機降臨，有人急得回醫院再接受更毒的化療，有人甚至崩潰，而導致病情迅速惡化到不可收拾的地步！事實上癌症復發雖是嚴重的，但此時病人更需要心靈穩定，不要亂了分寸！

這位老太太原本病情很穩定，且自己調適不錯，個性又開朗。如果她能穩定心情，根本不需要繼續化療。只是醫師的恐嚇讓她嚇壞了，只好回去受苦受難。醫師是最大的污染源！要脅八十六歲的老婦人接受化療，我認為不是病人癌症復發，而是醫師自己得癌症了！

誰說與癌共存不可能？

一位南部鄉下國小的校工為人老實、熱心、真誠，每天上下課協助小學生過馬路，很多小朋友看到他都直呼：「阿公，早！」這位校工六十三歲，服務該國小已經幾十年，天天被小學生們尊稱阿公，過著心滿意足的日子！他是一個大菸槍，吸菸幾十年，兩年前因長期咳嗽被診斷出肺癌第三期，醫院建議先化療再手術，但是他根本不想治療。他以為年事已大，來日不多，治療徒增痛苦，因此他斷然拒絕所有主流西醫治療。二〇〇六年初來我台中門診求診時，我看他的資料，發現他的肺癌是在周邊且局部，應該可以手術，因此我仍建議他接受手術再配合整合療法，但是他一再表示寧死不治療！因此我只能安排「身心靈雞尾酒療法」。

病人非常配合，不僅戒菸（事實上每天仍吸上幾根）、改變飲食、勤練平甩功、服用ATP細胞食物和天仙液。每年回來台中診所接受追蹤檢查。五年來胸部斷層掃描顯示癌症依然存在，但並無惡化之情形！病人完全未服用任何西藥，而目前已過了健康又快樂的五年！

卸除壓力，調適生活

二〇〇八年六月一位未婚退休女老師來求診，三年前因為照顧年邁多病的父親，把自已累倒了，開始不停咳嗽，一年後到醫院檢查，證實是非小細胞肺癌，且已有脊椎轉移。醫院給她服用艾瑞莎（Iressa），半年內腫瘤未見好轉，體重卻大為降低，醫院改用白金化療。開始腫瘤有縮小，但卻發現間質性肺炎，顯然是艾瑞莎的副作用，加上食慾不振、營養不良，背痛關節酸，化療整整一年非常痛苦，她要求醫師暫停。

二〇〇八年六月來求診時，她表示化療太痛苦了，要放棄所有醫院治療，改服用人蔘苷元及平甩功，喝SK–100抗氧化水，當她放下壓力，改善生活，採用雞尾酒療法，半年不到，飲食大增，不再腰痛與咳嗽，複檢肺部掃描顯示肺積水已消失，腫瘤縮小，有纖維化情形。她長期僵硬的臉部終於露出自然的微笑！

擺脫恐懼，才能看見希望

一位個性內向，追求完美的公所職員，十年前發現腎臟有良性水瘤，當時只有一公分，十年後已長到六公分，但是因為是良性，醫師都主張觀望，繼續追蹤。二〇〇八年五月間，在一次例行年度追蹤CT掃描中，意外在左下肺部發現一個〇．六公分的小小病變，她開始緊張起來，到處看醫師。有醫師說追蹤，有醫師說是良性，有醫師恐嚇她，要儘早開刀，以免擴散後就沒機會治療了。她越看醫師越害怕，終於來台中看我門診，希望聽聽我的意見。

我看她帶來的CT及PET，幾乎看不到病灶，的確只有微小的一小粒病變，我差點大笑起來。這麼大的一個大人竟然為了一個〇・六公分的小米粒而緊張恐懼。我詢問她的生活，她自認為是很注重養生的人，沒有壓力，工作也很輕鬆，唯一不好的是工作環境很壞，因為同事們都在吸菸，二手菸非常嚴重，十年來都在這樣二手菸的污染下工作。另外她自己很喜歡下廚，廚房油煙也可能是重大原因之一。

當我問她：「有沒有壓力？」

她很勉強的說：「應該沒有，只是擔心這個〇・六公分的腫瘤會惡化。我的一個同事最近就是被發現罹患癌症，沒多久就往生了。我很害怕會這樣子……」說著說著，竟然流下眼淚。

我問：「沒有壓力，怎麼哭起來呢？」

「我、我、只是擔心以後要接受可怕的化療！我個性很固執、常常要求完美，我沒辦法接受竟然會長出這樣的東西來？」

我花了兩小時將我整套的整合療法介紹給她，告訴她很多成功的例子。更告訴她我的「心靈療法」，她的表情終於慢慢輕鬆起來。

離去時，雖然她略為輕鬆，但是很明顯的，回家後，她依然會繼續緊張恐懼。要改變一個人的心念，是何等困難，我只是盡力而為！

胃癌

根據國建署報告，胃癌從一九八六年開始每年增加，從二千例到二〇一二年近四千例。我診所診治過三百六十八位胃癌病人，追蹤十年，已死亡兩百一十八位，死亡高達六成。

胃癌成因多是由於緊張壓力、飲食不當與不當治療所致。電視媒體天天在廣告胃食道逆流要服用成藥，而醫師開處方，胃藥是第一大宗；病人胃痛時就醫，經檢查出有幽門桿菌，醫師立刻投以三合一治療，一方面中和胃酸，二方面消滅幽門桿菌，因為目前正統西醫認為幽門桿菌是致癌物。

從自然醫學觀點，幽門桿菌是人的共生菌，而胃酸是很重要的分泌液，不可被中和，它有重要的三種功能：

1. **殺菌：**所有吃進去的食物都必須先殺菌，才能進入消化系統。
2. **消化：**胃先靠蠕動磨碎及攪和食物，然後分泌重要的酵素，如蛋白酶來分解食物。
3. **內分泌：**胃是第一個接觸食物的器官，它會分泌幾種賀爾蒙（如內因子促進血液生成），還有胜肽（如 ghrelin 用來控制食慾或 amylin 增加醣類代謝、gastrin 促進胃酸分泌、secretin 促進其他消化液如胰島素的分泌、ＶＩＰ促進胃腸蠕動。）

這麼重要的功能，完全被醫師所忽略，被廣告藥所破壞，很多胃癌發生及惡化，都是人為的！

放下怨恨，才能重新出發

二〇〇八年七月二十四日，門診來了一位滿臉凶相的病人，他從小就叛逆，父子關係不好，結婚後婆媳又不睦，他的親朋似乎都是他的敵人。他是國中老師，是工作狂，負責升學班，天天輔導學生到晚上十點。每天都是累歪歪回到家，一回家又面對關係不好的家庭，所以生活壓力非常大。由於工作關係，都是外食，且常常喝咖啡及茶，便秘是家常便飯。當然很少運動，睡眠也很不好，晚睡早醒是他的作息。雖然沒有菸酒，但是卻有嚴重生活失調，也是罹癌的標準體質，十三歲時就因為十二指腸潰瘍，接受部份胃切除手術。

二〇〇七年四月間，他因為胃痛到醫院接受胃鏡檢查，切片是良性。經過四個月三合一服藥治療無效，再做第二次胃鏡，結果是惡性。又到和信醫院做第三次切片，還是胃腺癌。一個月後，他接受全胃切除及淋巴根除手術，手術後接受九次化療及二十五次放療。在放化療近十個月中，他承受所有的副作用及後遺症，如食慾不振、失眠、便秘、體力不支、白血球下降等。因為這些身體的痛苦加上周遭親友的阻力，使得他得躁鬱症，一度要自殺，也要殺人，為了安全起見，家人強迫他住進精神病房。

在問診時，這位病人依然充滿惡言，他竟然說出：「天有不測之時，我會殺光我的父親及家人，要他們來陪死！」我為他解說癌症整合療法，還教他平甩功。三小時的身心靈修練，讓他凶相好轉一些，我忠告他：「人之將死，其心也善。希望放下所有的怨恨，生命重新出發！」

正確的選擇

一位保險業退休的中年人神色緊張來看診，主訴過去一年來一直有胃痛情形，在幾家診所及小醫院求診，都被診斷為胃炎、胃酸過多，吃了一年的胃藥，病情忽好忽壞。他到大醫院求診，接受胃內視鏡檢查，發現有一個三公分的潰瘍，切片檢查發現是高度惡性的胃癌（por differentiated adenocacinoma），醫師建議胃全切根除手術。二〇〇七年六月，經我轉介到醫院接受局部手術，住院十天順利出院。出院後一直很認真執行我的整合療法。如今過了六年多，病人過著健康快樂的生活，到處出國旅遊。

為時未晚

一位四十歲的機車修理店老板，二〇〇〇年因解黑便導致貧血，醫院一直查不到原因。直到二〇〇五年七月到醫院被檢查出胃基質瘤（GIST），立即接受惠普根除手術（Whipple's operation）。手術後食慾大受影響，整個人瘦成皮包骨，手術後不久回診時，發現肝轉移，醫師馬上給以自費口服標靶化療基利克（glivec），沒想到白血球下降到一千以下，只好停用。從二〇〇五到二〇〇八年，病人一直在醫院追蹤複檢，複檢中肝轉移持續惡化。

二〇〇八年二月來我門診，雖然我希望他能力行我的雞尾酒療法，但他還是選擇回醫院治療。半年後腹部超音波發現整個肝臟是瀰漫性肝轉移，無法治療了。他再度回來求診想用雞尾酒整合療法，只是他體力很差，連平甩功都做不久，但他下定決心遵循雞尾酒療法。在往後的半年中，他每兩星期回我診所一次，一次比一次穩定，雖然還是消瘦，但是食慾進步，精神不錯，基本上沒有什麼疼痛，兩腳踝略有水腫，有輕度的貧血。

胃基質瘤是比較良性的癌症，治療雖以手術為止，但絕對不需要做到如此廣泛的根除手術。如果只做局部手術，讓病人在術後依然可以正常飲食，保住營養，有體力力行整合療法，相信病人的生活品質會更好，甚至活得更久、更好。主流西醫的癌症根除手術要盡量少做，或根本不應該做！

肝癌

過去肝癌是東方人（尤其是中國人）的國病，一九八五年，台灣一年發生有二千例肝癌及膽道癌，到二〇一二年超過四千例。

所謂肝癌三部曲——肝炎、肝硬化及肝癌。過去台灣人口中有十五％是肝炎帶原者，這些人在十到二十年後都可能是肝癌病人；幸虧從二〇〇〇年後，全台灣開始施打肝炎預苗後，下一代台灣人肝癌帶原者將會降到一％，屆時肝癌自然就會減少。

肝癌治療從手術、熱療（ＲＦ）、栓塞、動脈化療、Ｙ９０放療到質子治療、冷凍療法，最後是換肝，方法很多，這是西醫的進步。我診所診治過七百九十位肝癌病人，追蹤至今，兩百一十六位死亡，二十七％，有降低趨勢，而且療效年年持續改善，這是可喜的事。

心念轉變，找回全家健康

二〇〇八年一月十七日，一位男士突然出現在我診間，見到我就說：「許醫師，感恩，我是黃某某，謝謝你，今天特別來向你拜個早年，去年三月份我來看過你的門診，經你詳細的開導讓我勇於面對癌症，心念轉變，天天練平甩功，如今身體已恢復健康，回醫院檢查一切正常！」說完就雙手送我一個高級禮品。我只覺得面熟，記不得他是誰，馬上調出病歷來了解。

他是一位從事釣魚用具公司的業務員，雖不吸煙喝酒，但是工作壓力大，有些財務問題，吃飯是大魚大肉，以外食居多，常喝可樂或咖啡，很少運動。二〇〇六年三月一次體檢時被發現有肝腫瘤（S7 2.3-1.7cm），胎兒蛋白指數高達六三〇以上，切片證實有肝硬化但未發現癌細胞，經長庚醫師判斷肝癌可能性極大，因此安排做了一次血管栓塞，過程順利。栓塞後來看我門診，我建議他：

依病情臨床上極可能是肝癌，雖無任何症狀，且只有一個腫瘤，栓塞後過程也很順利，但因為他生活不正常，有肝硬化，癌指數也高。我建議應立即改變生活，力行整合療法。由於他經濟能力不很好，沒有服用任何營養產品，但很勤快練平甩功，改善飲食，解除壓力。如今過了五年多，身體保持很好，沒有再接受任何西醫治療，難能可貴的是心念的轉變，讓他與家庭都努力注重養生！

換肝的結果

十幾年來，我至少遇到十幾位到大陸換肝的肝癌病人，如今全部都往生了。

除非是早期肝癌可以手術切除之外，西醫對肝癌束手無策，即使用栓塞或放療、熱療或最新的晶片放療以及冷凍療法，都只在治標而無法治本。肝臟原本是再生能力最強的器官，但是也是最辛苦的臟器，幾乎所有毒素、病毒都由肝臟來處理。罹患肝癌最大原因是所謂台灣三部曲：B型或C型肝炎，肝硬化，然後肝癌。台灣地區有幾百萬人罹患肝炎，其中二十％會發生肝硬化及肝癌，目前台灣每年至少有一萬人死於肝癌，是癌症死亡的第二位。

約十年前，在衛福部疾病管制局擔任技監的三姊負責肝炎防治，在三姊夫陳教授（台大醫院院長，肝臟權威）的通力合作下，讓台灣成為全世界最早實施全國兒童施打肝炎疫苗的國家，過去台灣人口至少有十五％是肝炎帶原者，十多年後已降到一％左右，陳院長預測二〇三〇年後，台灣肝癌罹患人數就會大幅度降低。肝炎預防注射固然可以降低因肝炎引起的肝癌，但是環境的污染日趨嚴重，因中毒而引起的肝癌卻依然威脅著我們。

這十多位換肝的病人終身要服用抗排斥的藥物，平常的抵抗力就被抑制，他們回到醫院追蹤，醫師竟然要他們接受所謂「預防性化療」。最不幸的一位病人是個大學教授，二〇〇七年年初來求診，我建議他西醫治療到此止，他卻說醫師要他接受預防性化療，我極力勸阻，並建議力行我的雞尾酒整合療法，但是他經不起周圍的阻力，還是接受痛苦的化療，結果不到半年，就復發而導致肝臟衰竭死亡。

醫師建議的預防性化療是絕對的錯誤，以破壞性的治療來預防疾病，只有加速病人的惡化。要預防，必須採用建設性的方法，增加病人的免疫力，讓身體的自癒力充分發揮。

主流西醫只會破壞，自然療法卻在保護。我很納悶為什麼病人明知化療是毒藥、明知化療很痛苦，卻無奈的去選擇痛苦而步上死亡。而自然療法無毒、輕鬆而有效卻被摒棄一旁，只因為化療是正統嗎？

走筆至此，使我想起一位專門治療肝癌的醫學中心內科主任，及一位肝炎帶原的大醫師，非常注意養生及定期追蹤，當他們被診斷出肝癌時，都接受主流西醫治療，不到半年都往生了。不幸的結果來自心念的錯誤，這種錯誤卻被認為正統而不斷的發生，何時了呢？令人痛心！

光子刀導致肝衰竭

一位中年婦人是肝炎帶原者，每半年都會接受肝臟掃描及胎兒蛋白檢查，也接受過干擾素治療，但是肝功能忽好忽壞，令她擔心。而她是急性子，即使在做義工，依然常常要爭表現，這種個性導致她人際關係不佳。過去幾年檢查都正常，二〇〇八年初發現胎兒蛋白提高，肝臟掃描出現有多發性肝腫瘤，無法手術，只能先接受栓塞治療較大的腫瘤。栓塞兩次後腫瘤一再復發，醫師認為她有肝炎及肝硬化，再栓塞有困難，建議她接受光子刀治療。

二〇〇八年八月來求診，我評估她的肝功能不是很好，再繼續破壞性的治療有相當的危險。她雖然身體較虛弱，但並沒有嚴重之症狀，建議使用較溫和的中草藥，如果經費夠，可以接受最新的冷凍療法，同時要心念轉變，勤練平甩功，忘記癌症。她接受了並定期回診，三個月後病情穩定，我繼續鼓勵她維持整合療法。

再過三個月電話追蹤時，她先生竟然說她剛過世，這消息嚇我一跳。原來兩個月前她回醫院追蹤檢查，醫師強烈建議她接受光子刀放療，她經不起醫師的威脅恐嚇，只好接受。不到兩個月卻發生嚴重黃疸與腹水，緊急住院後，高燒不退轉進加護病房，雖經醫院積極治療，病情卻快速惡化，敗血症加上肝臟衰竭而死亡。

病人雖有肝硬化肝癌，但是症狀不嚴重，不應該如此快速死亡，從其病情發展，很清楚是光子刀放療後發生肝衰竭而死亡！

主見太強，延誤治療時機

一位五十四歲印刷廠老板也是潛水老手，是一位行動派，閒不下來，平常工作很忙，工作之餘就是潛水，年輕時就知道是B型肝炎帶原者，中年後發現高血壓，有定期服藥，血壓控制還可以。他為人豪爽，交友廣闊，菸酒不離身。他年年定期體檢，於二〇〇八年二月，發現胎兒蛋白超過二〇〇，醫院建議進一步檢察，他聽朋友建議先改變飲食，三個月後再檢查胎兒蛋白增高到四〇〇以上，他不得不接受腹部CT檢查，發現肝癌，由於靠近門脈血管無法手術，醫院安排栓塞。二〇〇八年三月來求診，我告訴他栓塞只能治標，無法治好肝癌，希望他力行我的雞尾酒療法，但是他身體一向很健壯，對肝癌不以為意，似乎認為我是在危言聳聽。

之後半年，他接受兩次栓塞，胎兒蛋白下降到二七，GOT及GPT也正常，此時他又恢復原來的生活，一方面接受「肝恩能」治療，一方面服用家人為他準備酵素、綠草精。每次回診他都表示精神很好，常常去潛水。

二〇〇八年十月開始出現肚子痛，回醫院檢查肝癌又復發，且有骨頭轉移。醫院安排做第三次栓塞及骨頭放療，但是效果不理想；十二月再回診時，已完全走樣。原來充滿信心的潛水健將，竟然瘦了一圈，精神萎靡，變成標準癌末病人。又過兩星期家屬來電說他兩腳無力，醫院檢查現是脊椎轉移，要開始化療。二〇〇九年一月，最後一次聽到他的病況是已經下肢癱瘓，神志不清，他的生命已快結束了。

輔導癌症病人，我最擔心這種自以為是的病人，這些病人主見很強，很難心念轉變，要他改變如登天之難；即使勉強同意也效果奇差，因為他內心不改。等到惡化再回頭，多半要求速成，已無心努力，其後果可想而知！

另一個嚴重的醫療錯誤，就是當病人下肢無力時，已表示是脊髓壓迫，有立即癱瘓的危險，此時腫瘤科醫師應該立即會診神經外科，安排緊急脊髓減壓術，而不是再給以更毒的化療。緊急脊髓手術可以避免病人癱瘓的危險，一旦發生癱瘓，病人生活品質就一落千丈。有些醫師會安排放療，這也是錯誤的，因為放療只能解決疼痛，而不能搶救脊髓壓迫，甚至當有脊髓壓迫時，更不能給以放療，唯一治療是緊急脊髓減壓手術！

個性決定一切

一位國小校長，從事教育工作幾十年，是一個完美主義者，衝勁十足，常常情緒不穩。十年前常常熬夜打麻將，導致有熬夜失眠的習慣，當時也是菸槍族，二〇〇七年底因為父母親年邁需要費心照顧，讓他工作家庭兩頭燒，但每年例行體檢都正常。二〇〇七年十一月開始有咳嗽、體重下降、全身無力、失眠更嚴重，他到醫院檢查胸部X光正常，但超音波卻掃出肝臟有腫瘤。醫院做了穿刺檢查，發現是轉移性腺癌，PET正子影像檢查出全身癌症轉移（肺部、淋巴、骨頭等等），醫院為他安排化療。

二〇〇八年五月二十九日來我門診，我與他交談發現他的確是一位緊張、不苟言笑、僵硬的人，他面無表情，壓力很大，極度恐懼。我建議他接受雞尾酒整合療法，他表示很認同我的建議，先回去考慮再來。

一週後，學校同事再帶他來診所，這次完全不同了。他坐立不安、一臉緊張、全身繃緊，直喊著：「我受不了了，壓力很大，我要逃……要逃……」

「我受不了了，壓力很大，我要逃……要逃……」他不斷的重複說。

「要逃到哪裡去？」我問。

「你壓力在哪裡？」

「受不了……要逃！要逃！」

學校同事說，回去後他就心情不穩，常常自責是他害了全家人，害怕家人也會受他感染！

這是急性精神分裂症，必須住院治療了！

一種米養百種人，個性決定一切，大家談癌變色，要求大家心念轉變，以平常心看癌症，似乎是天方夜譚！難道能夠感謝老天，讓自己得了癌症的，只有我一人嗎？

大腸癌

美國一年有十三萬人左右罹患大腸直腸癌，五萬人死亡。台灣地區一九八五年每年約有二千病例，到二〇一二年達一萬五千人，增加七倍。我診所診治過一千八百一十四人，追蹤十年後，死亡一千零九十四人，死亡率高達六成。

腸癌很明顯是來自飲食污染、排便不良加上生活壓力所造成。只靠醫院治療，不出兩年復發，復發後再化療，已經於事無補，只有等死。此時如果病人能大徹大悟，力行我的雞尾酒療法，希望無窮！

不開刀就會復發嗎？

記得十二年前在和信醫院接受放化療，腫瘤消失之後，和信醫師告訴我說：「你運氣太好了，放療後腫瘤可以消失的不到十%。」

當我決定不開刀時，和信醫師又警告我說：「不開刀活不過三年！」

我反問醫師：「腫瘤消失了，為什麼還要開刀？」

醫師說：「因為影像上消失並不表示你身體已經沒有癌細胞！根據和信的統計，不開刀復發率很高！」

是嗎？過去十二年來，已經有四十位癌友接受我的意見，只接受放化療加上自然療法，斷然拒絕開刀！目前除兩位復發回院化療而死亡外，其餘都活得非常好，不僅身體健康，生活品質也一級棒！每個人更像我一樣「感謝老天，發大願，幫忙癌症病人」！

醫師必須再教育了！

一位六十五歲住南投退休的國小女老師，大便流血近六個月，於二〇〇七年一月間被診斷出直腸癌。從她過去的生活，正可以說明她罹癌不是沒有原因：工作壓力大、個性常情緒化，家庭財務有問題，飲食重魚肉，雖常常運動，但是也常失眠與熬夜。退休後生活漫無目標，起居步調很鬆散！

她先接受醫院的放化療之後，腫瘤消失了，緊接著醫院要她接受手術。二〇〇七年四月九日，她來求診，我看她的資料，幾乎與我的病情完全一樣！我肯定的對她說：「只要妳能力行我的整合療法，絕對可以不須手術！」

果然她聽進去了，不接受手術，力行我的整合療法，天天練梅門氣功，大量喝水；飲食改善、減少生活壓力，服用ATP細胞食物及亞麻仁油酸。幾年來，她退而不休，常常加入社區公益團體，幫忙別人！

依美國醫療標準，直腸癌（不是結腸癌）應該先接受放化療，再考慮手術或化療。如果放化療之後腫瘤消失了，目前台灣醫師還是威脅你一定要手術！但是依我及四十位病人拒絕手術，到目前活得非常好的例子，我可以大膽的、肯定的告訴你：絕對不要手術！

接回造口的痛苦

吳先生六十六歲，經營超市及農具買賣，平常飲食是大魚大肉，喝碳酸飲料，很少運動，常熬夜玩電動，吸菸十幾年。二〇〇六年初大便不正常，常常便秘，到八月腹痛大便解不出來，到醫院緊急接受腫瘤切除及做腸造口，術後又接受放化療！次年八月來求診，我詳細為他說明癌症與各種治療。但是他依然相信醫院的治療，於二〇〇八年二月，做第二次手術，把腸造口接回去，結果術後一天要排便二十次以上，根本無法工作，甚至要穿上紙尿布，生活簡直痛苦異常！

另一位乙狀結腸病人因父親死於直腸癌，她每年都會做大腸鏡檢查，二〇〇八年六月檢查時發現有息肉，醫師切下息肉做切片檢查，不幸有癌變，醫師立即威脅她要趕快接受大腸切除手術。手術後她一天大便十幾次，而且還會出血，更糟糕的是肛門劇痛到冒冷汗。

來求診時我問她：「出血、劇痛絕對不正常，醫師應該要找出原因治好它！」病人說：「醫師說是因為縫合結疤太突出，排便時磨擦造成的，這是體質問題，要慢慢適應。」

看她走路一拐一拐，寸步難行的情形，我很想幫助她，但這是手術後遺症，一時難以解決，我建議她加入梅門氣功來抒解壓力。

醫師常趁人之危，恐嚇加威脅，要病人接受手術，至於治療的危險、後遺症、併發症、療效都不會告知，因為他怕你跑掉！等到治療後發生併發症，就急著把病人轉科，甚至等到病情惡化，他就建議病人住進安寧病房！

我天天看到這種病例，天天在那裡嘆氣！天天苦口婆心地一講再講，但是大多數病人依然回醫院接受治療！結果是痛苦又失敗！

標靶治療惡化更快

二〇〇八年三月二十八日，我在台北看到一位因標靶化療惡化的大腸癌病人，令我吃驚。標靶治療號稱最新療法，事實上只有少數病人在極短時間內獲得有效治療，絕大多數病人都在花下幾十萬之後，腫瘤再度惡化，而且惡化得更快！以下就是一個最佳典範，各位癌友看到這位病人之後，對標靶化療一定會由希望變成失望，失望變成絕望！

這是一位公務員，生活很正常，身體一向不錯，二〇〇六年六月因為同事相約到小診所接受大便潛血檢查，沒想到竟發現有潛血反應。她慌了手腳，急忙趕到大醫院接受一連串檢查，她的厄運就此來臨！

醫院發現她有大腸息肉出血，建議她手術切除，剛開始由大腸鏡切除，病理報告是良性息肉，但有惡性癌細胞。一位教授級醫師要求她立即接受大腸根除手術，二〇〇六年十一月被切除大半的結腸。手術前檢查並無任何轉移，病理報告是 pT3N0M0，亦即無轉移但有局部浸潤。術後醫師要求她接受自費標靶化療，她前後接受六次化療，花了幾十萬！化療中開始出現腰痛，醫師給以止痛藥，但是疼痛逐漸擴大到右上腹部。

二〇〇七年十月，手術後一年，她接受正子影像檢查，竟發現有肝臟轉移。病人對醫院失去信心，轉到另一家醫院再接受 Erbitux 及 avastin 治療，但是腹痛日漸加劇，食慾不振，體力不繼。二〇〇八年二月，CT檢查發現腫瘤已充斥整個肝臟！醫院建議光子刀治療。二〇〇八年三月二十八日，病人走投無路，痛苦萬分來找我求診，她痛苦的說：「我原本很健康，平常很注意養生，飲食也很清淡，原以為只是小息肉切除就好，怎麼變成今天這個樣子？」

我看到這個例子，真是只有嘆氣！

醫院誤診有多嚴重

二〇〇八年四月十九日，從台南市來的一位癌症病人，訴說她被誤診得很嚴重。她是一位工作一輩子的國小老師，兩年前退休，之後專心學佛，常到佛光山參佛。一年前接受體檢發現大便有潛血，她先到地方診所就診，被認為是痔瘡；病人不放心，主動到大醫院外科看診，外科醫師完全沒有進一步檢查就認為是痔瘡，開一些外用藥。一年後，病人發現不只是潛血，而是大便出血，她很著急的到另一家醫學中心就醫，醫師只做了肛診，沒有看大腸鏡，竟也隨隨便便認為病人是痔瘡。一直到二〇〇八年三月，肚子劇痛，到第三家醫學中心掛急診，一做腹腔超音波，馬上被發現肝臟有很多癌症轉移，最大的已經有十公分大了。住院後醫院安排一連串檢查，最後被確定是乙狀結腸癌轉移到肝臟！由於已經肝臟轉移，醫院建議接受化療。病人從一年前就很謹慎的就醫，從診所到三家大醫院，前前後後被誤診了一年多，直到發生肝臟轉移及腸阻塞，才被診斷出來！

台灣的醫療品質竟如此粗糙！事實上很多病人在醫院就這樣不斷的被誤診，不斷地在醫院被當成人球，在各科之間被轉來轉去，直到病情惡化到住進安寧病房！醫師還振振有詞說：「癌症本來就是這個結局！」

當病人剛到醫院時，醫師為了要病人立即接受治療，往往威脅加恐嚇，一般癌症病人早已經嚇得六神無主，任醫師擺佈，任其宰割！

當病人住院期間要複印醫院的資料時，醫師又常常推三拖四，故意刁難！大部份病人面對醫師往往不敢多問一聲，不敢多要求一些！醫師更吝於多花時間給病人解釋、說明。治療前還可以看到主治醫師，治療後——尤其是發生併發症之後——要看到主治醫師就很難了！最後病人沒辦法只好轉院。轉院對病人來說是很不利的，因為治療會中斷，資料又不完全，常常讓病情惡化！

生命要交給自己

一位年近七十的女士生活非常精采，不僅有錢還到處旅行，幾乎走遍全世界，年輕時在學校教國文，後來從商賺大錢，從養殖鰻魚到進口商，樣樣都來。二〇〇二年開始右上腹部疼痛，她不喜歡西醫去看中醫，開始服用中藥幾年，但是腹痛斷斷續續。到二〇〇五年六月，腹痛延生到右下腹部，她掛急診被診斷是盲腸炎，於是接受盲腸切除術，在手術中發現盲腸已破掉，而且附近組織不好，醫師做了切片，病理報告是腺癌，因此又接受第二次手術，做右大腸切除。術後病理報告發現有淋巴轉移，於是她就接受二十四次化療。

到二〇〇七年七月一切順利，而且拿掉人工血管。這中間病人問醫師如何保養身體以防復發，醫師說天天吃好吃就可以了，於是病人好高興的繼續大魚大肉。有一天病人吃了生魚片發生腹痛，到醫院回診問醫師說：「生魚片可以吃嗎？」醫師回答說：「生魚片那麼好吃，當然可以吃！」病人又很滿意的繼續享受美食！

二〇〇八年一月，複檢時發現ＣＥＡ提高，腹痛也加劇了，醫院再安排一連串檢查，發現腹腔有淋巴轉移，於是又接受標靶化療（avastin＋Xel〇da），直到二〇〇八年五月來找我求診。她表示已經對醫師失去信心，對化療極度排斥。但因為親朋好友都勸她化療，尤其她兒子目前在修博士班，正在寫論文，他也要求媽媽去化療，如果媽媽不去化療，他會很擔心！

怎麼辦？病人左右為難……

我告訴她：「誰掌控妳的生命？妳，妳兒子？朋友？自己生命自己決定，自己的決定才是真正的決定！如果妳沒有抗壓性，很擔心兒子，那就去化療！如果妳能掌控自己，就可以拒絕化療。最重要的不是要不要化療，而是妳要做什麼？我說過治癌是要重新做人！很多人都太在意別人的眼光、太考慮別人的意見，自己擔心這個、擔心那個，最後卻選擇最痛苦的醫院治療，或選擇最沒有根據的江湖郎中，結果病情越來越壞！」

把生命交給醫師，死路一條。生命要交給自己，癌症指數僅做參考，不要把它看成股票一樣，讓心情隨指數高低七上八下。復發後化療已經無效了，應該放棄。醫師是不懂營養的，醫師的營養學是零分，常常給病人錯誤的飲食指導。病人要勇敢走出來，寫好遺囑，力行雞尾酒整合療法！希望無窮！

這位病人終於勇敢對化療說不，不化療後一年，她又恢復以前樂觀快樂的生活。

賣「健康」食品，生活卻毫不健康

二〇〇八年五月二十八日，一群年輕人擁簇一位中年人來求診，生病的人是這位中年人，但一直不開口，而是一位年輕人在訴說病情。原來這位病人在二〇〇六年十月間出現腹痛去掛急診，被診斷出是大腸癌併移肝轉移。他先後接受大腸及肝癌症切除，之後又接受長達一年的化療，但是化療後追踪檢查CEA指數飆高，CT發現肝轉移。他又花了幾十萬接受 avastin、erbitus 標靶及新生血管抑制劑治療，但依然壓不住腫瘤的擴散，在門診時，我已發現他有腹水及下肢水腫，這是癌末的現象。

這位病人是一位直銷公司大老板，當我問他直銷什麼產品？他很勉的回答是酵素，哦！是健康產品！

他的生活非常不正常，常常工作到凌晨二、三點，飲食是大魚大肉、喜歡油炸食品及花生，菸酒不忌，應酬又多，生病後雖有改變，但改變不多。他在商場上曾經倒下去又勇敢站起來，在直銷界是很有名望的，這次面對癌症能逃得過嗎？

在我三小時整合療法的說明後，他還是一臉茫然、尤其我告訴他我的「抗癌三寶」：一、寫好遺囑，生死看開。二、公開病情、勇於面對。三、發大願。

病人及其家屬突然間高聲要求我：「醫師！你一定要保密！我爸爸病情不能公開！」

我問：「為什麼？」

「因為……所以……」他兒子面有難色、講話支支吾吾。

既然有隱私，我就不便追問。他兒子問了很多小問題，病人依然未說話。我知道他已兇多吉少，來日不多，果然兩個月後，傳來他的死訊！

這位病人的故事告訴我們三件事：

- 從事健康產品直銷的大事業，且身為董事長，生活卻如此糜爛，完全沒有「健康」的觀念，請問他的酵素產品可用嗎？很多癌友花了很多錢買一大堆健康抗癌產品，都是道聽塗說，令人擺佈。根本不去深入了解。
- 完全遵照醫院治療，做一個模範病人，死路一條。
- 隱私太多、不敢面對問題，選擇逃避，只會惡化病情！

攝護腺癌

攝護腺癌是歐美國家常見的癌症，美國一年有二十二萬病例，死亡二萬七千人。台灣地區一九八五年一年不到三百人，到二〇一二年達四千七百三十五人，增加神速。我診所診治過兩百一十三人，追蹤十年，五十三人死亡，死亡率達二十四％。

攝護腺癌主要是飲食西化及環境賀爾蒙所造成，治療與預後都不錯。在歐美國家，攝護腺治療一般以賀爾蒙治療為主，其次是放療，除非小便困難，很少開刀。台灣卻以開刀為主，醫師都要求病人自費二十萬，選擇達文西手術，其目的是要賺錢！而且在歐美國家超過七十五歲以上的病人，幾乎都不治療，因為很多病人不治療也可以活過十年，歐美國家平均壽命還未達八十歲。

以下舉例的這三位病人都是高教育、高所得，都轟轟烈烈幹出一番事業，但也幾乎都在過去兩年內得到攝護腺癌，命運卻如此之不同！

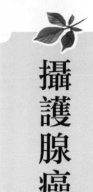

接受根除手術的後果

第一位病人甲君是一位高科技公司的經理，平常忙於公司業務，國內外飛來飛去，壓力大、生活亂了步調，由於經常在外奔波，常常憋尿，也常常得到尿路感染，每次都是幾顆抗生素解決。兩年前首次發現小便帶紅，當時人在國外，正負責一項很重要的業務，三個月後回國去醫院檢查，結果PSA升高，醫師做了攝護腺切片，證實是癌症，PET正子影像顯示沒有轉移，醫院給以內視鏡刮除，並建議抗賀爾蒙治療五年。他因放不下公司業務，手術後就繼續忙於工作。一年後開始腰痛，吃吃止痛藥可以好轉，但是不久就越來越痛，不得不回醫院檢查，結果證實癌症已全身骨頭轉移。此時他終於要面對生命，於是向公司請假開始接受化療。

我在一次抗癌產品發表上首次見到他，外表上根本看不出他已是癌症末期，穿著很體面，說話很得體，像是個外交官。他上台見證，精神十足，說話有力，完全沒有恐懼害怕的樣子，對自己病情侃侃而談，顯然是一位抗癌勇士。他是一位虔誠的基督徒，生病之後完全把生命交給上帝，有了神助，當然心就安了。原本我以為他應該可以活得長長久久的，但是三個月後卻傳來他的死訊。

在那次見證後不久，他回醫院追蹤檢查，被發現PSA又飆高，醫師認定化療無效，建議要做根除手術，意即切除兩側睪丸、攝護腺及所有淋巴組織。他聽信醫師，也做了禱告。但是上帝似乎沒聽到，手術後轉進加護病房，開始一連串的併發症，發高燒、引流管出血不止、腹漲、感染，接著敗血症、休克，最後多重器官衰竭，手術後不到兩個月就往生了。

千金萬金買不到健康

第二個病人乙君是一個跨國公司集團的總裁，一生奮鬥不已，他是大哥，有幾個兄弟，十幾年前成立公司就帶領兄弟全世界打拚，如今事業有成，版圖橫跨全球。但也因為如此，使得他的生活充滿著壓力，雖沒有大魚大肉，但天天美酒美食，曾經吸菸幾十年，但也戒菸十年以上，有空就常打小白球，自認為很注重養生。

他年年體檢，一九九八年檢查發現PSA三．八，醫師建議做切片被他拒絕。二〇〇一年PSA增至六．八，切片做了是良性。隔年在美國PSA又上升到十．五，在洛杉磯一家大醫院做切片，還是良性。二〇〇日年PSA增加到一五．三，開始有背痛，在一次摔倒之後做MRI證實是攝護腺癌轉移到腰椎，由於兩腿開始無力及酸麻，他接受腰椎手術，術後又開始長期的抗賀爾蒙治療，此時PSA曾降至一．八一。但是沒幾個月腳又麻痛起來，醫師安排了第二次腰椎手術及術後放療。

二〇〇七年來我門診，他聽了我三小時的癌症解說，但似乎仍很懷疑。我問他：「這麼多年來治療，有效嗎？有更好嗎？身體是更健康還是更虛弱？」他覺得目前還好，依然可以走路工作。他認為自己在商場上身經百戰，癌症不可能難倒他！他不斷的提到過去如何創業，如何奮鬥，建立事業集團。

當一個人在提起當年之勇時，表示他不敢面對現在！甚至在逃避！

一年之後，二〇〇八年十二月來複診時，情況完全不同了，他是坐輪椅進來，我問他過去一年做了什麼治療？他說因為腰痛，去找一位知名的接骨師按摩，這位接骨師用力過猛，讓他脊椎脫位，不得不再接受第三次手術，手術後情況更惡化，他必須使用助行器或坐輪椅代步。另外他也接受輸精管切除，以及NK細胞療法。儘管這麼多的治療，他的病況卻逐日惡化，他一直問我還有沒有更好的方法，錢不是問題！

我很誠懇的告訴他：「你還記得我給癌症病人的第一個處方嗎？寫好遺囑，先要求死！求死的人才知道求活，才知道每天感恩、感謝、感動。」

他面無表情，似乎不同意我的說法，面對有錢人，我最無法接受的是他們奢侈慣了，總以為錢是萬能的，錢可以解決一切問題，殊不知健康快樂是千金萬金買不到的！

我提供所有方法給他，從不花錢的發大願到一百萬的治療。最後他選擇天仙液，我囑他每個月複診一次，希望每次能提醒他「心念轉變」比什麼都重要！

如果他依然回醫院治療，那後果是不堪設想！

能懺悔、認錯，就能真正改變

第三個病人丙君是一位管理學方面的教授，也是一家顧問公司的董事長，在管理界相當有名氣。經常在各大公司提供管理與經營的服務，在一次體檢中發現ＰＳＡ升高，切片證實是攝護腺癌，二〇〇八年七月看到我的書後來求診。這位教授一表人才，非常客氣，在三小時的癌症解說中，他像學生一樣的專心聽講，聽完之後個別諮詢，他很感性的說，他很同意我的見解，也知道自己為什麼得癌症，今後會立即改變自己的食衣住行。從他臉上我看到了懺悔，這是非常重要的心念轉變，能懺悔就能認錯，就能真正的改變。

之後這位教授買了AQ1400水機、蜂膠，亞麻仁油酸及超抗原等營養食品，每個月定期回診，不到兩個月不僅ＰＳＡ降到正常，原本他的三高（高血糖、高脂、高血壓）也都恢復正常。他並沒有接受任何醫院的治療！

三個病人三種結果，甲君很清楚是醫院手術後造成併發症而死亡，非常不值得，醫師的錯誤導致病人的死亡已經是常見的，所有醫界朋友務必反思！

乙君也即將步甲君之後塵，不斷的接受西醫治療，而不知保護自己，只有惡化一途。在醫師的恐嚇之下，把生命交給醫師是非常不智的！

丙君能夠懺悔，知道改過，並遵循我的雞尾酒整合酒療法，絕對馬上讓癌症穩定下來，更讓身體恢復健康，而且所有慢性病一同好轉！

醫師的脆弱與感動

十二年來看到、聽到至少有八十幾位醫師罹患癌症，都活不過五年。其中有二十位以上醫師本人或其家屬生病，親自來求診，但是預後都不好。因為醫師過慣著「人求於他」、趾高氣昂的日子，加上天天看到的是愁眉苦臉，聽到的是哀聲嘆氣，接觸的是細菌病毒，平日忙於賺錢不知身體保養。很多醫師早已惹禍上身而不知。更糟糕的是醫師怕醫師，有病不求醫，其逃避心態更甚於一般病人。所以一旦醫師變病人，除極少數能夠反省外，大多數既無法面對現實，又常自我診斷，導致延誤病情，最後惡化更快！看到同好、同業這樣子之悲慘命運，真不知如何伸出援手？

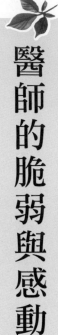

缺乏生命力的開業醫師

二○○六年十二月，正當我成立自然診療中心之時，一個星期天下午一位中年人東倒西歪地被他太太扶進來，這位先生面色慘白，兩眼無神，好像要休克的樣子。此時我看到地上幾滴血，急忙問他病情。他是一位開業醫師，昨天被診斷出大腸癌，一夜失眠，今天趕來想問問我的意見。由於他講話有氣無力、快要窒息的樣子，我怕危險把他扶到急診處做個檢查。在樓梯間及走廊竟然看到一滴滴血，從大門口滴到我的診間，原來這位病人肛門還在出血。到急診處檢查，血壓心跳呼吸及簡易抽血都正常，沒有貧血也沒有休克；他的休克樣子，只是心理問題而已。我要他住院幾天休息，做進一步診斷與治療。

住院後一連串檢查，發現是罹患乙狀結腸癌併發局部淋巴轉移，我建議他接受局部手術切除，再加上我的整合療法，癒後會不錯！沒想到第三天他就急著辦出院，我問他做何打算，他說先回家冷靜幾天再說。

一個月後與他聯繫，他太太說在南投某一道場接受生機飲食、排毒及斷食療法等等，我再三建議最好手術後再做另類療法，而且另類療法我是專家，但是他們婉拒。半年後再與他連絡，他太太說已經接受手術了，但是發現腹腔與肝臟轉移，正在接受化療。我詢問他們生活起居或飲食有任何改變嗎？他說醫師囑咐要高蛋白，所以現在多吃雞湯、魚湯、牛肉等等，他的診所已經關門了，多半在家裡休養！糟了！這是標準的「三等公民」：等吃、等睡、等死！沒救了！

到了二〇〇七年六月，再與他連絡，他太太說病況在惡化中，化療沒有用，他心情很壞。我建議他來我診所一趟。第二天他們來了，他骨瘦如柴了，面容漆黑無神，一副標準的癌末病人。我與他溝通近兩小時，鼓勵他又激勵他，放棄醫院治療，專心力行整合療法，要他勇敢面對，寫好遺囑，重新生活！但是他似乎已經覺得人生無望了，看起來毫無鬥志。我不僅嘆氣，又一位缺乏生命力的醫師！

二〇〇八年三月間，我最後一次追蹤他的病情，他太太說已經不接受醫院治療了，偶爾不舒服會去醫院，也沒有接受任何另類療法，只在家裡休息。病人三個月後往生了，從生病到往生，未滿三年！

悼念好友呂醫師

十二年前當我緊張恐懼的住進醫院，我的主治醫師剛好是我的好友呂醫師，二十幾年前，我與他同樣非常幸運的被分發到東引反共救國軍當醫官，他來礁溪營區接我的醫官職位。退伍後，我到長庚接受腦神經外科專科訓練，成為腦神經外科專科醫師，他則到榮總接受大腸直腸科訓練，成為大腸直腸科專科醫師。二十年間，我與他各自發展，都成為有名的大醫師。他是醫院大腸直腸科主任，也是大腸癌醫療團隊負責人；我轉戰各大醫院，直到二〇〇三年發生直腸癌住院成為他的病人，哥倆好在二十年後又見面，結果是醫師與病人的關係。

住院期間，在呂醫師的妥善安排下，我接受完整的放化療，之後呂醫師要安排我接受腫瘤切除，記得他給我的治療計畫是：

1. 切除腫瘤並做暫時腸造口，盡量保留肛門。
2. 化療半年，如果病況良好，做第二次手術把造口接回去，如果病況不理想，則繼續做化療。

這是標準的主流西醫治療計畫，表示我至少要一年的治療，一年的痛苦。（事實上是終身的痛苦！）最後我毅然決然拒絕手術，結果導致排山倒海的壓力，呂醫師也來電苦口婆心勸我：「如果你不開刀，第一年讓你逃過，第二年一定復發，復發後就無法治療了，第三年絕對逃不過一死！」

我問他：「有沒有像我一樣放化療後腫瘤消失、不開刀而活下來的病人？」

呂醫師說：「只有一位活過五年！你不要拿自己的生命來賭，接受手術是正途！」

最後我謝謝他的關心，抱定一死，拒絕手術，如今堂堂活過第十二年！

二〇〇四年起，我正式出來幫忙癌症病人後，介紹不少病人去看呂醫師，病人回來告訴我呂醫師已經離職了。後來藥商也告訴我呂醫師大展鴻圖，在台北開了一個很大的專科診所（聽說花了近一億元）。

二〇〇六年，我卻聽到一個很不幸的消息：呂醫師罹患胃癌而且轉移到肝臟，無法手術正在接受化療。我一聽先是嚇了一跳，接著是嘆了口氣，人生真難預料！

我一直很想去探視呂醫師，但是怕他無法接受，只好從朋友打聽他的病情。就西醫來說，他的病情絕對不樂觀。我請癌症關懷聯誼會義工及一些朋友去關心他，並介紹一些自然療法，呂醫師原先拒絕，後來終於接受，開始嘗試使用科學漢方，果真他的白血球不再下降，精神也恢復。

二〇〇六年底，我在台北一次聚餐中遇到呂醫師，這是離開醫院三年後，也是呂醫師生病後第一次遇見他，當天見面時我緊緊握著他的手，問候他、關心他，我期待他能練氣功、改變飲食，走上整合療法，但他認為他與我病情不同，不能接受我的意見。我一時性急幾乎與他吵起來！

鐘鼎山林，人各有志，不可強也！

以後我陸續聽到消息，他的病情是斷斷續續、好好壞壞，我內心一直為他祈禱，希望老天能幫助一位好醫師，能早日恢復健康！

二〇〇八年三月，在一次朋友婚禮中第二次見到呂醫師，這次完全不一樣了，他一副癌末病人的樣子：禿頭、臉腫、皮膚黑、體力差，我很難過的走過去與他寒喧，再一次鼓勵他走出來，放棄化療，採用整合療法，但是他一臉無奈只說：「謝謝你的關心。」從他的表情，我知道他的劫數已到！我已無能為力了！

二〇〇八年五月，又傳來呂醫師接受手術，術後發生半身癱瘓（可能是腦轉移？），一個月後呂醫師走完他的一生。

當初他警告我活不過三年，結果他自己活不過三年，人生真是無常呀！

脆弱的牙科醫師

一對八十歲老夫妻，偕同一位年近五十歲的兒子來求診，原以為是老夫妻生病了，事實上是這位寶貝老兒子得了肺癌。這位兒子是一位牙醫師，由於工作不順暢，人際關係不好，壓力很大，又沒結婚，常常外食，不愛運動，雖無菸酒但常常熬夜，問診時他一臉茫然，不願開口，都由他老父母在說話。

三年前他開始有乾咳，起初吃些止咳藥。二〇〇六年底症狀加劇，不得不去檢查，被發現罹患肺癌。由於腫瘤過大，先安排三個月的化療再施行開胸術切除肺癌。手術後不久發現左鎖骨淋巴腺轉移，於是開始長達一年多的化療，癌症縮小又復發，醫師不斷地更換化療藥，最後所有自費的標靶藥都用上，但是依然壓不住癌症。

二〇〇七年七月他第一次求診，我就強烈建議他立即進行我的雞尾酒整合療法，但是他有聽沒有到，依然回醫院接受化療。又過了一年，二〇〇八年七月，他面無表情、滿臉痘花來複診，他老父一直在問有沒有好方法，我再一次建議整合療法：要寫好遺囑、心念轉變、飲食改善、發大願、勇敢走出來，他根本聽不懂，更聽不進去，他只想趕快找到仙丹把癌細胞殺光光。他想選擇免疫療法，但是又充滿疑惑，又嫌貴，內心充滿矛盾，猶疑不決。

身為一位高學歷的牙科醫師，卻表現得如此脆弱，如此無能，無論何種療法對他來說，都是無效！

人要活下去，不是依靠外在的治療，而在內心的改變與堅的生命力！

醫師集體求醫

二〇〇八年十二月，正當全世界遭受金融風暴之時，在我小小診所竟然在三天之中有三位醫師罹患癌症來求診，一位是南部一家區域醫院的院長，一位中部醫學中心神經科主治醫師，一位台中有名的開業牙醫，他們都是罹患大腸直腸癌。

這位院長是一位婦產科名醫，就在升任院長不久就發生血便，由於新官上任，公務繁忙，他不理會，半年後開始走路會喘，有一次上樓竟然昏倒，被送進急診，一檢查發現血紅素竟然降到四．四（正常值應該在十二～十四），他接受輸血後就繼續上班。二〇〇八年九月間，他來出席我在台南的巡迴演講，當時他似乎已料到大事不妙，二個月後終於住院檢查，證實是結腸癌併發肝臟轉移，由於已經轉移，只有化療一途。求診問病情時，發現結腸癌還繼續出血，我建議做局部結腸切除來儘快停止出血，然後積極進行我的雞尾酒療法。原先他很贊成，但是回去後經其家庭會議，卻決定回醫院接受化療。

兩星期後在電話中，我再一次建議他，第一次化療尚可以接受，但是一定要馬上力行雞尾酒療法。但是他說出院再開始吧，我知道他已經出不了院了，果真不到兩個月，他已經住進安寧病房！

第二位醫師是醫學中心的神經科主治醫師，為人正直，是工作狂，更是完美主義，一方面在進修博士班，一方面忙於負責科務，是標準的7－11。飲食是大魚大肉，也常喝可樂等碳酸飲料，常常打羽毛球，睡眠與排便尚可。一年前發現血便，以為是痔瘡不以為意。由於症狀越來越厲害，他只好到醫院檢查，結果跟我一模一樣是直腸癌，正子影像證實無轉移。我很輕鬆的告訴他：「不用緊張，跟我走保證沒事。」他似乎很理解也很同意我的說詞。回去後他開始接受放化療，我在追蹤電話中再度強調在治療的同時，要立即執行我的方法來降低併發症，他很客氣回答說會考慮。從語氣中，我知道他仍在遲疑。再過幾星期之後，他就會知道痛苦了！

第三位是開業牙醫，先生也是開業醫師，各自擁有診所。業務很忙，家有外勞煮飯帶小孩，這位女牙醫情緒不穩，常常生氣，去年母親中風，她在診所、家庭、孩子、母親之間賣命，飲食是魚肉多，飲料是咖啡，她熱愛騎馬，平日有空就去騎馬。一年前有血便，開始斷斷續續，最近則是連續出血，經檢查是直腸癌，離肛門口只有兩公分。來求診時，先生一份漫不經心的樣子，她卻滿臉驚恐的告訴我，醫院已安排手術要做永久腸造口，我一再的安慰她：「免驚呀，沒事。」只要沒轉移，接受放化療即可過關。千萬不要手術！臨走前又再一次提醒她切忌手術做造口！兩星期後與她連絡，她已經剛開完刀，接受永久人工造口，並且做好人工血管準備化療，我很驚訝的質問她：「為什麼要手術？」她說：「因為腫瘤靠近肛門，外科醫師說放化療後很容易復發，手術是一勞永逸。」

又一位醫師被犧牲了，除了嘆氣還是嘆氣，老天爺似乎認為這些醫師平日盡是給人痛苦，現在生病了，是報應的時候到了！

院長醫師哭了

看了這麼多醫師罹患癌症沒有一位好下場，二〇〇九年元宵節過後，一位地方醫院的院長偕太太來看診，他是向醫院請假出來看診，夫妻倆一臉緊張樣。問診時他表明自己也是神經外科醫師，只是二十年前選擇開業，現在經營一家地方醫院，雖然院務繁忙，但是很注重養生，太太是慈濟委員，常參加公益活動。

這位院長平日喜愛喝滾燙的熱茶及醬菜，口味很重。他年年體檢，雖有三高但很輕微，前些日子吞嚥時有些困難，春節過後接受正子掃描，意外看到一個兩公分的上食道癌，已做切片證實。當被告知罹癌後，與太太抱頭痛哭一陣後，住院準備手術治療，手術前在醫院書局看到我的書，立即趕來求診。

這位院長病人未預約前來，當天原本有四位病人求診，卻臨時改時間不來，以致整個下午我與這位院長詳談了四個小時，從神經外科談到醫院經營，從癌症治療到雞尾酒療法。他很專心地聆聽我解說，當最後一句話我告訴他：「每天清晨我的第一句話是感謝、感恩、感動，如果我還有明天，明天一定會更好！」他竟然落下眼淚，啜泣起來，身旁的太太也流著淚拍拍他的肩膀。過了好一陣子，他才說出一句話：「許醫師，我很感動！」

十二年來幾萬人聽過我的「癌症解說」，曾經感動過很多人，當場落淚者也有，但是能感動一位醫院院長，當眾落淚是絕無僅有！尤其過去看過那麼多醫師同好生病，不是故作鎮靜，虛有其表，就是驚恐到不知所措，醫師不生病則已，一生病就很嚴重！這位院長病人完全認同我的意見，決定勇敢面對，我再三叮嚀他：「只接受局部放療並努力執行雞尾酒療法是最佳選擇，切忌手術！甚至放療前的胃造口也可以暫緩，因為只要以雞尾酒療法來保護細胞，只做病灶局部放療，傷害降到最低，相信在治療期間依然可以由口進食。」

離去前他高高興興的主動與我合影，他太太告訴他一句話：「要發大願呀！」

這一句話就告訴我，他們生命已經重新出發了！老天會保佑他的！

但是回去後卻天下大亂了，因為所有他身邊的朋友都是知名的教授、專家，強力建議他用最新最好的標靶藥，一個月後我去看他時，他躲在家裡走不出來，因為滿臉都是痘花，這是標靶藥的副作用。他告訴我：「醫師告訴我皮膚越爛，效果越好！」

我想他死定了！果然半年後正子檢查發現肝肺轉移了！一年後我打電話連絡，他說：「沒有希望了，我已全身轉移，化療都沒有用了！」半年後他往生了。

一位好的醫師，罹患食道癌，活不到兩年……

病家的感謝與抱怨

癌峰勇士

一位多發性骨髓癌患者，情報局出身，個性很情緒化，工作壓力大，十年前因為胃潰瘍，飲食由大魚大肉改吃糙米。生活正常也常運動，無菸酒，排便也順暢，退休後做保險工作，業務競爭大。於二〇〇七年十一月被診斷出多發性骨髓癌，他深知這種癌症西醫治療效果很差，因此他來尋求整合療法。聽我解說後，他拒絕一切西醫治療，努力改變自己。醫學中心醫師曾建議他要立即服用塞德（thalidomide/dexamethasone），但是根據美國癌症學會二〇〇七年統計，全美國一年確定病例達一萬九千九百例，死亡一萬零七百九十例，死亡率高達五十四%。因此西醫治療不僅療效有限，而且副作用很大。

病人接受我的建議加入梅門勤練平甩功、服用天仙液及AQ1400抗氧化水。我也推薦一本好書《推倒癌峰的勇士》給他，作者是一位英國牛津大學教授，五十四歲那年罹患多發性骨髓癌，醫師告訴他化療後可能多活二至三年，不化療則隨時會喪命！但是他卻走上另類治療，透過營養、中藥，氣功及心靈觀想法，加上針灸而得以活下來！

一次在車站趕車時，一個聲音來自身後：「許醫師！」我回頭一看，是他，我向他問好，他很開心的對我說：「還好當初接受許醫師的建議沒有化療，現在身體好得很！許醫師，太感謝你了」說著兩手握緊我的手。病人猶如是我的好友，看到他能恢復健康，一句「謝謝」勝過千萬元！

兩份遲來的感謝

一九八七年我黯然離開林口長庚醫院，到中部一家區域醫院上班，從醫學中心腦外科大主任，一下子變成地方小醫院小醫師，昔日在醫學中心要什麼有什麼，在小醫院要什麼沒什麼，心情難過可想而知。一次門診看完之後正要離開，看到門口坐一位老先生，我以為還有病人未看完，問他掛幾號？他是一位老農夫，彎腰駝背，口齒不清，聽到我問他，很膽怯的小小聲說：「我想找許醫師。」我大聲說：「我就是許醫師，什麼事？」

我的大嗓門嚇到了他，但很快的，他露出興奮的表情，從破舊的衣褲口袋拿出一疊發黃報紙包著的東西，老農夫小心翼翼打開，哈，是一些髒兮兮的小額鈔票。此時老農夫開口了：「許醫師，十幾年前我生腦瘤快死了，到醫院被一位許醫師救回了，我恢復健康後，非常感激許醫師，但是自己不識字，不知醫師在哪裡？昨天家人告訴我，當年幫我開刀救我的許醫師，在這家醫院看診。我非常高興，今天一早立刻趕來見你，謝謝你當年救命之恩，這是小小的意思。」

說完雙手遞上這些小鈔。我一時愣在哪裡幾秒鐘，不知說什麼，這會兒變成我不會說話了。眼睛一陣濕潤，差點落淚，這不是上帝的使者嗎？在我人生最窩囊的時候，上帝竟然適時給我這份最珍貴的禮物！收下這份陳舊而珍貴的禮物，看到離去的老農夫，我站在走廊，心中澎湃不已。這是我行醫最珍貴的一刻！

二〇〇八年三八婦女節，我應邀回故鄉佳里鎮做一次健康演講，現場有八十幾位鄉親來參加，我一口氣講了兩個小時，中間沒有休息。所有聽眾都沒有離席直到我講完，更沒有人打瞌睡！會後突然出現一位年輕小姐，捧著一大束很漂亮的花上台送給我，我受寵若驚，過去演講完後很少有人會送花給我，這次回故鄉演講，竟然鄉親對我那麼捧場，又送花給我。更令我驚訝的是，這位小姐給我一張感謝函，她說在十幾年前因車禍腦重傷，送到奇美醫院時已經奄奄一息，經許醫師緊急開腦手術，救回一命！出院後就一直很感恩許醫師的救命之恩，但苦於不知道許醫師在哪裡？無法表達內心的感謝。這次聽到許醫師要回故鄉演講，特地趕來要當眾感謝許醫師！

兩份十幾年前的感謝，在十幾年後才獻給我，告訴我「人在做，天在看」，任何付出都會得到回應。

做最好的打算，最少的努力，只會落空

一位某大公司的資深經理於二〇〇七年五月來求診，主訴他一年前因為左上腹部疼

痛，醫院檢查出是腎臟癌，當時接受部份腎臟切除及術後化療幾次。今年複檢時被發現有復發現象，醫院又要安排化療，病人不願再承受另一次痛苦，所以來求診。當我看到他時，外表滿健康的，只是一臉緊張。他是一位資深經理，對公司貢獻很多，平日也無不良嗜好，只是個工作狂，自我要求高。去年生病後，減少很多工作壓力，幾乎是半退休狀態，這次復發讓他大吃一驚！

他性子很急，幾乎要立刻接受我全盤的雞尾酒療法。而他經濟能力不錯，也自願接受最新的、昂貴的免疫細胞療法，在往後治療的三個月中，他的確改變很多，每次回診都高高興興說：很好！很好！非常好！我很高興他能這麼快的心念轉變。但是治療期間我發現他臉色越來越蒼白，頭髮也在掉落，我問他生活起居，他終於告訴我說，他在彰基接受最新的自費的標靶治療，希望雙管齊下。說話時非常有力、信心十足。但是診所護士告訴我他親朋好友送他很多抗癌食品，吃都吃不完，我所推薦的有科學根據的漢方天仙液還輪不到，根本沒有吃，他自己也找一位氣功師在教氣功。事實上，他根本沒有執行我的雞尾酒療法！每次來診所，都跟我說：公司對他非常好，不用上班又領全薪，現在天天到溪頭走森林步道，似乎過著神仙的生活。語言之中我有點擔心，因為：

1. 心念轉變來自於自省和懺悔，來自於接受與放下，而不是求外不求內。很多人外表很積極，其實內心依然在擔心，因為他們自以為如此努力、如此花錢，結果一定沒問題！事實上這是非常危險的！我們要做最壞的打算、最大的努力，要置之死地而後生！他雖然很努力，但是卻做最好的打算！

2. 不少病人聽到我的整合療法，很信服，很同意，就去做了！結果根本不是一回事。隨便找一個氣功師練功，或是在家練平甩功，隨便買一部電解水機、隨便購買健康抗癌食品、尤其是直銷的產品。然後以為許醫師所說的，都做到了！事實上他們所做的都不是我的雞尾酒療法！

果然半年後（二〇〇七年十月），他說要回醫院再檢查一次。過了半個月不見信息，我主動打電話關心，結果電話裡傳來他一連串的恐懼及憤怒！

他說：「什麼雞尾酒療法，什麼標靶治療通通都是騙人的！我去複檢腫瘤更多！」

我一聽：「遭糕，他已經接近崩潰！」我不斷安慰他，鼓勵他，要他冷靜，要他釋懷。

他說：「我要趕去台大問第二意見！」

又過了兩星期，我再電話關心他！這回傳來的是有氣無力的聲音。

他說：「台大醫院說沒藥了！沒救了！現在在彰基住院療養！」

我再一次要激勵他，要鼓勵他，他卻掛了我的電話，他真的是完全崩潰了！

二〇〇八年五月，我去電追問他病情不久，他太太說已經走了三個月了，這是預料中的事。我正想安慰她，沒想到她一連串的抱怨、不滿、懷恨，她直說：「我們花了四百萬，什麼治療都接受了，根本沒用！什麼整合療法、標靶治療都是騙人的！」

人的生命不是花錢可以買回來的，做最好的打算，最少的努力（花錢），當然會落空，會失望。自己的選擇，自己負責。無論什麼結果，都要接受。我不斷的告訴病人要自己決定自己的生命，過程比結果還重要！

很多病人家屬在病人生前，花錢買產品，病人病況改善了，就認為是仙丹。當病人死後，卻將所有產品退回，還威脅說：「許醫師根本是庸醫！簡直是拿病人生命開玩笑！」

十二年來我默默的承受所有的讚美與怒罵，努力在學習，每一個失敗的例子，都是很寶貴的臨床經驗，我很仔細的追蹤這些病人，希望累積更多的實證，提供更好的治療給病人，但是很遺憾到今天，依然沒有仙丹可以治好癌症！

博士的遷怒

二〇〇九年三月，一位博士打來一通電話，聲音非常文雅也非常有禮貌，他說有一位法國有名的鋼琴家來台度假，發現了肝癌，想來求診。我與他約診在台北見面。

看到這位鋼琴家時，他已經是癌末的樣子——走路需人攙扶，兩腳嚴重水腫、腹部腫脹、臉色慘白，他帶來的資料說明他是俄羅斯後裔法國人，是B肝帶原者，早在一年前就發現體重下降，被檢查出肝癌，在法國醫師建議手術治療被他拒絕。三個月後來台灣度假，原先生活還正常，直到一星期前開始惡化，這位博士朋友帶他去見一位有名的中醫，中醫給他中藥排毒，不料他連瀉三天，身體更無力。博士很緊張尋求我的意見，在翻譯時不時流淚，他說：「這位鋼琴家是非常優雅，氣質高尚，有貴族血統，這麼好的人才，許醫師你一定要救他！」

依他的病情根本救不起來，而且隨時會死亡。我很清楚表明這一點，也告訴他要寫好遺囑，生死看開。他點頭表示了解，也說已有心理準備。在這樣的情況下，唯一能幫忙的是維持營養，因為他已很難進食，我建議人蔘苷元治療及小量天仙液，為確保他能飲用這些科學中藥，當場給他一小瓶試喝，他覺得不錯。第二天我親自到博士家教鋼琴家梅門氣功，博士也決定儘快給病人人蔘苷元，當晚很好。

第三天開始治療，不料鋼琴家突然腹部劇痛，我立即停止治療馬上送急診。在急診處醫師先以嗎啡止痛，再安排腹腔掃描。掃描結果顯示有一個很大很大的肝癌，超過二十公分，伴隨著腸胃出血。我建議他住進安寧病房，但是病人選擇回家。此時博士朋友開始抱怨與指責，認為是天仙液害他腹腔劇痛，更語氣不遜，帶有警告與威脅的口吻，對我說：「許醫師，你看病不仔細，應該考慮病人的體質，不應該在他這麼虛弱的時候給他這麼強的中藥，他吐出來的都是天仙液！而且更不應該給予人蔘，癌症是不能服用人蔘的！太補了！」

我回答說：「他的吐是可預期的，因為病情實在太壞了，天仙液的確很濃，不好吸收，而苷元不是一般人蔘，而是科學中藥，是有療效的。」

他繼續說：「這麼好的音樂家，來台灣度假，想尋求好治療，竟然被你弄成這樣！」

我壓抑著心中的憤怒，默默承受博士的指責。

第四天，這位法國偉大的鋼琴家走了！但是博士的遷怒更大，更認為許醫師醫死人了！行醫四十年，看過生死離別不知多少，被怒罵，被誤解，被告上法院數不清了。人活了，你是華陀再世；人死了，你罪該萬死！

既然是醫師，救人第一，任何委屈都必須接受，更需要反省為什麼救不起病人？

Chapter 4

許醫師的抗癌心靈處方

活下來就是好！

四十年的臨床工作，讓我很清楚知道醫院真正功能與治療效果，而我也是癌症病人，經歷過所有癌症病人會經歷的恐懼、害怕。想想看，你到醫院看醫師，得到什麼？醫師有時間安慰你嗎？醫師會給你充分解釋嗎？看了醫師以後你是更痛苦？更緊張？更害怕？醫師不會體會你的痛苦，醫師只會增加你的痛苦，增加你的恐懼。你會問：不聽醫師的，那我要去哪裡啊？外面這個世界亂七八糟，什麼是好的什麼是壞的？如何選擇？我走過十二年了，心裡很清楚。我手機開放，跟幾千癌症病人談過話，也有超過一萬人來求診。有成功有失敗，失敗有失敗的原因，成功有成功的理由，我很清楚。

一位億萬富翁，得到肺癌去大陸看中醫，記者訪問我：「台灣醫不好，大陸醫得好嗎？」我跟記者說：「西醫醫不好，中醫也醫不好，活下來就是好！」這位記者竟然一句不漏，第二天報紙上就登著：「許達夫醫師說：『西醫醫不好，中醫也醫不好，活下來就是好！』」讓我不僅得罪西醫，也得罪所有中醫！

這是事實！要活下來，是靠你自己活下來！不是靠醫師活下來！

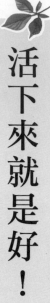

台灣有很多有執照的密醫，因為他們都在做密醫的事——他們採用能量醫學，讓病人戴著耳機或能量棒，電腦螢幕上顯現出一連串神奇的解剖圖，然後告訴病人說：你得了胰臟癌！病人嚇一跳，胰臟癌死亡率很高，立即花二十萬向這位名醫買了抗癌產品，之後病人來求診，經安排檢查腹腔核磁共振，根本沒有癌症！

台灣有兩種人，一種是癌症病人，另一種是騙癌症病人錢的人！

自己做決定，才是真正的決定

我是在深思熟慮之下，決定不開刀。十二年前的決定是極端的冒險，因為所有醫師都警告我：「不開刀，活不過三年。」但是我依然決定了！這個決定來自我的本性、個性與習性。本性就是喜怒哀樂、七情六慾；個性就是人性表現的方式，保守、冒險、樂觀、悲觀、內隱、外露等等；習性就是養成之習慣，是腳踏實地？拖泥帶水？勇於負責？還是逃避掩飾？

我生性樂觀、積極向前，勇於面對，從小習於自己做決定，決定後就勇往直前，絕不後悔。我的決定並不一定適合別人，因為每一個人個性與習性不同，所以當癌症病人問我：「要不要化療？」「能不開刀嗎？」我不會回答：「是或不是？」「要或不要？」面對癌症是「生命決擇」而不只是「是非題」。

我對每一位癌友說：「如果是我，我會拒絕，但是我不是你，我不替你做任何決定，你自己做決定，才是真的決定！」

要相信你自己，更要讓別人相信你

有些病人來看診時，非常專心聽我長達三小時癌症解說，而且一直在做筆記，甚至錄音。聽完後個別諮詢時，病人會很崇拜的說：「許醫師你太偉大了，那天被醫師宣佈罹患癌症的時候，我嚇得快休克了，看到你的書，好像遇到了救星，讓我又活回來！今天聽了你這麼精彩感人的解說，我內心更充滿著希望，我非常相信你，你所建議的我通通會做到！」

能得到病人充分的信任與支持，是多麼快樂的事。我想如果要賺大錢，賺個幾千萬，絕對是輕而易舉。但是我卻對他說：「謝謝你對我的支持，但不僅要相信我，更要相信你自己，因為生命掌握在你自己手裡，從下一秒開始就要重新出發，努力讓自己相信自己，更讓別人相信你！」

內心的對話，只對「有心人」有效！

做最壞的打算，最大的努力

罹癌之後，接著是漫長而痛苦的煎熬，如果能活下來，當然值得，但是大多數結局是既痛苦又失敗。癌症致人於死，根本不是癌症本身，而且「身心受創」！輔導癌症病最難做的，是如何讓病人「心念轉變」，早日「跳出癌症陰霾」。我用的一帖猛藥：「寫好遺囑，置死地而後生！」面對癌症，死神已在門前，沒有時間拖拖拉拉，要立即「放下屠刀，立地成佛」，更要有英雄本色，視死如歸。

很多病人剛來求診時，原本緊張恐懼，經我詳細介紹雞尾酒癌症整合療法，都似乎得到希望，以為可以立即遠離痛苦的手術、化療或放療，甚至只要花錢買我所介紹抗癌產品，練平甩功就一切搞定，從此天下太平。的確，能用心執行雞尾酒癌症整合療法，病情絕對會好轉，但是癌症是慢性病，不是幾星期或幾個月的改變就能治好癌症。癌細胞是生命的一部份，根本消滅不了，只要免疫力一失靈，隨時會復發，一復發就真正面對生死了。因此我一再告誡病人，要重獲健康是要終身做好「身心靈」之修練。堅持與毅力是終身修練的基本要求，但是人是會懶惰、會逃避的，要終身堅持下去，必須要有極大的意志力。

在第一本書《感謝老天，我得了癌症》裡，我提到了一個很重要的態度：「要做最壞的打算，最大的努力！」有不少癌友在治療一段時期，體力恢復，食慾也不錯，就以為遠離癌症了；也有一些癌友以為花了幾十萬甚至幾百萬，就認為一定可以抗癌成功。他們常常在我面前，握緊拳頭，向我掛保證：「我很有毅力，醫師交代的，我通通會做到！」對這些過分掛保證的癌友，我很不放心。因為他們常常是「做最好的打算、最輕鬆的努力（花錢）。」真正能遠離癌症的，都是能懺悔而感恩的人。

最壞的打算就是死亡，連死亡都打算好了，就能夠置之死地而後生。知道隨時會死，就會知道珍惜每一秒鐘，就會盡最大努力來過好每一天，每天一早醒過來就會感恩又活一天了！每天如此過日子，癌症多嚴重已不重要了。

如果還有明天，明天一定會更好

「山窮水盡疑無路，柳暗花明又一村」，能努力，肯堅持的人，明天會更好！「明天會更好」是我每次演講的最後一句話。著名的歌星薛岳臨死前一首名歌：〈如果還有明天〉，我不知道能活多久，但我確定「如果還有明天，明天一定會更好！」

經營之神王永慶走完他精彩的九十二年人生，身前經營了千億兆的事業王國。《最後的演講》作者蘭迪．鮑許（Randy Pausch）教授只活了四十六歲，剛好是王永慶的一半壽命，卻在一場「努力實現兒時的夢想」最後的演講後，感動千萬人！他的人生最句點是這麼的美好。

生命不在長短而在寬廣！不在財富而在意義！

如何輔導癌症病人

十年前成立許醫師自然診所，我診治過超過一萬二千位癌症病人，癌症病人的病情雖各有不同，很多遭遇與疑問也是大同小異，但是個人背景、個性與環境都不相同，所以輔導癌症還是要個案處理。我的輔導朝兩個方向，一是以我的醫師經驗先了解病情，二是分析其個性、環境與罹癌生活習性，最後給以最適合的治癌建議。一次就醫程序約五小時，分二部份：

1. 聆聽三小時有關癌症之解說（含練平甩功）。
2. 病人及全家人到診間，與醫師共同了解病情及治療經過。

由於在短時間內提出很多很多的病例與療法，病人一時之間無法完全消化，診所會提供詳細的資料給每個病人，讓病人回去後能慢慢參考，用心思考，病人與家屬必須隨時看我的幾本書，然後自己訂出自己的康復計畫。

我的癌症解說，重點是：

1. 癌細胞的特性、癌症的成因、人體的奧妙、罹癌的心理分析。

2. 醫院各種診斷與治療實況。
3. 雞尾酒整合療法（飲食指導、營養品選擇、氣功、喝好水、生物能療法、中草藥，免疫療法等等）。
4. 採用我整合療法後成功與失敗的實戰經驗，分析失敗的原因與成功的理由。
5. 自然療法的真諦：「尊重生命、保護細胞、提升免疫力、發揮自癒力」。

上完三小時的課程後，病人與家屬才到診間個別看診。

了解病人的真實病情與身體狀況

病人是懷著緊張、恐懼的心情來求診，心中充滿著各種疑問，希望得到完全的解釋，但是一般大醫院門庭若市，醫師看診不到幾分鐘，根本無法對病情做詳細的了解及解說，往往用命令語氣來要求病人及家屬。以下是典型的診間對話：

醫師：「你罹患直腸癌，要馬上手術，今天住院，明天開刀。」

病家：「請問醫師，需要再做更詳細或更確定的檢查嗎？」

醫師：「已經很清楚了，不需要，要馬上手術。」

病家：「手術後有哪些後遺症？」

醫師：「大便次數多一些而已，幾個月就會適應。」

手術後兩年，病人依然一天大便十餘次，兩年來無法恢復工作，無法好好睡眠，加上術後化療，形體消瘦，癌症又復發與轉移，不出三年就往生了。

來求診時由於病人語焉不詳，無法呈現真實病情，我要求病人要攜帶醫院檢查的資料，尤其病理報告、手術報告、檢查報告及掃描光碟片，從這些重要的報告中，可以清楚了解診斷是否正確、治療是否過當、癌症是否轉移或復發等等。由於一般病家看不懂醫療報告，完全仰賴醫師的解釋，醫師因為忙碌，或出於善心或惡意，對病情解釋未必真實以告，此時我必須與病家共同了解真實的病情。

大多數病人都是在醫院接受主流西醫所謂治癌三寶——手術、放療、化療之後來求診。有些病人早已被折磨到不成人樣。最近五年有一些早期病人尚未接受主流西醫治療之前就來求診，他們是最好的輔導對象。從病人的詳細問診與其所提供醫院檢查報告及影像，我對病人身體各種現況必須充分了解，適時給於協助，這是我最能提供專業的地方。乳癌是否要全切除？如腹水是否抽取？疼痛如何解決？頭昏是腦部轉移嗎？營養不良嗎？

一位肺癌併發骨頭轉移的病人，一拐一拐走進我診間，主訴因骨轉移而劇痛。我問他：「醫院如何處理？」他說血液腫瘤科醫師只是換化療藥及施打嗎啡。大家都知道化療對骨與腦轉移療效很差，醫師必須安排放療，但是醫院是論件計酬，血液腫瘤科醫師不會把病人轉給放射腫瘤科醫師安排放療，各大醫院的所謂醫療團隊都是造假的。我馬上安排放療，兩個星期之後病人就不再疼痛，而且天天勤練氣功，病情很快就恢復！

了解生病前的生活情形

癌症是慢性病，是後天污染造成，生病之前生活作息，飲食運動，睡眠排便，壓力煩擾是主要因素，病人掛號後要填寫一份調查表，要病人主動告知及分析自己的個性，習性，環境等等。這是醫院不重視的地方，但卻深深影響到病情，甚至是癌症發生的主因。根據我個人一萬二千例的臨床經驗，癌症泰半發生在病人壓力煩擾、環境污染、飲食不當、失眠熬夜之時。

在問診中我常會問病人：「你為什麼會得到癌症？」有些病人會深度懺悔自己的過去種種不是，有些病人卻直言說：「醫師都不知道，我怎麼知道？」病人的態度決定一切！

注意生病後身心的改變

從求診病人中約略可將病人分成三種：第一種是我行我素，沒有危機意識，生病前後的生活起居，完全不改。第二種是馬上改過，改得非常徹底，甚至太過分，天天吃水煮菜，菜煮水，而內心依然緊張恐懼。第三種是深度懺悔，身心徹底改正。

第一種人病情一定惡化；第二種人求外不求內，也會惡化；第三種人病情馬上穩定。在改變之中我會提供一些優良營養品、喝好水、氣功運動的原則。

善用周邊助力，減少阻力

羅癌是重大危機，病人絕對需要旁人扶持，大多數病人都由親朋好友一起來，這些周邊的力量，有時是很好的助力，在病人恐懼害怕之時給以相當的幫忙；但是有少數卻是一種阻力，甚至是一種破壞。有太太生病，先生漠不關心；有媽媽生病，完全仰賴兒子，因為自己沒有經濟能力；有爸爸生病，全家出動。當病人獲得助力時，我要求病人要心存感激，感恩與感謝；如果是阻力發生，我常建議有能力時，切割就立即切割，不然就是包容，務必做到心平氣和，不受干擾！

有一位媽媽逼他兒子考醫學院，在台灣考不上，就到大陸去讀醫學院。兩年不到兒子罹患淋巴癌回台灣，她帶孩子來求診。這位媽媽是一位直銷大王，她攜帶一個大皮包，裡面都是直銷營養品，在我診所一直逼她兒子大量吞食營養產品。她兒子說：「不吃了！」兩個人在大家面前吵起來，我當眾指責這位媽媽說：「妳是幫倒忙，妳會害死兒子！」

相反的，台中一位住在豪宅的女士，很有錢卻窮得只剩下錢，她兒子是富二代，每晚在外花天酒地，讓她每天緊張到得了乳癌。她看我的書後要她兒子陪她來求診，兩個人坐了三個小時，等我講完後，兒子當眾哭了，他向母親說：「媽！妳得癌症是我引起的，我發誓以後絕不再喝酒了！」講完後他媽媽哭了，我向這位媽媽說：「妳病好了，乳癌不重要，兒子回頭最重要，用乳癌換回兒子多好！」

指導身心靈的修練

輔導癌症病人最困難的是心念轉變，人有本性與習性，雖然俗語說：「江山易改，本性難改。」但是只要有心，依然可以透過修鍊而調整，至於習性是後天的，馬上可以改，也必須立刻改。透過各種成功與失敗的病例，聖人先賢、宗教大師的開示與教誨來鼓勵、激勵病人，希望病人能有所領悟。當然兩、三小時的口頭演講是無法改變病人的本性，但確實有些病人進來時愁眉苦臉，回去時眉開眼笑。

激發生命力

生命力是一種潛能，是身心靈的完全表現，平日也許看不出來，但是在危機時可以被激活的。當病人愁眉苦臉，垂頭喪氣，毫無生命力可言。但是一旦心念轉變，接受癌症，眼睛立刻亮起來，可以露出微笑，病人就是憑藉著生命力被激發出來而活下來。

提供優質的營養補助產品

心靈治療是最重要的，但是當病人身體極度衰弱，尤其在化療後，更是痛苦萬千。要心念轉變，激勵自己，已經很困難了，此時又要克服身體的病痛與衰弱，真是雪上加霜。

此時我會提供優良的營養產品、中草藥、優質電解水等來提振病人之氣血循環，加速病人體力的恢復，減少治療的副作用。

長期追蹤與個案研究

病人回去之後，常常因為親朋好友、醫院醫師的不同意見而不知所措，無主見的或缺乏抗壓性的病人，更是陷入矛盾與煩惱之中。我會在幾個月後以電話詢問病情變化，必要時希望病人能定期回診。在追蹤中有些病人已經惡化或往生，也有些病人能積極重生。我目前追蹤至少一萬二千位病例達十年以上，希望能做出一個臨床統計報告，這將是一個道道地地台灣的癌症臨床關鍵報告！

結語

感動、感恩、感謝

十二年來，每天都是我第一天，也是最後一天。既然是最後一天，恐懼害怕已經沒有用了，我選擇快樂過一天，早上一起床，開始練功，生命的第一天又來了。眼睛一眨一閉，十二年過去，四千多天過去了！感動自己，感恩老天，感謝所有貴人，讓我活下來，可以幫助更多癌症病人。

我罹癌住院的病房剛好面對淡水河對面的八里，那裡是父母親安息之處。父親是白色恐怖的犧牲者，在我一歲時就以「匪諜」罪名被槍決，當時的蔣中正政府要求我父親寫悔過書認罪，並供出同黨，就可免於一死。父親一介書生、大學教授，手無縛雞之力，自認「思想無罪」，絕不認罪，因此慷慨就義，是一位「英雄」。父親、我，都面臨死亡，我們不逃避，選擇勇敢面對，這是「悲壯之情」！

父親死後，母親背著「黑五類」之家庭，孤獨一人扶養五個孩子長大成人，其堅忍不拔，含辛茹苦，默默承受，從不抱怨，更是一位「英雌」！

十前我隨梅門師兄師姊，巡迴全台灣「全民健康甩，甩出幸福來」活動，多次站在舞台上面對幾百、幾千人訴說心情，每次都講得「慷慨激昂」、「痛哭流涕」，在台上常有

「大我、小我」的感覺，看到這麼多人在聽我訴說，讓我有「大我」的感覺，但想到自己「能力有限」、「才學不足」又有「小我」之感，也因此每次在「大我、小我」之中，早把癌症忘得一乾二淨。以後我在輔導癌症病人，就告訴癌症病人兩個抗癌仙丹：一是寫好遺囑，生死看開，要像「英雄」一樣視死如歸；二是放開心情，公開病情，讓全天下人都知道你得了癌症，要發大願，忘記癌症！

一位來自東京罹癌的病人寫了Email給我：

> 尊敬的許醫師，我是六月末去您診所的史小姐。回到東京後我勵行您的雞尾酒療法，現在身體狀態非常好。更神奇的是，化療的副作用一點也沒有，噁心、便秘、嘔吐一次也沒有，食慾、體力比原先更好。最終還是接受化療的我，上星期去了泡溫泉，還玩了比過山車更刺激的遊戲。您的書，以及您對我的指導給我的幫助太大了。三個小時的治癌經驗演講之後，您還給我那麼長時間的細緻診療，現在經常想起您慈祥的臉龐。
>
> 下週四將第二次化療，我一點也不害怕，充滿了信心，因為有您的雞尾酒療法可以幫助我平安快樂度過的。
>
> 感謝許達夫醫師。

過去我是一個走路有風、經驗老到的腦神經外科專家，也是一位得理不饒人的醫療副院長，從罹患癌症之後，竟然三百六十度大轉變，從「理直氣壯」變成「心平氣和」從

「趾高氣昂」變成「謙虛忍讓」、從「怒斥責備」到「虛心傾聽」，為什麼我能如此轉變？

因為每天一起床，我的第一句話就是「感動、感恩、感謝」！

你，癌症病人，不論是何種癌症、不論是早期末期、不論癌指數多高、更不論有無化療，希望你也要每天一起床，就告訴自己：「感動自己、感恩老天、感謝所有貴人，你還活著！」癌症已不再威脅你，你的生命將變得如此真誠、美麗、寬廣！

當你能夠「感謝老天，我得了癌症」，就能夠「感謝老天，我活下來了！」更能夠像我一樣，活過十年！

附錄一

許醫師教你健康之道

沒有「失去」，就無法體會「得到」的可貴，沒有生過病，尤其是重病，就不知道「健康」，更不會珍惜「健康」。

孔子名言「不知生，焉知死？」我倒過來說：「不知死，焉知生？」社會上普羅大眾，每天汲汲營營在賣力工作，賺錢、創業，養家餬口，殊不知「健康」一點一滴在流失，有人說四十歲以前是「賣命賺錢」，四十歲以後在「花錢養命」，還蠻有道理的。

我常說：「醫師，是不懂得健康的人。」「要獲得健康，千萬不要去找醫師。」醫師們都認為我是「舉紅旗，反紅旗」，我自己是醫師當然不會「自打嘴巴」，生病之前我的確是不懂得健康，生病之後才知道什麼是健康，才知道現代醫學是如此「無能無用」！

老天造人非常完美，每一個細胞，每一個分子，都功能清楚，絕不浪費。而且細胞之間、分子之間更是配合得天衣無縫。人有六十兆細胞，不會罷工，不會失業，不僅合作無間而且競競業業，為了維持這個生命在賣力、在執行，遇有狀況，全體細胞立刻動員起來，團結對外。每個細胞都是敢死隊，都是視死如歸，死而無憾！

我們身體是會自動回饋的，你指責別人，別人也會指責你；你看人家不順眼，人家也看你不順眼。有一本很有名的書，《秘密》，就是在闡述一個道理：人有自動回饋系統（self-healing），你善待自己的細胞、細胞也會提供保護系統、免疫系統與自癒系統，當人出現各種症狀時，未必不好，反而是一種修練的機會。人對自己要有信心，要懂得感恩與感謝！能回餽就是平衡的表現。

有這麼完美的保護與免疫系統及自癒力量，那人為什麼會生病？都是自己在破壞自己，甚至醫師也在破壞你！

什麼人算是健康之人？辣妹？猛男？奧運金牌選手？養生達人？禪學大師？九十二歲的王永慶？四十六歲的蘭迪．鮑許教授？

健康是「身、心、靈」之「動態平衡」

誰能做到真正的「健康」？沒有一個人可以做得到！人有七情六慾，有喜怒哀樂，一秒鐘之前與一秒鐘之後，人的身體已經千變萬化，世界已完全改觀。生命是一種在亂象之中，動態之後取得平衡，無論「身、心、靈」處在何種境界，最後都會達到一種平衡。所以昨天大風大雨，今天風平浪靜。

有人身高馬大，看到一滴血就昏倒，有人又矮又小，卻精神百倍；有人大魚大肉，天天美食，卻得到癌症；有人茹素蔬食，一身輕鬆，卻活得長長久久；也有人名車豪宅，卻身繫囹圄。一本好書《窮得只剩下錢》警世人之富裕，不在帶不走的「財富」、而在內心的寬廣。

亞歷山大帝死前留下三個命令，要求醫師幫他抬棺，送葬沿途灑滿金銀，兩手放在棺外。隨扈問為何如此安排？大帝回答說：「醫師抬棺是要告訴大家醫師治不好我的病，灑金銀是告訴大家金銀財富是帶不走的，兩手外露要告訴大眾我一身廉潔。」亞歷山大一生豐功偉業，死之前更令人佩服，「身心靈」之平衡顯然易見！

十二年前我被預測活不過三年，如今建健康康活過十二年，我看到太多罹患癌症末期，醫師宣布只有幾個月生命，卻能活了長長久久！反過來有位公司大老板，原本以為是很健康，體檢發現肝臟一個小肝癌，竟然恐懼害怕到夜夜失眠，不到三個月就往生了。有一天門診竟然看到兩個脾氣暴躁的癌症病人，在我面前不知死之將至，還一直罵老婆家人。

人體的結構如此完美，生病都是自取的。無論是糖尿病、高血壓、癌症、中風、癡呆症等生病原因不外下列十個問題：一、壓力。二、姿勢不良。三、飲食不當，菸酒多。四、生活不正常，應酬多。五、不運動或不適當運動。六、脾氣暴躁。七、負面情緒。八、排便不順。九、常常服用西藥或草藥。十、失眠、熬夜。

壓力

壓力是萬病之源，只要是人就有壓力，壓力是自己造成的，不是別人給你的。以下兩個例子可以參考：

故事一：母子

有一個罹患子宮癌的中年婦女，愁眉苦臉來求診，我問她壓力哪裡來？

她說：「是我兒子！」我問：「妳兒子怎麼了？」

她說：「兒子晚上都晚歸，我每天晚上都要等他回來。」

看到兒子回來，就開始指責兒子說：「媽媽得癌症了，你還晚歸讓媽媽生氣，你要懂得孝順啊！」

指責之後呢？兒子不僅沒有早回來，反而更晚回來。

我勸她：「罵沒有用啦！不要管他啦！」

「那是我的兒子啊！不管不行！出問題怎麼辦？」

我說：「那不是妳的兒子。」

「是我親生的，怎麼不是我兒子？」

「妳兒子二十歲，不會聽妳的話了！妳是妳，他是他！妳自己是癌症病人，把自己照顧好最要緊，兒子看到媽媽沒有管他，會早點回來，看到媽媽很健康、快樂、臉上有笑容，更會早點回來的，因為外面是狗咬狗的世界。」

壓力怎麼來的？是對抗來的。很多家長跟小孩對抗，沒有必要也沒效果的！言教不如身教，從己身做起，壓力便可釋懷。與癌症對抗，更是錯誤！提高壓力，只有傷害自己！

如何解除壓力？很簡單也很困難，因為只有兩個方法——切割與包容。可以遠離，可以克服時，就立即切割；一時無法切割就請包容，切忌不能切割，又無法包容，天天在抱怨，在苦惱，真是自取其辱，自我傷害。

我當副院長時，很多醫院員工來抱怨，醫院薪水低，工作勞累，福利又少一連串的牢騷，我常用切割與包容來回應——既然抱怨連連就另請高明，否則請包容。

我教導員工懂得平衡素養：每抱怨一項，就請提出醫院一項優點。很多員工滿心負面情緒，怎可能說出優點？我就提醒他們：「醫院廁所有沒有衛生紙？有呀，這是優點啊！」接受之後獲得平衡，是解除壓力不二法門！

癌友們！用包容與切割來努力降低壓力，與癌共存。

故事二：異國婚姻

一早接到電話，是一位女士以顫抖哭泣的聲音說：「許醫師，我今天有掛號，因為急著出門，忘了醫院的資料，可以事後傳真給你嗎？」

我回答說：「當然可以，不要急，慢慢來。」

我以為這位病友病得很嚴重，或有癌症恐懼症。當她來時，一問診就完全了解。

這位女士，四十五歲，離過婚，有一位十歲男孩，幾年前嫁給一位老美工程師，從此開始她的厄運。因為先生工作不穩定，六年來換了五個工作，先後搬了五次家，從台灣、香港、大馬、美國到杜拜，搬家搬到她疲於奔命。先生脾氣暴躁，常常動手打人，又強迫她陪他到PUB，喝酒到半夜三更，睡覺打呼像戰車，使她夜夜失眠必須吃安眠藥。她負責做飯，都是老外愛吃的飲食，如牛排、義大利麵或三杯雞，喝的是可樂，先生是標準大塊頭，頂著大肚子，心臟已裝了兩個支架！我越聽越替她擔心，怎麼這麼慘……

歷經這麼可怕的婚姻，她終於病倒了，二〇〇七年初發現頭髮一直掉，月經開始減少，醫師診斷是更年期，開始給她服用賀爾蒙，但是沒有改善。三個月後發現頸部淋巴腫大，做了切片證實是鼻咽癌三期，當時她馬上從杜拜回國到醫院接受放化療，兩個月後做完治療，所幸腫瘤消失了。她原本很慶幸癌症治好了，哪知事隔一年，她頭髮又開始掉，精神不繼，食慾不良，她一害怕就來求診。

我看她的資料與症狀，並無復發跡象，她的問題完全在婚姻與生活壓力。在進行三小時的癌症解說時，我建議她老美先生到附近咖啡店去，因為他中文聽不懂。但是他先生竟然請病人翻譯，留下來聽，最後也做了十分鐘平甩功。

與他們個別諮詢時，我建議她壓力要馬上解決，要與先生溝通，遠離食物污染、生活起居正常，能分居最好。原本我要以英文與她先生說明，她卻立刻制止，她怕先生生氣，這次陪她來看診，已經很勉強，今早出門還罵她一頓。我只好與她開導，如果這樣下去，癌症一定復發，解決壓力只有「切割或包容」，如果不能遠離壓力圈，那就只好包容與放下。

我建議她要保護自己及孩子為第一優先，把任何壓力視為一種修行，要心平氣和，任何負面情緒一來，馬上做個十分鐘平甩功，也建議她為自己多做幾道蔬菜香菇、少吃肉。多與她孩子在一起，以防孩子身心受創，可以服用一些營養產品來提升免疫力。最後十分鐘，我還是忍不住用英文建議她先生，為全家健康少吃一些肉，少喝牛奶，多喝抗氧化水，多練氣功。

我告訴他們：壓力是萬病之源，要減少壓力。她先生說：「我沒有選擇餘地，下星期我必須到澳洲工作，她要跟我或離婚都可以。」我回頭看她，竟然發現她原先緊張恐懼的表情一掃而空，反而是一臉平靜，她說：「我會陪你去的，請放心，只是希望醫師的建議，你能接納。」他先生也一臉無奈說：「I do my best.」（我盡量做到）。

看來，大家都開始「放下」了，這是好的開始，離去時，全家有禮貌跟我說：再見。

我一再叮嚀她有任何問題，請她來電。

家家有本難唸的經，看他們離去，我心中祈禱著：「希望老天保佑她先生能回心轉意，好運能降臨在他們身上！」

一般人到醫院看診只需填寫初診資料，在我診所掛號時，所有病人必須填寫一份問卷（如下），雖然很多人不願意老實的寫，但是我主要目的是要提醒患者內心重新思考自己的思維方式與生活態度。

壓力是萬病之源，我把壓力分成：情緒、家庭、工作、財務四方面，表中所列的都是負面壓力，大多數病人都至少有三至四項，負面壓力越多，病情越嚴重。

情緒

（ ）負面思考
（ ）優柔寡斷
（ ）杞人憂天
（ ）隱私內向
（ ）暴躁衝動
（ ）不苟言笑
（ ）潔癖緊張
（ ）疑神疑鬼
（ ）求好心切
（ ）好高騖遠
（ ）妒忌如仇
（ ）好管閒事

家庭

（ ）夫妻不睦
（ ）婆媳不合
（ ）孩子管教
（ ）父母問題
（ ）兄弟之爭
（ ）養子
（ ）離婚單親
（ ）外遇
（ ）成員生病
（ ）親戚
（ ）爭產
（ ）其他

工作

（ ）長官壓力
（ ）常常加班
（ ）夜班輪班
（ ）事雜繁多
（ ）同事不睦
（ ）待遇不好
（ ）福利不好
（ ）交通不便
（ ）放假少
（ ）表現不佳
（ ）不被重視
（ ）升遷問題
（ ）責任主管
（ ）環境不佳
（ ）危險性大
（ ）其他

財務

（ ）入不敷出
（ ）曾被倒債
（ ）房貸壓力
（ ）投資過大
（ ）股票套牢
（ ）期貨損失
（ ）投資失敗
（ ）被搶被騙
（ ）其他

飲食

（ ）無定時
（ ）大魚大肉
（ ）重口味
（ ）少吃蔬果
（ ）外食多
（ ）速食多
（ ）吃全素
（ ）煎炸烤多
（ ）常喝可樂
（ ）常吃宵夜
（ ）常喝咖啡
（ ）常喝茶

（ ）少喝水	（ ）喝RO水	（ ）喝電解水	（ ）喝能量水	（ ）喝礦泉水	（ ）喝過濾水
（ ）菸多	（ ）吃檳榔	（ ）酒多	（ ）常吃零食	（ ）常吃醃製品（臘肉、培根）	
（ ）常吃海鮮	（ ）常吃罐頭	（ ）常吃冰食	（ ）常吃甜食	（ ）常吃生食（生魚片、沙拉、果汁）	
（ ）定時定量	（ ）少外食	（ ）注重養生	（ ）自打果汁	（ ）少肉多蔬果	
（ ）說明＿＿＿＿					
運動					
（ ）不運動	（ ）偶爾運動	（ ）天天運動	（ ）假日運動	（ ）爬山	（ ）游泳
（ ）走路跑步	（ ）球類	（ ）氣功瑜珈	（ ）有氧運動	（ ）體操	（ ）舉重
排便					
（ ）定時排便	（ ）一天二、三次	（ ）多天一次	（ ）解便困難	（ ）拉肚子	（ ）常腹痛
（ ）惡臭	（ ）解不乾淨	（ ）痔瘡問題	（ ）常排臭氣		
睡眠					
（ ）躺下便睡	（ ）醒來舒暢	（ ）不好入睡	（ ）半夜醒來	（ ）常作惡夢	（ ）夜尿多
（ ）醒來很累	（ ）常失眠	（ ）常熬夜	（ ）吃安眠藥		

壓力是成長之動力，可以激勵自己，可以有明確的目標，有一個真實的故事：一個專門進口活小蝦的公司，發現在運送中，小蝦死亡超過三十%，有人建議在水中放入幾隻螃蟹，結果死亡率立即降至五%以下，因為螃蟹給小蝦很大的生命威脅，小蝦為要活下去，在運送過程中必然保持高度警覺，極力逃避螃蟹的攻擊，有壓力能激活生命力！

但是壓力過大就變成負面，就會令人窒息，導致嚴重的後果！絕大多數癌症病人都是死於身心受創之壓力！

姿勢不良

只要在馬路上站上幾分鐘，觀察路上行人，你就會發現每一個人都是姿勢不良的來匆匆去匆匆，學生背著大書包，上班族提著筆電，主婦托著菜籃，耳朵夾著耳機，辣妹穿著三吋高跟鞋，每一個人都呈現形色緊張，面無表情。回到家、到辦公室，打開電腦或電視，一坐就是幾小時。長久姿勢不良，累積下去，脊椎歪斜，自律神經失調，病痛就來。即使抽空練瑜珈，也改變不了姿勢不良，有幾位瑜珈老師，因腰酸背痛來求診，我以為只是運動傷害，沒想到X光一照，竟然有嚴重的脊椎側彎，練瑜珈術，如果只是拉筋沒有放鬆，即使外表優美，依然傷及內臟。

飲食不當，菸酒多

人的飲食講究「色、美、味」，但是越吃越精緻，越沒有營養，而且加工食品、碳酸飲料也充斥便利商店，年輕人看電影，到網咖，一手拿可樂（碳酸飲料），一手拿爆米花（反式脂肪），都是垃圾食物。晚上或週末，餐廳人滿為患，到了深夜，又是宵夜又是菸酒，如此糜爛，不生病也難。

生活不正常，應酬多

金融風爆，景氣低迷，為了工作賺錢，大家賣命幹活，熬夜輪班。跑業務，接客戶，應酬多，緊張又忙碌。一位年輕小姐是一家財務公司的理財專員，每天忙著股票、基金、證卷等理財資訊，工作是二十四小時，天天晨昏顛倒，加上老板的壓力大，不到兩年就發現罹患乳癌，為了生活她竟然拖了兩年再去求醫，結果癌症已經全身轉移。這樣子過勞，生病是遲早的事。

不運動或不適當運動

人是最有智慧的動物，既是動物當然要動，但是人聰明過頭，發明太多懶人的工具，出門有車坐，上樓有電梯，吃飯上館子，工作有電腦，所有食、衣、住、行等民生問題，幾乎都不必走一步路，流一滴汗，真是所謂的「五穀不分，四體不勤」。更甚者，網路無遠弗界，很多人一上網，就是幾小時，廢寢忘食，身體就這樣壞下來。運動這麼重要，偏偏很多人不愛運動，不運動細胞老化得快，常常運動的人，即使生病也會很快復原，這個道理很簡單，大家都知道，但就是做不到。即使簡單的每天十分鐘平甩功，也做不到。不執行當然不可能有健康。

脾氣暴躁

工作壓力、同事不睦、家庭不合、財務危機、股票套牢，導致情緒失控，脾氣暴躁。在求診癌症病人中，就有不少這類病人，他們多半是抱怨連連，自私自利、不知悔改，預後非常不好。一位是計程車司機，罹患直腸癌併發腹腔轉移，太太是大陸人。看診時，先生很緊張，講話結結巴巴，太太一方面在照顧小孩，一方面要幫忙說明病情，卻被她先生大聲斥喝叫她閉嘴。我告訴病人病情嚴重，有生命危險，要他停止負面情緒，懂得感恩感謝，病人面無表情，我相信他是聽不進去。離去後太太又單獨走進來，問我她先生不願改怎麼辦，有希望嗎？我告訴她，不要管妳先生了，要照顧妳自己，尤其是小孩！這位太太來自北京，長得大家閨秀樣，而台灣老公卻一份老粗樣，我真為她叫屈！

第二位病人是一位建築師，罹患腦癌手術後加上標靶治療，目前病情穩定。在看診中，一直在抱怨生病前後都是孤家寡人一個，沒有人關心他、了解他。他太太在旁立即搶著說，為了照顧他，每天打新鮮果汁、做有機蔬食給他吃；這位建築師口氣很大，馬上打斷太太的話說：她根本不了解我，我要她把我的症狀記下來，她就是不要，她根本不知道化療多痛苦……病人抱怨連連，太太一臉無奈，離去時，病人快速的大步走出去，太太牽著小孩，低頭跟上去……

一個門診連續看到這兩個可怕的家庭，我只能嘆氣一聲：家家有本難念的經！面對這種脾氣暴躁的病人，我只勸家人容忍與等待，切忌對抗、回嘴，尤其有小孩更需要接受，更要早早做好安排，萬一病人有三長兩短時，必須有能力活下去及照顧小孩！

能救的就救，不能救的就放棄！

負面情緒

負面情緒殺傷力最大，偏偏大多數癌症病人都是不樂觀、憂鬱、退縮的個性，而抗癌成功最大因素就是「心念轉變」，輔導悲觀的癌症病人，是難上加難。十二年來看過四千位癌友走了，大都死於「身心受創」，而不是癌症。負面情緒來自先天的個性及後天的教養，這些人需要長期周邊的助力，尤其是家人的關心與親朋的扶持，或宗教的力量，才能度過難關。

排便不順

很多上班族，因工作壓力或工作環境，常常憋尿、憋大便；有些學校為了升學、趕進度，竟然下課休息只給五分鐘，學生連排隊上厠所都來不及；有些人因為公厠不衛生，也常常忍耐；科技業員工在無塵室工作，要全副武裝，又要輪三班，壓力很大，不敢喝水又常常憋尿憋大便，很多人因此生病了。有些人是大魚大肉，很少喝水，不吃蔬菜水果，便秘是必然的，而且是長期的，日久之後，不僅體質變酸，而且中毒甚深，癌症上身是早晚的事。

有一次在電視上觀看一個健康節目在討論排便，一位醫師很有權威的說：「便秘只是腸胃功能不順，與疾病無關，更不會致癌！」沒錯，便秘是很多人的困惱，而罹癌畢竟是少數人，面對便秘，醫師只是開一些軟便劑、胃腸蠕動劑，從不會去了解病人為什麼會便秘？短期便秘的確不是很重要，但是長期便秘卻是致癌原因之一——排便是一種排毒，便秘使毒素排不出去再被吸收，造成身體中毒而酸化，且充滿自由基，接著會食慾不振、營養不良、免疫力下降，癌症（尤其是腸癌）發生機會就大增。

在輔導癌症病人時，排便是否正常是我重要的觀察指標，要改善便秘，要全人考慮，包含病人生活壓力、工作情緒、飲食習慣、運動睡眠、菸酒問題等等都必須解決，同時常常需要安排新陳代謝檢查，了解病人營養狀況，這種全方位診治是我從事雞尾酒整合療法的重點，這是目前體制內的醫師所無法了解的。

常常服用西藥或草藥

中國人一向被人譏為「東亞病夫」，台灣人也不例外，從小吃藥長大，是標準的藥罐子。而健保之下的醫療現況，更是怪獸一隻。一個門診可以看上百人，醫師們埋頭苦幹開處方，病人長什麼樣子都不理會。而中藥也很危險，中藥鋪的中藥很多是大陸走私貨，有多少污染毒素，無人得知。即使是藥廠的科學中藥也不安全，二〇〇八年七月，報載一位資深中醫師自己服用中藥，造成腎衰竭要長期洗腎！

失眠、熬夜

現代人夜生活非常精彩，能早睡的人是少數之少數，大都不過午夜不入眠的。還有不少人從小睡眠就不好，有因考試、環境，個性、習性造成，長大後因工作壓力、家庭孩子、夫妻習慣等，導致失眠熬夜，第二天勉強起床，精神不振，長期惡性循環，終至病倒。

人的生命有三分之一的時間在睡眠，可見睡眠之重要。很多身體之排毒或營養補充、內分泌的調節，都在睡眠中進行。睡眠不好的人，身體一定不好。

我的睡眠主張是所謂「順其自然」，也就是身體累的時候就要去睡，然後睡到自然醒，當累的時候喝個咖啡來提神就不對，這樣就是熬夜。敖夜不是幾點不睡，而是視身體狀況來決定。要睡多久才足夠身體也會知道，只要一醒過來，眼睛一亮，精神就來，就是好的睡眠。反之，如果醒來精神依然不好，還想賴床，無論睡多久都表示睡眠不好。有人睡三到四小時精神就很好，有人睡十小時以上依然精神萎靡。俗語說：「日有所思，夜有所夢。」很清楚的告訴我們，平常沒有壓力，睡眠一定不錯。

當病人抱怨睡眠不好時，我常常要從何時睡不好開始仔細詢問起，因為那時往往就是睡不好的潛在原因，常常是因為某種重要原因，如聯考、結婚、生產、失業、換工作、換環境等而造成，找到原因之後還要看看是否有持續壓力的問題。失眠是一種慢性病，是一種習性，絕對可以改進，不需要服用安眠藥！安眠藥可以在很必要才服用。

過去到美國開會由於時差的問題，讓我在開會中頻頻打瞌睡。以後我會在飛機上服用安眠藥，一睡到美國剛好天亮，精神飽滿參加國際開會。安眠藥是抑制腦細胞的活動，長期服用會讓人注意力不集中，精神渙散，甚至早衰，老化，切忌長期服用！

許醫師健康叮嚀

（一）起居正常，調適壓力，精神愉快。
（二）飲食改善，遠離污染。
（三）適當醫療，少服藥物。
（四）適度的運動，勤練氣功。
（五）每天飲用兩千CC SK–100抗氧化水。
（六）服用有科學根據之中草藥。
（七）飲用來自全世界精選的細胞食物。
（八）接受生物能檢測及排毒。
（九）心靈療癒。
（十）發大願。

要獲得健康非常簡單，因為人本來就很少會生病，只要將前面十點惡習改正過來，恢復健康是不困難；如還能加上以上十點，那擁有健康更簡單！

附錄二

一位癌症家屬的求診心聲

當我老公決定不走化療的路，我也支持老公的決定，不要懷疑。這時候，周遭較親密的朋友和親戚，有人就會跳出來，提出他們不同的想法，有的提供新的資訊，有的明白表示反對，有的好意過了頭，甚至語帶威脅（我們真的知道是他是基於好意），當我們面臨多方意見或想法時，老實說，如果我們不是已經多方考慮，也想得很清楚，我們的心中將會產生很多的疑惑與不安，很容易讓自己的信心與決定動搖。

我們非常明白做了決定之後，並非不可調整，所以，我們還是參考親朋好友的意見，多蒐集相關的資訊。於是我們這個月中旬到許醫師自然診所，諮詢許達夫醫師。許醫師的諮詢方式很特別，他先與到場的病人個別談，解病人的現況，然後，在診所內對在場的病人進行講演，許醫師講演的重點，我歸納為：

第一、提供一些人抗癌的故事，並分享個人抗癌的過程與經驗。

第二、讓我們明白癌細胞是幹細胞，是我們自體細胞，因為後天污染（身體環境不好）才突變的。因為癌細胞是幹細胞，所以，如果我們不自我檢討，去改變淨化我們的身心靈，癌細胞將會不斷地分裂增生，只靠化學藥物追殺它，是殺不完的。

第三、提供化學療法以外，所謂整合療法的相關資訊與知識，包括自然殺手細胞療法、天仙療法等，這當中許醫師當然免不了要介紹他個人覺得可以協助病患抗癌的產品。（有些人看完許醫師後，會感覺許醫師似乎搖身一變成為超級推銷員，而給予負面的評價，我個人倒是有不同的想法，推銷東西本身並沒有好或不好之別，許醫師持平的提供產品的相關資訊，其背後的用心是要協助病患，我們自己絕對有百分之百的選擇權，決定是否要使用，所以也無須心生排斥或者起嗔心。）

第四、我們該以何種態度來面對癌細胞？其中最珍貴的就是「生命由自己決定」的理念。癌症是一種慢性疾病，也是一種身心靈的疾病。我的理解是「身」即身體吃進了受農藥、食品添加物等被污染的食物，及喝了不對的水、缺乏運動、餓了不進食、渴了不喝水、想排尿排便時為了手邊的事情放不下就忍著。「心」即心裡承受太多因為追逐名利而產生的壓力或工作的壓力、不相信別人也不相信自己的壓力、與他人對抗的壓力、被命運拖著走的壓力、被別人影響而為別人如何如何而生氣的壓力，不知道要放鬆好好對待自己。「靈」即忘卻本性、自私自利，不知我們的天命是利益眾生。所以，要能和癌細胞共存並且不讓好的細胞轉化成癌細胞，必須要靠自己反省檢討，找出病因，去除了因就不會有果，簡單說就是去淨化自己的身心靈，而許醫師推薦的方法就是吃有機素、練功、發大願。

第五、要克服對於癌症的恐懼與害怕，要看開生死，相信自己的細胞，要接受才能微笑。其實，大家都很清楚自己會有死亡的一天，那為什麼對於罹患癌症這件事情，會如此的恐懼害怕，以為它是絕症？那是因為現有的醫療制度，沒人可以保證使用藥物可以治癒或控制癌症的病情，最讓人難過的是，真正癌症病患死於癌症本身的不多，大部份癌症病患是由於化療引起的併發症而痛苦的死亡。

我好友的婆婆也罹患癌症，因為腫瘤已經大到會壓迫到氣管，所以，只能選擇化療，好友告訴我，看到婆婆接受化療後，抵抗力變弱，身體受到感染，醫生在使用抗生素；好不容易恢復了一點，又再度化療，然後抵抗力又變差，身體再度受到感染，醫師再度使用更強的抗生素。就在這樣惡性循環下，好友不曉得簽了多少醫院要求病患家屬簽的同意書，接到多少張的病危通知，那真的是非常煎熬，也見識到醫院的冰冷。就如同許醫師說的，現在台灣醫療制度下的醫師只看到病而忽略人。

健康掌握在自己手中

許醫師的講演大約兩個小時，結束後，他先帶我們練李鳳山師父的平甩功，練完後，再個別和病患討論。當我們步出診所，手上拿了一些文件資訊，心中更加堅定要走整合療法。雖然，向許醫師諮詢的結果和我期待的有些落差，原本我的期望是許醫師能針對我們的個案提供具體建議，告訴我們該如何進行整合療法，但，許醫師一再強調他不會幫病人做任何決定。後來，我仔細想想，確實，癌細胞是自體細胞，我們要如何處理自體的癌細胞，是要追殺它也賠上其他好的細胞，還是要檢討自己、改變自己，好好淨化自己的身心靈，這是一項自己要面對的生命議題，怎可將這麼重要的決定權，不負責任的把它交在醫師的手上？畢竟醫師的角色只是提供我們專業上的助力而已。

此次經驗，讓我領悟到每個人要保有自我決定權的重要性。想想在我們的成長過程，父母權威式的教育，我們被剝奪多少的自我決定權，而保守的國家教育制度，只注重智育，偏好聽話的學生，不鼓勵學生有自己的想法，也不會教導我們該如何健康快樂的生活，這雙重的影響，似乎讓我們習慣將自己的主導權交給別人。我認為，要提升我們自己生命的品質，首要，就是要肯對自己的生命負責，有意願而且有方法的去主導自己的生命。

舉個例子來說，我老公的好友也是學醫的，透過他的好友（也是醫師）推薦一種癌症用藥Xeloda，他建議我們可以考慮服用，他說他的好友說這是健保給付的藥，有化療的效果，但是沒有化療的副作用。我聽了之後，覺得這個資訊邏輯有問題，所以上網去找相關的資訊。我發現這種藥物確實是健保有給付的口服藥，它有化療的效果，但是，這種藥吃進人體會和肝臟的某種酶結合，轉化成目前醫師第一線使用的化療藥物5－Fu，所以服用這種藥一樣有化療的副作用，而且還有其他的副作用，即手足會腫脹、刺痛。如果，我們沒有蒐集資訊，就聽朋友的話，我們將會背離原本決定的方向，縱然朋友是好意，我們都要自己做判斷。

最後，謹記健康是掌握在自己的手中，做正確的決定，對自己負責。

要不要接受化療？

在我老公順利動完手術後，我心中一直期待醫院的病理化驗結果，是不用進行化學治療，等出院就可以回家開始新的生活。當時，我老公術後恢復得很快，第二天就可以下床走路，只是打點滴的手，有點腫脹，傷口也很乾淨，癒合得很好，代表他身體的自癒能力很強，手術後第三天就拆線。所以，我內心也很高興，認為我的期待是合理可實現的。

但是，醫生給我的答案卻不是如此。

醫生宣布我老公要進行化學治療的當天上午，醫院的個案管理師就先來探視我老公，並且提供一本癌症化學治療個人護理手冊，我的心中就知道不妙，所以，當天下午醫師巡房時，我開口問醫師是否病理化驗的結果已經出來了？果真，醫師用冷靜的聲音告訴我們，接下來要做十二次的化學治療，每兩個禮拜做一次，每次要打兩天的藥，老實說，我的心都沉了。接著，我們要求醫生再多做一些說明，例如：使用的藥物是什麼？因為醫生很忙，僅提供簡單的說明，告訴我們要再一次小手術，裝置人工血管，藥物的名稱對我們而言是不夠明白的資訊，只會讓我們覺得很擔憂與困惑。

當天知道消息，我竟然忘記身旁有一位訪客，她聽到之後，一直背對著我們，當我意識到她的存在，我很冷靜的帶著她去醫院一樓的餐廳吃晚餐，看著她眼眶紅紅的，我還安慰她，她說我很堅強。結果，當我送她離開，晚上獨自一人搭捷運回家時，突然之間，一想到自己深愛的老公要受到化學治療的苦，我的眼淚就不自主的往下流，愈想控制，心就愈痛，直到走在回家的路上，我一想到婆婆在家等我，為了不讓她擔心，我邊走邊調整自己的心情，再一次從悲傷中走出來。

隔天早上六點多，我接到我老公的電話，要我到醫院去辦出院，說他決定要尊嚴的活下去，不做化學治療。聽到他的聲音中帶著悲動與些許的激動，我二話不說，畢竟生病的人不是我，只有病人本身有權決定是否接受化學治療。

當天，剛好是端午節的前夕，家中正準備祭拜神明和祖先，所以，小叔就載我到醫院，我在車上打了幾通電話蒐集資訊，因為，我覺得我身為人妻的責任是協助老公做決定，也就是說決定前要有完整而正確的資訊。

等我到了醫院，住院醫生一知道我們要辦出院，很快就到我們病房來。首先，我問醫生，個案管理師說我老公手術後的血液檢驗指數，顯示他的狀況很不錯，醫師是基於什麼原因判斷我老公必須進行化學治療。醫生的回覆是基於醫學的文獻，也就是說，依據文獻的記載，我老公的狀況，進行化學治療的存活率可以提高二十%。對科學研究的人而言，二成是很高的數字。接著，我一一提出問題，讓醫生更具體的告知裝置人工血管的手術細節、對病人的影響、使用的藥物等。當醫生說明清楚之後，加上我的小叔在旁邊助陣，我老公改變心意，接受裝置人工血管，準備接受化學治療。

接著，從我老公出院回家休養，我就開始設計專屬他的食譜，一來方便婆婆準備，一來我也學著當他的護法，每天也詳細記錄他的身體狀況，和他一起討論我的菜單他吃了的感受如何，同時也繼續研讀與癌症有關書籍，就這樣，我老公的身體狀況愈來愈好，雖然體重只增加一公斤，但是精神和體力都不錯，食慾好、排泄正常、睡得好、心情也覺得愉悅。我們也從中深刻檢討過去不正確的生活習慣，並加以改善。我們真的感覺比以前快樂。

接著，我陪著我老公進行第一次的化學治療，幸好並未發生像連續劇演的恐怖的副作用，所謂打兩天，是因為要控制劑量，所以，打的很慢。期間，我老公也很有控制力，很自動努力的每天喝兩千到三千CC的水，並且下床走動，但是，化療期間以及化療後七天內，我老公食慾不振、有噁心感、頭昏昏脹脹的、便秘、明顯倦怠、睡也睡不好，心情更是低落。這段期間的體驗，我老公最後決定不再進行化療。

對於我老公這次不做化療的決定，我從他的談話中感受到他的堅定與覺悟，談話中沒有任何恐懼與不安，反倒是有著清澈的覺知，既然每個人有權決定自己要過什麼日子，我當然全力支持老公的決定。我們有很清楚的認知，那就是活多久不重要，重要的是我們有意願而且珍惜每一天，我們決定要認真而且快樂的過日子，用我們的心去感受生命與老天（母娘）的愛與慈悲，並善待身邊的人。藉著這個上天給我們的功課，我們的生活比從前更快樂健康。也祝福天下人都能更快樂的生活！

許醫師回信

十二年前我罹癌之後，經過一番內心掙扎，終於走出自己的一條路，當初我並不知道後果如何？死亡？活下來？只告訴自己，即使死神已在等我，只求當下心安！

十年前我終於寫下我的第一本書：《感謝老天，我得了癌症！》，癌症讓我生命重新出發，讓我首度面對生命，讓我知道如何去尊重生命！讓我知道什麼是健康！更讓我知道如何獲得健康、體會助人為快樂之本！

李鳳山師父一句簡單的話：「吃素，練功，發大願。」讓我活下來！

十二年來我經歷過一萬二千位癌症病人，每一個都是獨一無二的生命歷程，每次面對癌症病人，我都盡力把我所知道的傾囊相授，恨不得每一個病人都能像我一樣，輕鬆抗癌。

但是我很失望，絕大部份的病人只希望有仙丹，只求速好，要他們體會身心靈之修練，似乎是緣木求魚！但是我堅信這條路是走對了，我相信會有更多病人會走出自己的路！

妳的文章句句都說出了我的重點！我想徵求妳的同意將這篇文章收入在我的網站，和我的新書及電子報，可以嗎？

我終於看到一位勇者寫出令人極為感動的心歷路程。我知道再過三到五年，我會改寫醫學歷史，因為會有很多勇者出現！

這位病人是一位大學教授，已經健康活過八年以上！許醫師流著淚給你們回信——哭，只能哭一次，不能有第二次！明天會更好！